Kohlhammer

Der Herausgeber

Dr. phil. Christoph Sollmann, Dipl. Psych., zertifizierter Arbeits- und Organisationspsychologe sowie klinischer Psychologe im Gesundheitsmanagement. Private Praxis für Hypnotherapie und Inhaber von psychological:services, Institut für Coaching und Beratung im Gesundheitsmanagement. Studium in Bielefeld und Freiburg, Promotion in Psychologie. Ausbildung in klinischer Hypnotherapie (Milton-Erickson-Foundation Phoenix, Arizona, USA). Master-Class Hypnotherapie in New York City (Leitung: Dr. Jeffrey K. Zeig). EMDR- und EGO-State-Therapie (Traumatherapie), Begründer und Entwickler der Covert-Anchoring-Technique (C.A.T.), eine hypnotherapeutische Methode zur Behandlung von Sucht, chronischen Schmerzen und Trauma. International Speaker (Canada, Großbritannien, Deutschland, Frankreich, Schweiz, Polen). Autor und Co-Autor von Fachaufsätzen und Büchern (Gesundheitsmanagement, Zeitmanagement, Burnout, Hypnotherapie). Dr. Sollmann ist Mitautor von Ericksonian Therapy Now: The Master Class with Jeffrey K. Zeig. Mitglied der International Society of Hypnosis (ISH) und des Berufsverbands Dt. Psycholog:innen (BDP).

Christoph Sollmann (Hrsg.)

Klinische Hypnotherapie

Entwicklungen, Methoden und Anwendungsgebiete

Verlag W. Kohlhammer

Dieses Werk einschließlich aller seiner Teile ist urheberrechtlich geschützt. Jede Verwendung außerhalb der engen Grenzen des Urheberrechts ist ohne Zustimmung des Verlags unzulässig und strafbar. Das gilt insbesondere für Vervielfältigungen, Übersetzungen, Mikroverfilmungen und für die Einspeicherung und Verarbeitung in elektronischen Systemen.
Pharmakologische Daten, d. h. u. a. Angaben von Medikamenten, ihren Dosierungen und Applikationen, verändern sich fortlaufend durch klinische Erfahrung, pharmakologische Forschung und Änderung von Produktionsverfahren. Verlag und Autoren haben große Sorgfalt darauf gelegt, dass alle in diesem Buch gemachten Angaben dem derzeitigen Wissensstand entsprechen. Da jedoch die Medizin als Wissenschaft ständig im Fluss ist, da menschliche Irrtümer und Druckfehler nie völlig auszuschließen sind, können Verlag und Autoren hierfür jedoch keine Gewähr und Haftung übernehmen. Jeder Benutzer ist daher dringend angehalten, die gemachten Angaben, insbesondere in Hinsicht auf Arzneimittelnamen, enthaltene Wirkstoffe, spezifische Anwendungsbereiche und Dosierungen anhand des Medikamentenbeipackzettels und der entsprechenden Fachinformationen zu überprüfen und in eigener Verantwortung im Bereich der Patientenversorgung zu handeln. Aufgrund der Auswahl häufig angewendeter Arzneimittel besteht kein Anspruch auf Vollständigkeit.

Die Wiedergabe von Warenbezeichnungen, Handelsnamen und sonstigen Kennzeichen in diesem Buch berechtigt nicht zu der Annahme, dass diese von jedermann frei benutzt werden dürfen. Vielmehr kann es sich auch dann um eingetragene Warenzeichen oder sonstige geschützte Kennzeichen handeln, wenn sie nicht eigens als solche gekennzeichnet sind.

Es konnten nicht alle Rechtsinhaber von Abbildungen ermittelt werden. Sollte dem Verlag gegenüber der Nachweis der Rechtsinhaberschaft geführt werden, wird das branchenübliche Honorar nachträglich gezahlt.

Dieses Werk enthält Hinweise/Links zu externen Websites Dritter, auf deren Inhalt der Verlag keinen Einfluss hat und die der Haftung der jeweiligen Seitenanbieter oder -betreiber unterliegen. Zum Zeitpunkt der Verlinkung wurden die externen Websites auf mögliche Rechtsverstöße überprüft und dabei keine Rechtsverletzung festgestellt. Ohne konkrete Hinweise auf eine solche Rechtsverletzung ist eine permanente inhaltliche Kontrolle der verlinkten Seiten nicht zumutbar. Sollten jedoch Rechtsverletzungen bekannt werden, werden die betroffenen externen Links soweit möglich unverzüglich entfernt.

1. Auflage 2024

Alle Rechte vorbehalten
© W. Kohlhammer GmbH, Stuttgart
Gesamtherstellung: W. Kohlhammer GmbH, Stuttgart

Print:
ISBN 978-3-17-043970-2

E-Book-Formate:
pdf: ISBN 978-3-17-043971-9
epub: ISBN 978-3-17-043972-6

Inhalt

Vorwort 7

Einführung 9
Fredric Mau

Teil I   Methoden und Grundlagen

1   Ego-State-Therapie – Prinzipien für die Praxis 19
    Wendy Lemke

2   Hypnotisch informierte Psychotherapie 39
    Robert Staffin

3   Prozessorientiertes Therapieren nach der
    OMNI-Regressions-Hypnose 58
    Hansruedi Wipf

4   Gestalttheorie und Hypnotherapie – Über die
    Wirkhypothesen des verdeckten Ankerns 79
    Christoph Sollmann

Teil II   Anwendungsgebiete

5   Hypnose und chronische Schmerzen – ein integrativer
    Ansatz 95
    José Cava Roda

6   Der Yager-Code – Hilfe auch bei hartnäckigen Erkrankungen   114
    Norbert Preetz

7   Aversionstherapie 2.0 – Hypnotherapie bei schädlichem
    Gebrauch von Alkohol 133
    Christoph Sollmann

| 8 | Quit Smoking – Ein radikal anderer Weg, um durch Selbsthypnose mit dem Rauchen aufzuhören | 152 |

Patrick McCarthy

| 9 | Hypnoanalyse – Das Skalpell der Hypnose. Regressionstherapie als ursachenfokussierte Behandlungsmethode | 156 |

Norbert Preetz

| 10 | Die Anwendung der medizinischen Hypnose | 177 |

Ina Oostrom und Tooke Lardonoy

| 11 | Kombinationstherapie: Hypnose und EMDR | 199 |

Christoph Sollmann

Teil III Verzeichnisse

Verzeichnis der Autorinnen und Autoren 221

Sachwortverzeichnis 225

Vorwort

Wer sich heute mit Hypnose und klinischer Hypnotherapie befasst, lernt zumeist die Ideen, Konzepte und Methoden ihrer Vordenker kennen, z. B. die von Milton H. Erickson, Dave Elman, Gerald F. Kein, John G. und Helen H. Watkins. Ausbildungskandidaten in klinischer Hypnotherapie und erfahrene Praktiker stellen heute die Frage: Welche Innovationen und Weiterentwicklungen hat die Enkelgeneration der großen Vordenker hervorgebracht? Welche Lösungen bietet sie, angesichts einer sich rasant verändernden Gesellschaft mit neuen Anforderungen und z. T. auch veränderten Krankheitsbildern und neuropsychologischen Erklärungsmodellen?

Die Autoren dieses Bandes repräsentieren einen Ausschnitt dieser Enkelgeneration. Sie könnten in ihrer Sicht auf die klinische Hypnotherapie nicht unterschiedlicher sein, blicken als Vertreter verschiedener Fachgesellschaften, aus akademischer und nicht-akademischer Sicht, auf die praktische Anwendung der Hypnose im 21. Jahrhundert. Ihre Anwendung in der ambulanten Praxis, im Krankenhaus, im Operationssaal sowie in der Ausbildung steht im Fokus der Beiträge. Anwender und Experten aus Europa, den USA und Neuseeland schildern, wie sie die Hypnose heute einsetzen und vermitteln, und welche Vorteile es bringt, wenn nicht nur Therapeuten, sondern auch Ärzte und das medizinische Fachpersonal über Kenntnisse in Hypnotherapie und Hypnose verfügen.

Klassische Behandlungsfelder, wie z. B. Hypnose bei Schmerzstörungen oder Hypnose in der Raucherentwöhnung werden vorgestellt und darüber hinaus werden neue Behandlungsformen, z. B. Hypnose bei schädlichem Gebrauch von Alkohol und die Verwendung der Hypnose in Form von Kombinationstherapie (spezielle Hypnotherapie, kombiniert mit EMDR-Elementen) präsentiert und diskutiert. Subliminale Therapieformen, wie der Yager-Code und das verdeckte Ankern, stehen für innovative Ansätze in der Hypnotherapie. Ihre Anwendung kann einen Ausblick auf zukünftige Behandlungsweisen der Hypnose eröffnen. Ihre Darstellung in diesem Buch stellt gleichzeitig ein Novum dar. Überdies werden die *Wirkprinzipien* der Methode des verdeckten Ankerns vorgestellt.

Einen weiteren Schwerpunkt bildet die Regressions- und Hypnoanalyse, die mit zwei Beiträgen in diesem Band vertreten ist. Die Anwendungsformen und Behandlungsfelder des *R2C-Ansatzes* (regress to cause) erscheinen universell. Nicht zuletzt bietet die Ego-State-Therapie ein überaus breites Spektrum zeitgemäßer Behandlung mit Hypnose an. Sie komplettiert die hypnotherapeutische Toolbox heutiger Hypnosetherapeuten bei vielfältigen Anwendungen und unterschiedlichen Störungen, z. B. bei komplexen Traumafolgestörungen und dissoziativen Störungen. Ihr Wert für die moderne Hypnotherapie kann kaum überschätzt werden und bildet daher den Auftakt im ersten Beitrag dieses Buches.

Bei allem Praxisbezug kommen konzeptuelle und methodische Überlegungen zu den Weiterentwicklungen (Aversionstherapie 2.0) und praktischen Anwendungen (Yager-Code) zu Wort und mit dem Beitrag über eine *hypnotisch informierte Psychotherapie* erhalten Leser Einblick in eine moderne Interpretation der Hypnotherapie des Milton Erickson von einem der engagiertesten Vertreter der Enkelgeneration in den USA.

Dies ist ein lesenswertes Buch für Novizen der Hypnotherapie, und für Lehrende und erfahrene Praktiker möchte es eine Aufforderung sein, Hypnotherapie methodisch weiterzudenken und sie nicht allein als Solo-Methode, sondern sie integrativ zu denken und anzuwenden.

Zugunsten einer lesefreundlichen Darstellung wird in der Regel die neutrale bzw. männliche Form verwendet. Diese gilt für alle Geschlechtsformen (weiblich, männlich, divers).

Mein Dank gilt: Lektorat Dr. Nina Sträter, Tobias Janelt, B. Sc. (technische Assistenz, Teile des Layouts und Unterstützung bei der Übersetzung englisch-deutsch).
Die Fachübersetzungen aus dem Englischen und Niederländischen stammen von Christoph Sollmann.

Einführung

Fredric Mau

Unser Ziel ist nicht nur, unseren Klienten bei der Bewältigung ihrer Symptome zu helfen, sondern ihre Erfahrungen zu verändern.

Liebe Leserinnen und Leser, dies ist eine große Gelegenheit für Sie! Die Lektüre dieses Buches wird so aufregend sein wie das Auspacken der Geschenke am Weihnachtsmorgen. Sie halten hier Aufsätze von neun engagierten Experten für die klinische Anwendung von Hypnose in den Händen. Diese sind Vertreter der sogenannten *Enkelgeneration*, deren Ausbildung sowie Praxis- und Lehrtätigkeit in Hypnose und Hypnotherapie über Europa bis nach Neuseeland und in die USA reicht. Die folgende Einführung ist ein kurzer Überblick, um Ihnen Appetit zu machen und Ihnen eine Vorstellung davon zu geben, wo Sie einsteigen möchten – Sie können das Buch von vorne bis hinten lesen oder mit dem Kapitel beginnen, das Sie am meisten interessiert.

Es wäre zu gewagt, wenn der Autor versuchen würde, die abgedroschene Frage zu beantworten, was Hypnose ist. In der Tat werden Sie in diesem Buch über therapeutische Ansätze lesen, die einen Zustand tiefer hypnotischer Trance auf Seiten des Klienten erfordern – und über Ansätze, die nur eine leichte Entspannung voraussetzen. Es gibt Überlegungen zum kraftvollen Einsatz hypnotischer Sprache im Wachzustand und in scheinbar gewöhnlichen Gesprächen, und es gibt einen Ansatz, der vielleicht gar keine Hypnose ist, aber definitiv hypnotische Sprache und Metaphern verwendet, um kraftvolle Heilung zu bewirken. Alle diese Ansätze stellen Entwicklungen dar, entweder integrativ oder indem sie bekannte Methoden miteinander kombinieren.

Es gibt schon heute einige Dinge, die wir über das Wesen der Hypnose wissen: Sie unterscheidet sich von der alltäglichen Erfahrung. Wir können augenscheinlich nicht unterscheiden zwischen jemandem, der seinen Arm absichtlich stillhält, und einer hypnotischen Katalepsie, bei der die Person berichtet, dass sie versucht, ihren Arm zu bewegen, es aber nicht kann. Auf dem fMRI sieht das jedoch ganz anders aus. Im Wachzustand zeigt das absichtliche Stillhalten des Arms einen Anstieg im linken ventrolateralen präfrontalen Cortex und einer Reihe von rechten posterioren kortikalen Strukturen, während die subjektiv wahrgenommene hypnotische Lähmung oder Katalepsie einen rechtsseitigen Anstieg im orbitofrontalen Cortex und im Kleinhirn und einen linksseitigen Anstieg im Thalamus und Putamen zeigt (Bell, 2011; Ward, 2003). Es ist wichtig zu beachten, wie sich die hypnotische Erfahrung außerhalb der bewussten Kontrolle anfühlt – in unseren Aufsätzen sehen wir immer wieder, dass Klienten substantielle therapeutische Veränderungen erleben, die sich *automatisch* anfühlen oder sogar unbemerkt ablaufen, während sie geschehen.

Woher wissen Sie, ob Ihr Klient ein guter Kandidat für eine Hypnose ist? Wenn er eine Angst- oder Traumastörung aufweist, können Sie sicher sein, dass es sich um eine hoch hypnotisierbare Person handelt! Sie weisen eine größere funktionelle Konnektivität zwischen dem linken dorsolateralen präfrontalen Cortex (DLPFC), einer Region des Gehirns mit exekutiver Kontrolle, und dem Salienznetzwerk auf, das sich aus dem dorsalen anterioren cingulären Cortex (dACC), der anterioren Insula, der Amygdala und dem ventralen Striatum zusammensetzt und an der Erkennung, Integration und Filterung somatischer, autonomer und emotionaler Informationen beteiligt ist (Hoeft, et al., 2012). Diese Konnektivität ist nicht auf Unterschiede in der Anatomie des Gehirns zurückzuführen (Spiegel, 2013). Diese Koaktivierung des anterioren Cingulums und des präfrontalen Gehirns ist bei Personen mit posttraumatischen Reaktionen, d. h. klinischen, somatischen Symptomen und funktionellen neurologischen Störungen, klinisch signifikanter Angst und unipolarer Depression, signifikant höher (Hoeft, et al., 2012). Wenn wir hypnotische Prozesse zur Behandlung dieser Arten von Störungen einsetzen, nutzen wir dieselbe Gehirnfunktionalität, die unsere Klienten in die Klemme gebracht hat, um sie da herauszuholen.

Die durch Hypnotherapie hervorgerufenen Veränderungen werden auf somatischer oder körperlicher Ebene erlebt. Hoch hypnotisierbare Personen haben eine außergewöhnliche Fähigkeit zur neurologischen Top-down-Sensorkontrolle durch koordinierte Aktivität des DLPFC und des dACC. Dabei handelt es sich um eine Neueinstellung der Wahrnehmungsreaktion selbst, nicht nur der Verarbeitung von Wahrnehmungen (Hoeft et al., 2012; Spiegel, 2013). Diese Verarbeitung durch das limbische System ist schnell und umfangreich. Es werden mehr als 100 Milliarden visuelle Signale pro Sekunde ans Gehirn gesendet (Lightman, 2014). Die visuelle Reaktionszeit beträgt etwa 331 Millisekunden (ms) (Shelton & Kumar, 2010) und kann bis zu 700 ms oder sogar länger als 1 Sekunde betragen (Light, 2018), was bedeutet, dass die Reaktion des limbischen Systems (Salienznetzwerk) mindestens eine Drittelsekunde schneller abläuft, als die kognitive Verarbeitung. Aus diesem Grund können kognitive Therapieprozesse nur versuchen, emotionale Reaktionen zu steuern, nachdem sie passiert sind, während hypnotische Prozesse, die das limbische System ansprechen, uns erlauben, die Erfahrung selbst zu verändern.

Wie wäre es mit einem Gentest für Hypnosefähigkeit? Was auch immer es ist, Hypnose ist keine bewusste Zustimmung. Hypnotisierbarkeit ist eine Eigenschaft, die vererbt werden kann, und es gibt immer mehr Hinweise darauf, dass genetische Faktoren erklären können, warum manche Menschen beeinflussbarer sind als andere. Hochgradig hypnotisierbare Personen haben ein effektiveres fronto-limbisches Aufmerksamkeitssystem. Dies deutet darauf hin, dass das Dopaminsystem an der Hypnotisierbarkeit beteiligt ist, was mit dem Gen für Katechol-Methyltransferase (COMT) zusammenhängt (Császár et al., 2021). Cortade fand heraus, dass Personen, die optimale Gruppierungen von COMT-Genvarianten aufweisen (Cortade et al., 2023), eine höhere Suggestibilität zeigen. Interessanterweise berichten dieselben Personen über deutlich stärkere postoperative Schmerzen, und Opioide sind für sie bei der Behandlung dieser Schmerzen weniger wirksam. Auf dieser Grundlage schlugen Cortade et al. (2023) vor, dass ein derzeit auf dem Markt befindlicher, relativ kostengünstiger Gentest zur Prüfung der Hypnotisierbarkeit verwendet werden kann. Es stellt sicherlich ein Privileg dar, dass die Enkelgeneration die Frage nach dem Gentest für Hypnosefähigkeit nicht nur stellen, sondern sie auch realisieren kann.

Hypnose beinhaltet auch den bewussten Einsatz von Sprache, um signifikante Veränderungen auf sensorischer und emotionaler Ebene zu bewirken. Emotionen steuern das Verhalten. Geschichten umrahmen Emotionen und schaffen Bedeutung. Geschichten sind anders als Informationen – Geschichten sprechen uns auf der Ebene der Körpererfahrung an. Wir spüren die Kraft von Geschichten.

Wir erzählen uns Geschichten, die unserem Leben einen Sinn geben. In gewissem Sinne ist sogar das psychologische Selbst eine Geschichte (oder vielleicht viele Geschichten und viele *Selbste*, wie eine unserer Autorinnen anmerkt). Selbst medizinische Behandlungen werden in einem psychosozialen Kontext durchgeführt, der die Prognose beeinflusst. In gewissem Sinne ist Psychopathologie eine Geschichte, die aus den Fugen geraten ist, und Psychotherapie ist eine Übung, diese Geschichte neu zu schreiben. Die Sprache, die wir in unseren Geschichten verwenden, prägt unsere Wahrnehmungen und sogar unsere Körpererfahrungen. Milton Erickson war ein Meister im Umgang mit vagen Aussagen, verbaler Verwirrung und Irreführung, um einen mentalen Raum zu öffnen, in dem Klienten neue Bedeutungen erschaffen. Dieser Gebrauch von suggestiver Sprache kann sowohl in der hypnotischen Entspannung als auch im Wachzustand eingesetzt werden (was Erickson als gewöhnliches Wachverhalten bezeichnete). Die Erkenntnis, dass hypnotische Sprache Veränderungen erleichtert, gibt uns ein mächtiges Werkzeug zur Heilung in all unseren Gesprächen mit Klienten, nicht nur nach der hypnotischen Induktion.

Wo werden Sie also Ihre Reise beginnen?

▶ Kap. 1: Ego-State-Therapie – Prinzipien für die Praxis
Wendy Lemke, M.Sc.
Freuds psychodynamisches Modell des Geistes mit seinen unbewussten Kräften und Trieben hat die Psychiatrie verändert. Die Ego-State-Therapie geht aus dieser Tradition hervor und stellt eine lebendige Sicht auf unser inneres Psychodrama als Bühne für die Heilung in den Vordergrund. Wendy Lemke beschreibt dieses am weitesten entwickelte Modell der Teiletherapie (parts therapy model) als das individuelle Äquivalent der Familientherapie – verbunden mit der therapeutischen Zielsetzung, die inneren Konflikte unserer verschiedenen Selbst-Anteile auszugleichen. Unsere inneren Persönlichkeiten sind immer auf der Suche nach Gesundheit, oft genug jedoch auf eine Weise, die für unser Leben destruktiv sein kann. Lemke spielt gekonnt auf die dissoziative Identitätsstörung (auch multiple Persönlichkeitsstörung genannt) als vorletztes Beispiel für diesen inneren Konflikt an und beschreibt die Ego-State-Therapie als einen sicheren und handhabbaren Ansatz, um den inneren Kampf zu harmonisieren und eine umfassende Heilung für den Klienten zu erreichen.

▶ Kap. 2: Hypnotisch informierte Psychotherapie
Robert Staffin, Psy. D.
Staffin stellt eine tiefgreifende Vision der Beziehung zu unseren Klienten vor: Die

Erkenntnis, dass unsere therapeutischen Gespräche wirklich anders und absichtsvoll sind – als Therapeuten (clinicans) verwenden wir die Sprache auf eine Art und Weise, die unterhaltsam zu sein scheint, aber darauf abzielt, ein gemeinsames Gefühl der Verbundenheit zu schaffen, um Heilung zu bewirken. Dieser hypnotische Sprachgebrauch ist in jeder therapeutischen Situation hilfreich, und selbst Mediziner, die keine Hypnose anwenden, werden davon profitieren, wenn sie verstehen, wie Sprache dem Klienten helfen kann, Veränderungen zu bewirken, die sich *homogen* anfühlen.

▶ **Kap. 3: Prozessorientiertes Arbeiten dank der Regressions-Hypnosetherapie**
Hansruedi Wipf
Das Kapitel von Wipf ist ein leidenschaftliches Plädoyer! Als engagierter Verfechter der am weitesten entwickelten Version der Regressions-Hypnotherapie hat Wipf klare Ziele. Das von ihm beschriebene Verfahren ist wirksam, angemessen und wirtschaftlich effizient. Es muss einfach, klar und reproduzierbar sein. Es sollte nicht von den Fähigkeiten einzelner Therapeuten abhängen – und vielleicht sollten wir hier Praktiker sagen, denn Wipf befürwortet nachdrücklich die Demokratisierung der Hypnose als ein leistungsfähiges Verfahren, das nicht auf Fachleute der klinischen Psychologie begrenzt ist. Wipfs Annahmen sind klar – jedes Symptom hat eine Ursache, und der Praktiker geht zur Ursache zurück und behebt sie. Dies erfordert einen sehr tiefen Zustand der hypnotischen Trance. Nichts ist so erfolgreich wie der Erfolg – Wipf hat Tausende von Laienpraktikern auf fünf Kontinenten ausgebildet und für sein Verfahren die SQS ISO 9001-Zertifizierung erhalten.

▶ **Kap. 4: Gestalttheorie und Hypnotherapie – Über die Wirkfaktoren des verdeckten Ankerns**
Christoph Sollmann, Dr. phil., Dipl. Psych.
Hypnoseklienten beschreiben die Veränderungen, die sie erleben, oft als genau das – als etwas, dass sie erleben. Dies ist ein großer Unterschied zu kognitiven Therapien, bei denen den Klienten beigebracht wird, gezielt Techniken zur Bewältigung von Symptomen einzusetzen. Christoph Sollmann stellt eine systematische Methode des hypnotischen Ankerns vor, um diese Art von Lösung zu schaffen – vom Bewusstsein der Klienten unbemerkt, aber kraftvoll wahrgenommen, sobald sie geschehen ist. Es handelt sich dabei nicht um bloße Symptombehandlung, sondern um etwas viel Größeres, um die Schaffung einer *guten Gestalt*, in der Klienten Realitäten konstruieren, die sich von dem unterscheiden, was sie zuvor erlebt haben, und die mit einem neuen Sinn erfüllt sind, nicht nur kognitiv, sondern auf der Wahrnehmungsebene über alle Sinne.

▶ **Kap. 5: Hypnose und chronische Schmerzen – ein integrativer Ansatz**
José Cava Roda, M.A., M.Sc.
Chronischer Schmerz ist eine emotionale Reaktion. Hypnotische Schmerzlinderung ist äußerst wirksam, und selbst direkte Suggestionen zur Linderung können den Klienten erheblich helfen. Sowohl die Erwartungen des Arztes als auch die des Klienten beeinflussen die Wirksamkeit dieser Verfahren erheblich. Cava gibt einen

guten Überblick über die Neurologie der Schmerzwahrnehmung, interessante Vignetten von umgedrehten Schmerzerfahrungen und großartige Erkenntnisse von Milton Erickson, die er gekonnt mit neuropsychologischen Erkenntnissen verbindet. Er gibt solide Beispiele für hypnotische Sprache – die sowohl in Trance als auch im Wachzustand verwendet wird – um Klienten zu helfen, und Cava schließt mit einem beispielhaften Skript zur Unterstützung der Linderung bei einem Patienten mit chronischen Schmerzen.

▶ Kap. 6: Die Yager-Therapie – Hilfe auch bei hartnäckigen Erkrankungen
Norbert Preetz, Dr. rer. nat.

Ist es Hypnose? Es gibt viele verschiedene Möglichkeiten, die Dinge zu betrachten! Dr. Preetz beschreibt die Yager-Therapie, einen Ansatz, der viele gängige Annahmen über Hypnose in Frage stellt. Es gibt keine formale Induktion. Hypnotische Tiefe ist für den Erfolg nicht erforderlich. Es ist nicht notwendig, dass der Klient seine Probleme oder die Ursachen seiner Probleme aufgreift oder gar versteht. Die Veränderungen werden nicht durch das Unterbewusstsein, sondern durch ein Überbewusstsein – das Zentrum – bewirkt, das wie eine übergeordnete Steuerzentrale wirkt und Heilung in kurzer Zeit ermöglicht. Aber wie bei der Hypnose fühlen sich die Veränderungen unbewusst und doch automatisch an. Der Kern des Prozesses ist eine hypnotische Metapher – das überbewusste Zentrum zählt dysfunktionale Teile auf und konditioniert sie neu. Der Prozess ist einfach und effektiv und bietet im Wesentlichen eine Teiltherapie (parts therapy), fokussiert ausschließlich auf den Prozess und lässt belastende Inhalte außen vor.

▶ Kap. 7: Aversionstherapie 2.0 – Hypnotherapie bei schädlichem Gebrauch von Alkohol
Christoph Sollmann, Dr. phil, Dipl. Psych.

Wir mögen Dinge, die sich gut anfühlen, auch wenn sie nicht gut für uns sind. Wie können wir also eine Erfahrung (oder eine schädliche Gewohnheit) von angenehm zu unangenehm verändern? Hypnotische Veränderungen sind etwas, das wir erleben, und nicht etwas, das wir tun. Dr. Sollmanns Gegenmittel zum schädlichen Gebrauch von Alkohol bezieht einen Klienten ein, der bewusst eine Behandlung wünscht und – in tiefer Trance – einen *Kernsatz* entwickelt, um eine Veränderung zu bewirken. Wenn Therapeuten diesen spezifischen Kernsatz in eine hypnotische Metapher einweben und mit einer starken körperlichen Empfindung verankern, wird die Veränderung eingeleitet. Dieses Kapitel ist eine schöne Illustration des Bedeutungswandels, den Sollmann in seinem vorhergehenden Kapitel über Gestalttherapie beschreibt. Der Prozess ist schmerzlos, ethisch vertretbar und kraftvoll, und wieder sehen wir, wie die Veränderung geschieht, ohne dass der Klient wirklich versteht, wie es dazu kam.

▶ Kap. 8: Quit Smoking – ein radikal anderer Weg um durch Selbsthypnose mit dem Rauchen aufzuhören
Patrick McCarthy, M.D.

McCarthys kurzer und lebendiger Aufsatz ist eine unmittelbare und einnehmende Herausforderung an die Leser, die weit über das Aufhören mit dem Rauchen hinausgeht und Fragen zu unserer Intentionalität als Therapeuten und vor allem zu unseren Zielen für die erste Sitzung aufwirft. Als Kliniker brauchen wir klare Ziele, was wir mit unseren Klienten erreichen wollen. Sein Ansatz ist positiv und handlungsorientiert – wir müssen unbedingt die Hoffnung und Erwartung des Klienten einbeziehen, um Heilung zu schaffen. Unsere Fragen sind absichtsvoll und sinnstiftend. Seine Gedanken über die erste Sitzung sind solide, aber seine Herausforderung an unsere Selbstgefälligkeit ist noch tiefgreifender. Sie werden hier kein Protokoll zur Raucherentwöhnung oder Selbsthypnose finden, aber wenn Sie ein besserer Kliniker werden wollen, sollten Sie dieses kurze Kapitel zweimal lesen!

▶ Kap. 9: Hypnoanalyse – Das Skalpell der Hypnose. Regressionstherapie als ursachen-fokussierte Behandlungsmethode
Norbert Preetz, Dr. rer. nat.
Preetz präsentiert einen Ansatz – Regression als einen Prozess – der für die Behandlung schwerer Traumata geeignet ist. Auf der Grundlage eines tiefen Vertrauensverhältnisses zwischen Therapeuten und Klienten zielt dieser Ansatz der Tiefenheilung auf die Ursache des Traumas ab, setzt Vergebung voraus und fördert die zukünftige Heilung. Während ein Teil der Arbeit auch in späteren Zuständen möglich ist, erfordert die Regression eine tiefe Trance. Der Schwerpunkt liegt hier nicht nur auf der Reparatur einer zerbrochenen Vergangenheit, sondern auf der positiven Gestaltung einer geheilten Zukunft.

▶ Kap. 10: Die Anwendung der medizinischen Hypnose
Ina Oostrom und Tooke Lardenoy-Kleindop, RN
Wenn Sie Arzt sind oder zum medizinischen Fachpersonal gehören, das mit Patienten arbeitet, ist das Kapitel von Oostrom und Lardenoy-Kleindop in diesem Buch ein Muss für Sie. Selbst wenn Sie kein Interesse an Hypnose haben, dieses Buch aber trotzdem lesen, werden Sie praktische Erkenntnisse darüber gewinnen, wie Sie mit Ihren Patienten in jeder klinischen Situation sprechen können, um deren medizinische Prognose zu verbessern. Nach einigen geschichtlichen Informationen über Mesmer und Esdaile hebt dieser Aufsatz ab und fliegt. Aus den Sprachbeispielen und den Fallbeispielen kann man viel lernen, und die »Paukenschlag«-Erklärung am Ende des Kapitels ist eine mahnende Geschichte, die sich jeder Kliniker zu Herzen nehmen sollte.

▶ Kap. 11: Kombinationstherapie: Hypnose und EMDR
Christoph Sollmann, Dr. phil, Dipl. Psych.
Sollmann vertritt die Auffassung, dass komplexe Symptome komplexe Interventionen erfordern, und greift in seinem Ansatz eine Kombination aus Hypnotherapie und Eye Movement Desensitization and Reprocessing (EMDR), einer beliebten und wirksamen psychotherapeutischen Behandlung, auf. Insbesondere verbindet er sein Konzept des verdeckten Ankerns aus den vorangegangenen Kapiteln mit den bilateralen Stimulationsaspekten von EMDR, um Traumata und damit einhergehende somatische Störungen, insbesondere chronische Schmerzen, zu behandeln. Wie alle psychotherapeutischen Behandlungen, insbesondere bei Traumata, basiert auch dieser Ansatz auf gegenseitigem Vertrauen und einer starken therapeutischen Be-

ziehung, um bei unseren Klienten ein neues Gefühl von Bedeutung und Heilung zu erzeugen.

Literatur

Bell, V., Oakley, D. A., Halligan, P. W. et al. (2011). Dissociation in hysteria and hypnosis: evidence from cognitive neuroscience. *Journal of Neurology, Neurosurgery, and Psychiatry*, 82(3), 332–339. https://doi.org/10.1136/jnnp.2009.199158

Cortade, D. L., Markovits, J., Spiegel, D. et al. (2023). Point-of-Care Testing of Enzyme Polymorphisms for Predicting Hypnotizability and Postoperative Pain. *The Journal of molecular diagnostics: JMD*, 25(4), 197–210. https://doi.org/10.1016/j.jmoldx.2023.01.002

Császár, N., Scholkmann, F., & Bókkon, I. (2021). Implikaticatins on hypnotherapy: Neuroplasticity, epigenetics and pain. *Neuroscience and biobehavioral reviews*, 131, 755–764. https://doi.org/10.1016/j.neubiorev.2021.10.001

Hoeft, F., Gabrieli, J. D., Whitfield-Gabrieli, S. et al. (2012). Funtional Brain Basis of Hypnotizability. *Archives of general psychiatry*, 69(10), 1064–1072. https://doi.org/10.1001/archgenpsychiatry.2011.2190

Light, J. (2018). »How long does it take the human brain to recognize an object?« *Quora*. https://www.quora.com/How-long-does-it-take-the-human-brain-to-recognize-an-object.

Lightman, A. (2014). Attention. *The New Yorker*. https://www.newyorker.com/tech/annals-of-technology/anatomy-attention.

Shelton, J., & Kumar, G. P. (2010). Comparison between Auditory and Visual Simple Reaction Times. *Neuroscience & Medicine*, 1, 30–32. doi:10.4236/nm.2010.11004

Spiegel D. (2013). Tranceformations: Hypnosis in Brain and Body. *Depression and anxiety*, 30(4), 342–352. https://doi.org/10.1002/da.22046

Ward, N. S., Oakley, D. A., Frackowiak, R. S. et al. (2003). Differential brain activations during intentionally simulated and subjectively experienced paralysis. *Kognitive Neuropsychiatrie*, 8(4), 295–312. https://doi.org/10.1080/13546800344000200

Teil I Methoden und Grundlagen

1 Ego-State-Therapie – Prinzipien für die Praxis

Wendy Lemke

Im Jahr 2005 sagte John Watkins voraus: »Viele andere Therapieformen, die von dem Ego-State-Ansatz lernen, neigen dazu, dessen Denkansätze und Methoden in ihre Behandlungen zu integrieren, so dass ich nicht sicher bin, ob wir in Zukunft eine eigenständige Therapieform sein werden oder ob andere Psychotherapie-Schulen Ego-State-Strategien und -techniken in ihre Behandlungskonzepte integrieren werden.« (Interview mit John Watkins, 2005)

1.1 Einführung

Die Entscheidung, in einem einzigen Kapitel etwas über Ego-State-Therapie für eine Zielgruppe zu schreiben, die wahrscheinlich sehr unterschiedliche Hypnoseerfahrungen hat, war eine Herausforderung. Viele Leser werden bereits von der Ego-State-Therapie gehört haben, für andere ist es vielleicht das erste Mal. Die Vorhersage von John Watkins (2005) über die Entwicklung der Ego-State-Therapie war richtig, denn viele andere therapeutische Richtungen haben die Theorien und Konzepte der Ego-State-Therapie aufgegriffen und in ihre eigenen Ansätze integriert. In Anbetracht der Entwicklung der Ego-State-Therapie und ihrer erweiterten Anwendung besteht die Aufgabe dieses Kapitels darin, ihre Prinzipien vorzustellen, um die Anwendung der Methode in Verbindung mit Hypnose zu erklären, weil diese Kombination dabei helfen kann, den Therapieerfolg zu verbessern. Um Neueinsteigern den Zugang zu erleichtern, beginnt das Kapitel mit einer kurzen Einführung in die Ego-State-Therapie, einschließlich der Entwicklungen auf diesem Gebiet und der Frage, wie man auf Ego-States zugreift. Anschließend wird ein Vorschlag für eine Aktualisierung der Prinzipien vorgestellt, die die Autorin als Leitfaden für die Ego-State-Therapie und/oder die Hypnosepraxis empfiehlt (Lemke, 2022). Diese Prinzipien, eingebettet in einen hypnotherapeutischen Behandlungsplan, werden für alle Leser von Nutzen sein, unabhängig davon, wie vertraut sie mit der Ego-State-Therapie sind.

1.2 Was ist Ego-State-Therapie?

Helen Watkins (1993) beschrieb die Ego-State-Therapie als »einen psychodynamischen Ansatz, bei dem Techniken der Gruppen- und Familientherapie eingesetzt werden, um Konflikte zwischen verschiedenen *Ich-Zuständen* zu lösen, die eine *Familie des Selbst* innerhalb eines einzelnen Individuums bilden« (S. 232). Diese Ich-Zustände (Ego-States) sind dem Selbst nicht immer bewusst; daher bietet die klinische Hypnose Möglichkeiten, um zielgerichtet auf sie zuzugreifen, um die unbewussten Ursachen zu ergründen und Konflikte zu lösen. Die Ego-State-Therapie ist ein wirksamer beziehungstherapeutischer Ansatz, der die Vielfältigkeit in uns allen betont (Watkins & Watkins, 1997). In Kombination mit Hypnose bietet sie einen Ansatz für die Arbeit mit den inneren Anteilen der Menschen und einen Zugang zu ihrem Unbewussten (unconscious mind) und/oder zu unbewussten Teilen des Selbst, was die Erforschung der Ursachen oder der Aufrechterhaltung klinischer Symptome sowie das Finden von Lösungen mit Hilfe des Unbewussten ermöglicht. Für diesen Ansatz müssen Therapeuten keine therapeutischen Genies sein, vielmehr erkennen und arbeiten sie mit den Ressourcen, die dem Selbst innewohnen.

Die Ego-State-Therapie wurde von John und Helen Watkins mitbegründet. Sie basiert auf den Theorien von Paul Federn, der ein enger Mitarbeiter von Freud war. Federn vertrat die Ansicht, dass die Persönlichkeit aus einem Konglomerat von Wahrnehmungen, Kognitionen und Affekten besteht, die in erkennbaren Clustern oder Mustern organisiert sind und die er als Ich-Zustände (*Ego-States*) bezeichnet. Darüber hinaus konstatierte er, dass es von der Art der Energie (bezogen auf Ego oder Objekt) abhängt, ob und in welcher Weise ein physischer oder mentaler Prozess ausgelöst wird und ob dieser als inhärenter Teil des Selbst (Ich) oder als externe Entität (er, sie oder es) betrachtet wird (Federn, 1952). Er ging weiterhin davon aus, dass, »ob ein physischer oder mentaler Prozess als Teil des Selbst (Ich) oder als Objekt (er, sie oder es) erlebt wird, von der Natur der Energie (Ich oder Objekt) bestimmt wird, die ihn aktiviert« (Federn, 1952). Ist die Hand beispielsweise ich-bezogen, wird sie als »meine Hand« empfunden, während sie bei einer objektbezogenen Wahrnehmung als »die Hand« (nicht von mir) wahrgenommen wird. Diese Theorien legten den Grundstein für das, was später unter dem Begriff *Ego-State-Therapie* bekannt werden sollte.

Watkins und Watkins (1997) fügten das Konzept der Grenzen zwischen Ego-States hinzu. Sie definierten Ego-States als »ein organisiertes System von Verhalten und Erleben, dessen Elemente durch ein gemeinsames Prinzip miteinander verbunden sind und das von anderen solchen Ego-States durch eine mehr oder weniger durchlässige Grenze getrennt ist« (Watkins & Watkins, 1997, S. 25). Darüber hinaus beschrieben sie das Differenzierungs-Dissoziations-Kontinuum, bei dem die Grenzen zwischen den Ich-Zuständen unterschiedlich durchlässig sind. Hierbei weisen diejenigen, die an einer dissoziativen Identitätsstörung leiden, auf der rechten Seite des Kontinuums sehr starre Grenzen auf, wohingegen Gesunde auf der linken Seite des Kontinuums durchlässigere Grenzen haben und daher leichter von einem Zustand in den anderen wechseln können, im Gegensatz zu solchen Ego-States, bei denen eine Amnesie von einem Zustand zum nächsten besteht (Watkins & Watkins, 1997).

Im Jahr 2005 erweiterte die Autorin das Differenzierungs-Dissoziations-Kontinuum (Lemke, 2005), indem sie Ego-States, die wenig oder keine Differenzierung aufwiesen, der linken Seite des Kontinuums zuordnete, wie z. B. ein dominanter Workaholic-Zustand, der sehr wenig Raum für andere Zustände des Selbst lässt. Die Autorin hat später die hypnotischen Strategien zum Umgang mit den unterschiedlichen Ego-States auf diesem Kontinuum erweitert und angepasst, sie entwickelte z. B. eine Strategie, die als *Spiel mit dem Raum* bezeichnet wird und die darauf abzielt, das Zusammenspiel der Ego-States zu verbessern und dem Selbst ein Gefühl der Sicherheit zu vermitteln (Lemke, 2021).

Obwohl die Ego-State-Therapie ein genuiner und eigenständiger psychotherapeutischer Ansatz ist, adaptieren viele moderne psychotherapeutische Ansätze die Methoden und Kernkonzepte und integrieren sie, um das eigene Behandlungsspektrum zu erweitern. Trotz der theoretischen Unterschiede und abweichender therapeutischer Strategien scheinen viele andere Therapieansätze den Wert der Arbeit mit der Vielfalt des Selbst für sich zu entdecken und haben begonnen, die Methoden der Ego-State-Therapie in die eigene Arbeit zu integrieren (Abramowitz & Torem, 2018; Barabasz, 2013; Emmerson, 2012; Shapiro, 2016; Paulsen, 2009; Phillips & Frederick, 2010; Phillips & Schwartz, n. d.; Schwartz, 1997; Zanotta, 2018).

1.3 Fortschritte der Ego-State-Therapie

Seit der Einführung der Ego-State-Therapie durch John und Helen Watkins (1997) mit Hilfe verschiedener klinischer Hypnose-Fachgesellschaften in den späten 1980er und frühen 1990er Jahren wurden in der Psychologie bemerkenswerte Fortschritte erzielt, insbesondere in der Neurowissenschaft und auf den Forschungsgebieten, die dissoziative Störungen betreffen; auf dem Gebiet der EMDR-Methode (Eye Movement Desensitization and Reprocessing), der Energiepsychologie, dem Somatic Experiencing und auf dem Gebiet der Bindungstheorien (Brown & Elliot, 2016; Levine, 2010, Paulson, 2009; Phillips, 2000, 2020; Phillips & Frederick, 2010; Porges, 2018). Diese Fortschritte haben auch das Wachstum und die Weiterentwicklung der Ego-State-Therapie beeinflusst. Darüber hinaus hat die Bildung von Ego-State-Therapie-Gesellschaften wie Ego State Therapy International (ESTI), zusammen mit den Fortschritten in der Technologie und der Verfügbarkeit von Online-Schulungen, eine neue Generation von Ego-State-Therapie-Anwendern hervorgebracht. Die ESTI wurde 2011 von international bekannten Experten auf diesem Gebiet gegründet, die von Watkins und Watkins ausgebildet wurden, darunter Woltemade Hartman und Maggie Phillips. Die Aufgabe der ESTI besteht darin, »die Ego-State-Therapie zu fördern, indem sie professionell qualifizierte Kliniker aus Berufen des Gesundheitswesens in der effektiven, ethischen Anwendung der Ego-State-Therapie als psychotherapeutische Methode anleitet, unterstützt und ausbildet und indem sie die zielgerichtete evidenzbasierte Forschung in der Ego-State-Therapie fördert« (ESTI – Ego State Therapy International, n. d-b).

Ursprünglich wurde die Ego-State-Therapie unter der Schirmherrschaft von Gesellschaften für klinische Hypnose gelehrt; in den letzten Jahren tritt die ESTI zunehmend als eigenständige Gesellschaft auf mit der nachdrücklichen Empfehlung, eine entsprechende klinische Hypnoseausbildung zu absolvieren. Dadurch hat sich auch die Reichweite der Ego-State-Therapie erhöht, so dass mehr Kliniker über diesen wirksamen Ansatz informiert sind. Watkins und Watkins (1997) sind der Meinung, dass klinische Hypnose eingesetzt werden sollte, weil man da leichter Zugang zu den Ego-States bekommt, die dem bewussten Selbst nicht ohne Weiteres zugänglich sind. Darüber hinaus gibt es zahlreiche hypnotische Anwendungen für die Erforschung von Ich-Zuständen, und immer mehr Kliniker üben sich in der Kunst der Hypnose mit oder ohne Einsatz formaler Hypnose-Induktion (Leslie et al. 2021; Lemke, 2021; Paulson, 2009). Die hypnotische Arbeit, die Kliniker insbesondere in der Behandlung von Traumata leisten, bezieht sich meistens auf Prozesse wie Reaktivierung, Reorientierung, Grounding und das Auflösen negativer Suggestionen; daher ist ein umfassendes Verständnis der Kapazitäten der menschlichen Psyche in der Trance-Arbeit unabdingbar. Bei dieser Arbeit ist ein umfassendes Verständnis der Trance-Fähigkeiten des Menschen erforderlich. Für die Zertifizierung zum Ego-State-Therapeuten durch die Ego State Therapy North America, ESTI, und assoziierte Länder sind mindestens 60 Stunden klinische Hypnoseausbildung erforderlich (Zertifizierung ESTNA n. d.).

Das phasenorientierte *SARI*[1]-Modell von Phillips und Frederick (1995) ist nach wie vor ein Grundpfeiler der Ausbildungsprogramme in Ego-State-Therapie weltweit, und die klinischen Anwendungsmöglichkeiten werden unter Berücksichtigung der Fortschritte in den Neurowissenschaften weiter verbessert (Lemke, 2021; Phillips, 2020; Phillips & Frederick, 2010; Zanotta, 2020). Das SARI-Modell unterstreicht die Bedeutung der Strategien der Ego-State-Therapie und ebenso die Anwendung der Hypnose in den folgenden SARI-Phasen: Sicherheit und Stabilisierung, Zugang zu und Aktivierung innerer Ressourcen, Auflösung des Traumas und die Integration der neuen Erfahrungen in die Persönlichkeit (Phillips & Frederick, 1995, 2010). Die meisten Traumabehandlungspläne betonen die Bedeutung eines phasenorientierten Behandlungsmodells für die Behandlung von Traumata, etwa das SARI-Modell (Chu et al; Lemke, 2007; Paulsen, 2009; Phillips & Frederick, 1995, 2010; Watkins & Watkins, 1997).

Während sich die Ego-State-Therapie zunächst zu einem nützlichen Ansatz für viele klinische Probleme entwickelt hatte (Adrienne, 2010; Emmerson, 2012; Giandes, 2006; Lemke, 2005, 2007, 2021; McNeal, 2020; Phillips & Frederick, 1995; Seubert, 2018; Shapiro, 2016; Watkins & Watkins, 1997), hat sie inzwischen, insbesondere bei der wachsenden Zahl von Therapeuten, die komplexe Traumata und dissoziative Störungen behandeln, an Popularität gewonnen. Paulsen (1995) betonte zunächst die Notwendigkeit zur Vorsicht bei der Anwendung von EMDR bei

---

1 Die Abkürzung *SARI* steht für **S**afety and **S**tabilization, **A**ccessing (Zugang zu traumatischem Material), **R**esolving and **R**estabilization, **I**ntegration and **I**dentity.

dissoziativen Störungen und empfahl, dass Therapeuten vor der Anwendung der Methode das Vorliegen einer pathologischen Dissoziation überprüfen sollten. Die vorsichtigen Empfehlungen haben in Verbindung mit dem leichten Zugang zu Informationen im Internet und den Fortschritten bei den diagnostischen Instrumenten zur Beurteilung dissoziativer Identitätsstörungen offenbar dazu geführt, dass immer mehr Kliniker Patienten mit dissoziativer Identitätsstörung erkennen und angemessen behandeln können. Auf die Notwendigkeit der Arbeit mit Ego-States wird auch in den internationalen Leitlinien der *Society for the Study of Trauma and Dissoziation* für die Behandlung der dissoziativen Identitätsstörung hingewiesen. Diese veröffentlichten Leitlinien können derzeit auf der Website der International Society for the Study of Trauma and Dissociation (Ressources ISSTD, 2023) auf Englisch und Französisch heruntergeladen werden. Die ISSTD ist dabei, diese Leitlinien zu aktualisieren und beabsichtigt, darin einen Abschnitt über die Ego-State-Therapie aufzunehmen.

Immer mehr Menschen haben den Wert der Arbeit mit Teilen des Selbst entdeckt und erlernen deren Anwendung. Dem Ego-State-Ansatz ähnliche Modelle sind in ihrer Bekanntheit überproportional gewachsen, darunter die *Internal Family Systems* (Schwartz, 1997), die Ähnlichkeiten mit der Ego-State-Therapie aufweist; es gibt jedoch auch bedeutsame Unterschiede hinsichtlich der Rolle der klinischen Hypnose und hinsichtlich der Bedeutung der Arbeit mit Ressourcen (Phillips & Schwartz, n. d.; Phillips & Frederick, 2010). Obwohl alle Formen der *Teilearbeit* Klienten bei der Heilung unterstützen können, haben Kliniker gelernt, wie wichtig die Aufrechterhaltung eines Gefühls der Sicherheit für ihre Klienten ist (Porges & Dana, 2018), insbesondere bei der Arbeit mit Traumata und dissoziativen Störungen. Die Ego-State-Therapie ist mit ihren Leitlinien für Sicherheit, ihrer Verbindung zur klinischen Hypnose und der Einbeziehung der damit verbundenen Fortschritte auf diesem Gebiet ein hervorragender therapeutischer Ansatz für die Arbeit mit Ego-States, insbesondere (aber nicht ausschließlich) für das komplexe Feld der Traumata und dissoziativen Störungen.

1.4 Zugang zu Ego-States

Bevor ein kurzer Überblick über den Zugangsweise zu den Ego-States gegeben wird, ist es wichtig zu verstehen, dass Therapeuten oft Zugang zu allen Ego-States haben, ohne dass das mit Absicht geschieht. Daher sollte man davon ausgehen, dass Klienten aus vielen Aspekten des Selbst zuhören, ob sie sich dessen bewusst sind oder nicht. Mit anderen Worten: Man sollte immer mit Vorsicht zum Klienten und zu anderen Ich-Zuständen sprechen, egal ob man direkt mit einem Ego-State oder mit dem gesamten Selbst arbeitet.

Stellen Sie sich vor, wie Sie eine Familiensitzung angehen in der Absicht, das Vertrauen zu jedem Mitglied zu fördern. Der Aufbau von Vertrauen zu einem widerspenstigen Teenager und der gleichzeitige Versuch, dies mit seinen Eltern zu tun, ohne den Teenager zu entfremden, kann einer vorsichtigen Gratwanderung gleichkommen. Das gilt auch für die Arbeit mit dem Selbst, vor allem, wenn man mit komplexen Traumata und/oder dissoziativen Störungen zu tun hat, weil das Selbst eine innere Polarität aufweist. Diese Klienten berichten oft, dass sie mit sich selbst im Krieg stehen (Lemke, 2005). Daher ist es wichtig, eine therapeutische Verbindung zu jedem Aspekt des Selbst herzustellen.

Obwohl es viele Möglichkeiten gibt, Zugang zu Ego-States zu erhalten, müssen wir oft mit dem Ego-State arbeiten, der spontan auftaucht. Ich-Zustände können aus einer Vielzahl von Gründen auch ohne therapeutische Anwendungen und/oder Hypnose auftauchen. Es kann sich um einen schützenden Ego-State handeln, der nicht will, dass das Selbst oder andere Ich-Zustände in der Therapie über irgendetwas sprechen, insbesondere nicht über ihre durch Missbrauch belastete Vergangenheit, oder vielleicht zeigt sich in der Therapiesitzung ein Ego-State, der sich durch traumatische Erfahrungen entwickelt hat. Diese Ich-Zustände werden leicht durch Erinnerungen an das entsprechende Trauma ausgelöst, sei es von außen oder durch einen anderen Ego-State innerhalb des Selbst.

Man könnte sich fragen: Wenn Ich-Zustände spontan auftauchen, warum müssen wir dann einen Zugang zu ihnen schaffen? Es ist sicherlich von Vorteil, über Strategien der Ego-State-Therapie für die Arbeit mit sich präsentierenden Anteilen zu verfügen, aber es kann auch von Vorteil sein, gezielt den Zugang zu solchen Anteilen herbeizuführen, die unbewusstes Wissen über die Ursache, die Aufrechterhaltung oder sogar eine Lösung für ein Symptom beinhalten. Darüber hinaus ist die Schaffung des Zugangs zu den Anteilen, die dem Klienten als wertvolle Ressourcen dienen können, ein wichtiges Merkmal der Ego-State-Therapie (Phillips & Frederick, 1995, 2010; Lemke, 2021; Watkins & Watkins, 1997).

Auch sollte bedacht werden, dass alle Ich-Zustände als ressourcenreich und anpassungsfähig gelten (Phillips & Frederick, 1997; Watkins & Watkins, 1997). In den frühen Phasen der Behandlung sollten Therapeuten stets mit dem Zugang zu positiven Stärken und/oder dem, was Phillips und Frederick (2010) als das konfliktfreie Selbst bezeichneten, beginnen, da diese Zustände während der gesamten Behandlung als Ressourcen dienen werden. Der Zugang zu Ressourcen, dass sog. Resourcing (Phillips, 2020; Phillips & Frederick, 2010), ist eine der entscheidenden Komponenten, die die Ego-State-Therapie von dem Ansatz der *Internal Family Systems* unterscheidet (Phillips & Schwartz, n. d.). Ich-Stärkung und Resourcing werden zu Beginn der Behandlung eingeführt, sind aber auch in allen Phasen des SARI-Modells eingeflochten (Lemke, 2021; Phillips & Frederick, 1995, 2010; Phillips, 2020).

Watkins und Watkins (1997) sowie andere Kliniker haben verschiedene hypnotische Strategien für den Zugang zu Ich-Zuständen beschrieben, wie z. B. das Durchsprechen von Handlungsansätzen und -strategien, die Altersregression, das Erzeugen von Neugier und Überraschung, ideomotorische Signale, die Verwendung von Übergangsobjekten – und die Nutzung der Affekt- oder somatischen Brücke (Barabasz, 2013; Lemke, 2021; Phillips & Frederick, 1995, 2010). Es soll daran erinnert werden, dass Ich-Zustände auch auf zahlreiche andere Arten zugänglich sind, wie z B. Schreiben, Zeichnen, zustandsabhängiges Lernen und/oder zustandsabhängige Bewegung, neben anderen Techniken (Lemke, 2021). In diesem Kapitel wird nur eine der häufig verwendeten Hypnosetechniken beleuchtet, die *dissoziative table technique* (Fraser, 2003) die auch der *innere Konferenzraum* (Ross, 1997) genannt wird.

Im Folgenden wird eine Modifikation der dissoziativen table technique von Fraser (2003) verwendet, die einen *Raum* anstelle eines Zimmers oder eines Konferenztisches verwendet, weil diese Form flexibler ist. Dies kann diejenigen Teile ansprechen, die direkten Vorschlägen eines vorgegebenen Setting abgeneigt sind, indem sie Wünsche nutzen, die von Klienten kommen und nicht das, was Therapeuten vorschlagen. Die Technik bezieht auch hypnotische Sprache in die Einladung ein, die die Suggestion der Sicherheit und das Vorhandensein verschiedener Optionen vorbereitet und somit die Prinzipien von *Priming, Permission* und *Pacing* usw. respektiert, die weiter unten ausführlicher beschrieben werden (Lemke, 2021).

> »Stellen Sie sich einen Raum vor, in dem alle Teile von Ihnen auf *sichere und überschaubare* Weise zusammenkommen können. Der Raum kann so sein, wie Sie ihn gerne hätten, vielleicht gibt es einen Tisch mit Stühlen für jeden Teil, oder vielleicht ist es ein Platz im Freien, ich mache Ihnen keine Vorgaben und daher gestalten Sie ihn so, wie Sie ihn für sich gerne haben möchten. Ich weiß, dass Sie _____ haben (listen Sie alle Teile auf, die Ihnen bereits bekannt sind), aber ich bin mir nicht sicher, wer sonst noch anwesend sein könnte. Achten Sie darauf, wo jeder ist, wie alt sie erscheinen und wo sie in Beziehung zueinanderstehen. Nehmen Sie einfach alles wahr, was Sie können, und *wenn es in Ordnung ist*, können Sie mir sagen, was Sie erleben, *falls Sie das möchten*.« (Lemke, 2021)

Sobald der Therapeut weiß, wie er einen sicheren Zugang zu den Ego-States herstellt, kann er diese untersuchen und mit der Arbeit an den therapeutischen Zielen beginnen. Der therapeutische Ansatz sollte sich an der therapeutischen Beziehung orientieren, die in der Ego-State-Therapie von entscheidender Bedeutung ist, da die Beziehung des Therapeuten zu den Ego-States zu einem Modell dafür wird, wie die Klienten mit ihren eigenen Ego-States umgehen. Die Prinzipien der Ego-State-Therapie, wie sie im Folgenden beschrieben werden, und ein umfassender, phasenorientierter Behandlungsplan, der das Sicherheitsbedürfnis der Klienten im Auge behält, sollten die Behandlung ebenfalls leiten. Es gibt zahlreiche Methoden und Ansätze für die Erforschung des Unbewussten und für die Behandlung unterschiedlicher klinischer Symptomatiken, darunter sexuelle Störungen, Narzissmus, Trauma, Unfruchtbarkeit, Zwangsstörungen, Essstörungen, Sucht und dissoziative Störungen, um nur einige zu nennen. Weil die Darstellung der Anwendungsmöglichkeiten den Rahmen dieses Kapitels sprengen würde, sei auf entsprechende Darstellungen in der Literatur verwiesen (z. B. Adrienne, 2010; Emmerson, 2011; Frederick, 2005; Giandes, 2006; Lemke, 2005, 2007; McNeal, 2003, 2007; Phillips & Frederick, 1995; Seubert, 2018; Shapiro, 2016; Tjung Hauw, 2021; Torem, 1986; Watkins & Watkins, 1997). Konzentrieren wir uns daher auf die grundlegenden Prinzipien des Ego-State-Ansatzes so wie sie von Watkins und Watkins (1997) ursprünglich formuliert und von der Autorin (Lemke, 2022) modifiziert wurden. Diese Modifikationen erlauben eine verbesserte Anwendung der Ego-State-Therapie in Verbindung mit der Hypnose.

1.5 Die »P«-Prinzipien der Ego-State-Therapie

Watkins und Watkins (1997) skizzierten mehrere Prinzipien der Ego-State-Therapie als Leitfaden für die klinische Behandlung. In diesem Kapitel wird eine aktualisierte Vorlage der wesentlichen Prinzipien dieser Methode vorgestellt und dadurch die Vielfältigkeit des Selbst betont. Diese Prinzipien fördern ein klinisches Tempo, das für die Klienten erträglich ist und zu einer besseren Kooperation und einem besseren Behandlungserfolg führt. Sie dienen Therapeuten als Leitfaden für ihre Ego-State-Therapie, können aber auch für jede andere therapeutische Anwendung übernommen werden. In diesem Abschnitt werden nicht alle Prinzipien von Watkins und Watkins (1997) aufgeführt, die die Behandlung der Ego-State-Therapie leiten; stattdessen werden die acht »P«s vorgestellt, nämlich Pacing, Permission, Purpose, Priming, Physiology, Pendulation, Perspective und Protection (Lemke, 2022).

Es gibt viele Faktoren, die zum Scheitern klinischer Anwendungen beitragen können, wie z. B. auf der Seite der Klienten ein Mangel an ausreichendem Vertrauen oder das Gefühl, weder äußerlich noch innerlich sicher zu sein, was sich oft als psychischer Widerstand in der Therapie äußert. In diesem Fall, unabhängig davon, ob es sich um eine hypnotische Anwendung oder um ein anderes therapeutisches Setting (z. B. EMDR, Somatic Experiencing oder Internal Family Systems) handelt, neigen Therapeuten dazu, ihre klinische Kompetenz bezogen auf die Anwendung einer Methode in Frage zu stellen oder zweifeln an deren klinischer Validität. Das kann sie dazu veranlassen im therapeutischen Prozess weiterzugehen und nach dem nächsten neuen therapeutischen Werkzeug zu suchen, das sie benötigen, um ihren Klienten zu helfen – ohne zu beachten, dass die Antwort *in den* Klienten selbst liegt. Durch die Einbeziehung der hypnotischen Sprache, die die Umsetzung der P-Prinzipien erleichtert, und durch die Fallbeispiele hofft die Autorin zu erreichen, dass Therapeuten sich davon inspirieren lassen und den Wert der Ego-State-Therapie und die Möglichkeiten, die sie bietet, für sich entdecken.

Unabhängig davon, ob Sie mit unbewussten Prozessen (oder Teilen davon) arbeiten, sollten durch die Berücksichtigung dieser Prinzipien die Sicherheit Ihrer therapeutischen Arbeit und die hypnotische Explorationsfähigkeit verbessert werden, insbesondere wenn Sie mit komplexen Traumata und/oder dissoziativen Störungen arbeiten. Darüber hinaus wird die Umsetzung dieser Prinzipien dazu beitragen, eine bessere innere Kooperation zwischen den Ich-Zuständen zu erreichen. Die Klienten werden auch eher befähigt das Tempo in der Therapie zu bestimmen, dadurch das Fortschrittspotenzial zu erhöhen und mithin ihre Fähigkeit, emotional stabil zu bleiben, zu verbessern. Dies wiederum wird ihre Hoffnung und das Vertrauen in den therapeutischen Prozess auf beiden Seiten, bei Klienten und Therapeuten, fördern.

Die Prinzipien sollten das therapeutische Handeln in jeder Ego-State-Therapie leiten, sie sind jedoch besonders wichtig für Menschen, die stärker polarisierte Systeme haben, wie z. B. Klienten mit komplexen Traumata oder dissoziativen Störungen. Sicherheit, ein wahrgenommenes Gefühl von Sicherheit oder das Gefühl, *sicher genug zu sein*, sind für diese Personen entscheidend, um in der Therapie Fortschritte zu machen. Porges und Dana (2018) betonten die Bedeutung von Sicherheit und erklärten, dass sie das einzige verlässliche Mittel ist und die Voraussetzung, um Traumata behandeln zu können.

1.5.1 Pacing

Das erste der acht Prinzipien ist das *Pacing*. Das therapeutische Tempo sollte von den Klienten bestimmt werden, nicht vom Therapeuten, da die Ego-State-Therapie auf der Prämisse beruht, dass Ich-Zustände sich ihrer selbst nicht immer bewusst sind. Hier wird davon ausgegangen, dass Klienten möglicherweise nicht wissen, welches Behandlungstempo für sie sicher und handhabbar ist. Der Ansatz der Ego-State-Therapie kann dabei helfen, das angemessene Tempo zu bestimmen, indem Methoden verwendet werden, um bislang unbewusste Anteile hervorzubringen, die *innere Weisheit* dieser Anteile zu erkennen und auf diese Weise einen Weg herauszufinden, wie das richtige innere Tempo für die Therapie gefunden werden kann. Beispielhaft sei hier ein Klient erwähnt, der motiviert ist, traumatisches Material zu bearbeiten und ohne Zögern alles über seine Vergangenheit erzählen möchte. Wenn man ihm das erlaubt, wird er nach der Therapiesitzung unter Unruhe leiden, weil ein unbewusster Teil durch das Trauma aktiviert wurde und nun nervös ist aufgrund dessen, was in der Sitzung offenbart wurde.

Die folgenden Beispiele für hypnotische Sprache berücksichtigen das Prinzip des *Pacing*:

»Ich weiß, dass Sie sehr motiviert sind, sich voll und ganz auf die Arbeit an Ihrem Trauma einzulassen, und ich möchte wirklich, dass Sie auch eine gewisse Erleichterung spüren. Ich frage mich jedoch, ob wir zunächst Ihre Bereitschaft dazu erforschen können, indem wir sicherstellen, dass es keine unbewussten Aspekte in Ihnen gibt, die ein Bedürfnis haben, sich etwas langsamer zu bewegen.«

»Ich weiß, dass Sie bereit sind, aber ich frage mich, was Ihr Körper davon hält, sich in diese Richtung zu bewegen?«

1.5.2 Permission

Das Prinzip des *Pacing* trägt zur Bedeutung des zweiten Prinzips, der *Permission* (Erlaubnis), bei. Die *Permission*, also die *Erlaubnis* der unbewussten Anteile des Selbst einzuholen, bevor man mit hypnotischen Anwendungen oder der hypnotischen Exploration des Unbewussten fortfährt, kann unerwünschte Reaktionen der Klienten und ihre Destabilisierung verhindern. Das kann leicht durch die Einleitung einer Trance erreicht werden, und im Weiteren kann durch hypnotische Kommunikation um Erlaubnis zur Erkundung bestimmter Themengebiete gebeten werden, z. B. durch ideomotorisches Signalisieren, Einladen neugierig zu sein oder direktes Durchsprechen. Therapeuten können zum Beispiel fragen, ob sich eine therapeutische Anwendung für das gesamte Selbst oder System *sicher* anfühlt oder ob das gesamte Selbst mit den im Behandlungsplan dargelegten therapeutischen Zielen einverstanden ist. Auch die Frage, wie sich eine Anwendung auf andere Ich-Zustände auswirkt, könnte von Nutzen sein. Nützliche hypnotische Suggestionen könnten die folgenden sein:

> »Ist das Unterbewusstsein oder sind alle Teile von Ihnen damit einverstanden, mit dem Schneiden aufzuhören?«
> »Ist es für Ihr Unterbewusstsein und/oder Ihr ganzes Selbst in Ordnung, wenn wir daran arbeiten, Ihren Schlaf zu verbessern?«
> »Wäre es für Sie und alle Teile von Ihnen in Ordnung, eine neue Art des Umgangs mit Ihren Affekten zu lernen?«
> »Ich frage mich, ob ein Teil von Ihnen Bedenken hat, dass Jane wieder arbeiten geht?«

Pacing und *Permission* sind Konzepte, die während des gesamten Behandlungsprozesses zum Einsatz kommen. Ohne Respekt für das gesamte Selbst kann es sein, dass ein Teil versucht, die Symptomatik zu heilen und ein anderer Teil aus Gründen, die dem bewussten Selbst unbekannt sind, in das Symptom investiert. Fortschritte sind nicht zu erwarten, wenn das Tempo des gesamten Selbst nicht respektiert wird. Der beschützende Teil des Selbst wird die Therapie kontrollieren und das Tempo vorgeben; daher werden die Klienten am meisten von der therapeutischen Verbindung profitieren, bei der die Therapie auf *alle* Anteile abgestimmt ist. Der beschützende Anteil sollte als wichtiger Akteur betrachtet werden, der dabei unterstützt, *Klienten in einem therapeutischen Tempo zu führen, das für sie sicher und handhabbar ist*.

1.5.3 Purpose

Das dritte Prinzip, *Purpose*, beinhaltet die Erforschung des *Zwecks* oder der *Funktion* eines Symptoms, eines Gedankens oder eines Verhaltens. Ego-States haben fast immer einen adaptiven Zweck, selbst wenn diese Funktion in der aktuellen Lebenslage nicht mehr angemessen zu sein scheint (Phillips & Frederick, 1995; Watkins & Watkins, 1997). Wenn man versucht, ein Gefühl, einen Gedanken oder ein Verhalten zu verändern, von dem unbewusste Anteile vermuten, dass diese einer adaptiven Funktion dienen, wird man auf therapeutischen Widerstand stoßen. Sobald der Zweck eines Symptoms untersucht wurde, sollte man darangehend herausfinden, ob dieser Zweck auf sinnvollere Weise erfüllt werden kann und/oder ob der Zweck in der gegenwärtigen Zeit und für die aktuelle Lage der Person noch sinnvoll ist. Ego-States funktionieren oft auf einer Grundlage, die irgendwann angemessen und notwendig war, jetzt aber Probleme verursacht und dem Klienten möglicherweise schadet. Eine Strategie, die davon ausgeht, dass das Ziel immer noch sinnvoll ist, besteht darin, sich an dem Ziel auszurichten, nicht an der Vorgehensweise (Watkins & Watkins, 1997). Wenn sich zum Beispiel jemand selbst schneidet oder andere Aspekte der Selbstbeschädigung praktiziert, könnte der Kliniker nach dem Herbeiführen der Trance Folgendes fragen:

> »Ich frage mich, ob es in Ordnung wäre, das Unbewusste zu erkunden, um herauszufinden, warum *Jane* wieder den Drang verspürt, sich selbst zu verletzen?« (*Permission*)
> »Da wir nun *die Erlaubnis* deines gesamten Selbst haben, wäre es für den Teil deines Selbst, der weiß, warum Jane den Drang hat, sich wieder selbst zu verletzen, in Ordnung?« (*Absicht*)

Dies ist wichtig, weil sich Symptome wie Selbstverletzungen auf unterschiedliche Weise äußern. Selbstverletzung kann ein Mittel zur Affektregulierung sein. Darüber hinaus kann es sich um einen Ego-State handeln, der einen anderen bestraft; es kann ein Versuch sein, den Klienten von Suizid abzuhalten; es kann ein Versuch sein, sich real zu fühlen; oder es kann etwas anderes sein. Durch die Bestimmung des *Purpose* (der Funktion) kann der Kliniker gesündere Wege finden, um die adaptive Funktion des Anteils zu erfüllen, der zum Symptom beiträgt, und in der Hypnose umsetzen (Lemke, 2021).

Betrachten wir eine kurze Zusammenfassung des Falles eines Mannes, den wir Tony nennen und bei dem eine Zwangsstörung diagnostiziert wurde. Er hatte bereits früher Psychotherapie gehabt, die er jedoch als wenig hilfreich empfunden hatte. Tony war besonders neugierig darauf, ob Hypnose bei seinen Zwängen helfen könnte, die sich darin äußerten, dass er bei Ladenschluss immer wieder prüfte, ob er die Tür des Geschäfts, in dem er arbeitete, abgeschlossen habe. Er erwies sich als sehr empfänglich für hypnotische Suggestion und konnte in der Hypnose gut entspannen. Durch die Induktion einer hypnotischen Trance wurde die Exploration von unbewussten Ego-States erleichtert, indem der Teil von ihm, den er als *Checker* betitelte, aufgefordert wurde, sich zu äußern. Auf die Frage nach der Funktion der wiederholten Überprüfung der Ladentür teilte der Checker mit, dass er nur sichergehen wollte, dass Tony nicht gefeuert werde, da er bei einem früheren Job entlassen worden und danach monatelang arbeitslos gewesen war. Sobald Tony die Funktion des Zwangs erkannte, konnte er den Checker anerkennen, weil er dessen Funktion schätzte, die ihn dabei unterstützte, seinen Job zu behalten. Tony bestätigte, dass er in Zukunft weiterhin die Hilfe des Checkers benötige. Die Therapeutin fragte daraufhin:

> »Es scheint, dass du so hart an dieser Aufgabe gearbeitet hast, dass sie dir jetzt Stress bereitet. Wärest du bereit zu helfen, indem wir einen anderen Weg finden, diese wichtige Aufgabe zu erfüllen?«

Tony stimmte zu, und andere Teile des Selbst wurden auf das Finden von Lösungen mithilfe des Unbewussten angesetzt:

> »Jetzt, wo Sie sich einig sind, frage ich mich, ob das Unterbewusstsein oder ein anderer Teil Tony darüber informieren könnte, dass eine einmalige Überprüfung ausreicht?«

Die Therapeutin ließ Tony Zeit zur inneren Reflexion der Lösung und fragte ihn dann, was er währenddessen erlebt habe. Tony schlug vor, dass er mit einem Marker ein Häkchen auf seine Hand malen könnte. Wenn das Häkchen da sei, wisse er, dass er die Aufgabe ausreichend erledigt habe. Nachdem Tony sich nach der Hypnose reorientiert hatte, stieß er einen tiefen Seufzer aus. Auf die Frage, was der Grund für diesen Seufzer sei, antwortete er wie folgt: »Ich bin so erleichtert, dass du nicht versucht hast, den Checker loszuwerden.«

Dies ist zwar nur ein Fallbeispiel, aber es veranschaulicht sehr schön, wie wichtig es ist, sich nach der Funktion des Symptoms zu erkundigen, bevor man versucht, ein Symptom zu ändern und sich stets auf den *Purpose* auszurichten, wenn er gegenwärtig von erheblicher *aktueller* Bedeutung ist, um dann andere Wege auszuhandeln, um diesem Symptom zu begegnen. Die folgenden Sitzungen mit Tony konzentrierten sich auf alternative Strategien zur Bewältigung der Angst, die durch die Zwänge unterdrückt wurde, und sie sollten sicherstellen, dass der Checker über alternative Ressourcen verfügte, die weniger belastend waren als die Zwänge. Tony war schließlich in der Lage, die Zeit, die er benötigte, um den Laden zu schließen, deutlich zu reduzieren und diese Bewältigungsstrategie konnte auch auf andere Arten von Zwängen, die zu Hause begonnen hatten, übertragen werden (Lemke, 2021).

1.5.4 Priming

Das vierte Prinzip, das *Priming*, als Ausdruck hypnotischer Sprache für Sicherheit, ist besonders wichtig, wenn man mit Traumata arbeitet. Nach Porges und Dana (2018, S. 61) ist, »das Schaffen von Sicherheit wichtigster Bestandteil der Behandlung«. Die Bedeutung des *Primings* ist offensichtlich (Damis, 2022; Schott et al., 2002), es unterstützt durch Worte und Wortwahl während der Trance. Die American Society of Clinical Hypnosis (ASCH) bietet einen oft besuchten Workshop mit dem Titel *The Power of Words (Die Macht der Worte)* an, der von Linda Thompson (2013) entwickelt wurde und der die Bedeutung der Sprache beim Geben von Suggestionen mit oder ohne formale Hypnose veranschaulicht und die Kompetenz diesbezüglich fördert. Leslie et al. (2020) betonten ebenfalls die Bedeutung hypnotischer Sprache in verschiedenen pädiatrischen Settings bei Traumata. Therapeuten können eine Art Sicherheitssprache, die auf die unbewussten Belange der Klienten abgestimmt ist, verwenden, um deren Sicherheitsgefühl zu verbessern, insbesondere dann, wenn in der Hypnose Ego-States untersucht werden. Die Autorin fügt in ihre hypnotischen Suggestionen häufig die Formulierung *sicher und überschaubar* (safe and manageable) ein, um die Suggestion zu primen:

> »Ich möchte alle Teile in den ›Begegnungsraum‹ einladen, wo sie auf sichere und überschaubare Weise zusammenkommen können.«

Darüber hinaus kann die Sprache in der inneren Kommunikation mit dem Selbst oder einzelnen Ego-States dabei unterstützen, das richtige oder sichere Maß für etwas zu finden. Dies ist wichtig, wenn Sie mit Grenzen, Verbindung, Empfindungen oder Erregung arbeiten (Lemke, 2021). Beispiele sind folgende:

> »Jetzt, wo Sie in Trance sind, möchte ich, dass Sie einen Raum finden, der weit genug entfernt ist, um sich *sicher und überschaubar* zu fühlen, aber nahe genug, um eine Verbindung aufrechtzuerhalten.«
> »Können Sie mit diesem Gefühl in Kontakt kommen, gerade genug, um zu wissen, dass es da ist, aber nicht so tief, dass es Sie überwältigt?«

Diese Suggestionen funktionieren, egal ob Sie zum Selbst oder direkt zu einem einzelnen Ego-State sprechen.

1.5.5 Physiologie

Der fünfte Grundsatz, die *Physiologie*, unterstreicht die Bedeutung der Verbindung zwischen Geist und Körper im Umgang mit Ego-States. Im Wesentlichen können verschiedene Ego-States mit unterschiedlichen physiologischen Reaktionen und Symptomen auftreten, und sogar bei denjenigen wurden extreme Unterschiede festgestellt, die auf der rechten Seite des Kontinuums von Watkins und Watkins (1997) zwischen Differenzierung und Dissoziation liegen. Die Autorin hatte zum Beispiel den Fall einer Person, bei der eine dissoziative Identitätsstörung diagnostiziert wurde und die über Unterschiede in der Art und Weise berichtete, wie Ego-States Schmerzen empfanden, einschließlich schwerer Migräne. Unterstützend zu dieser Beobachtung wiesen Blihar et al. (2020) auf Unterschiede in bestimmten Gehirnregionen bei Personen mit dissoziativer Identitätsstörung hin. Es wurde auch über Veränderungen des Sehvermögens und/oder bestimmter Fähigkeiten berichtet, je nachdem, welcher Zustand bei den Betroffenen vorherrscht (Miller et al., 1991).

Durch die Erkenntnis, dass verschiedene Ego-States den Körper auf unterschiedliche Weise wahrnehmen und fühlen, können therapeutische Anwendungen in Bezug auf das gesamte Selbst und den Körper genutzt werden. So kann zum Beispiel die Vermittlung einer körperlichen Erfahrung durch klinische Hypnose zu einer körperlichen Lösung führen. Darüber hinaus kann eine positive Körperreaktion eine positive Erwartungshaltung erzeugen und zu einer Verbesserung der Einschätzung der Möglichkeiten führen, durch die Trance eine Veränderung bewirken zu können. Bei Traumata haben wir auch nicht immer narrative Erklärungen, um Veränderungen möglich zu machen, weil die traumatische Erfahrung verschlüsselt ist oder das Ereignis sich *vor* der Fähigkeit zur expliziten Erinnerung ereignet hat. Die Ego-State-Therapie bietet Anwendungen, die sowohl das implizite als auch das explizite Gedächtnis ansprechen (Damis, 2020; Lemke, 2021; Phillips & Frederick, 2010).

Mit Hinblick darauf, was über die Polyvagaltheorie bekannt ist (Porges & Dana, 2018), können Therapeuten durch die Anwendung der Ego-State-Therapie Klienten im Zuge der Emotionsregulation dabei unterstützen, innerhalb des *window of tolerance* zu bleiben (Siegel, 2012), und gleichzeitig können sie ihnen aufzeigen, wie sie einen ventralen vagalen Zustand aufrechterhalten bzw. diesen Zustand hervorrufen können (Daitch, 2007; Porges & Dana, 2018).

Viele Therapierichtungen erkennen inzwischen die Bedeutung der Emotionsregulation an und machen darauf aufmerksam, wie wichtig sie insbesondere bei Traumata ist. Diese Fähigkeiten sind jedoch nur dann nützlich, wenn im akuten Bedarfsfall auch darauf zurückgegriffen werden kann. Anwendungen der Ego-State-Therapie erleichtern die Kooperation und Zusammenarbeit zwischen einzelnen Ego-States, so dass die Anteile miteinander in Verbindung treten und danach auch miteinander verbunden bleiben – Ziel dessen ist, dass die Synergien dieser Kooperation in relevanten Situationen abrufbar sind. Die Autorin diskutiert an anderer Stelle (2021) Möglichkeiten, »*mit dem Raum zu spielen*«, und zwar in Bezug auf Anwendungen, die sich mit den Grenzen zwischen den Ego-States befassen. Betrachten wir zum Beispiel den Fall von Jane, bei der ebenso eine dissoziative Identitätsstörung vorliegt, die auf schweren Missbrauch und Vernachlässigung in der Kindheit zurückzuführen ist. Jane litt unter gravierenden, sich wiederholenden psychogenen Anfällen, bei denen medizinische Interventionen nicht halfen. Sie hatte jedoch gut auf die Behandlung der dissoziativen Identitätsstörung durch die Ego-State-Therapie angesprochen, die Konzepte wie das »*Spiel mit dem Raum*« zur Affektregulierung beinhaltete. Im Verlauf ihrer Behandlung, als es für die Ego-States, die die psychogenen Anfälle repräsentieren *sicher und überschaubar* war, eine durchlässigere Grenze zwischen ihnen zu akzeptieren oder den Raum mit einem stärker regulierten anfallsfreien Zustand zu teilen, halfen therapeutische Vorschläge dabei, diesen Vorgang zu ermöglichen und die psychogenen Anfälle der Klientin reduzierten sich dramatisch. Es wird darauf hingewiesen, dass diese Art der Anwendung angesichts der Komplexität solcher Fälle nur mit einer entsprechenden Ausbildung in Ego-State-Therapie für dissoziative Störungen und nach angemessener ärztlicher Überweisung und Beurteilung angewendet werden sollte.

1.5.6 Pendulation

Dies bringt uns zum sechsten Prinzip, der *Pendulation*, ein von Peter Levine (2010) geprägter Begriff für einen Prozess, der dem *Somatic Experiencing* entstammt. Er beinhaltet das Hin- und Herpendeln zwischen einem mit Ressourcen ausgestatteten Zustand und einem Zustand, bei dem dies nicht ausreichend der Fall ist. Die Pendulation berücksichtigt die Bedeutung des vorherigen Prinzips, der *Physiologie* und als Grundlage die Polyvagal-Theorie (Porges & Dana, 2018). Phillips (2020) hat die *Pendulation* in ihre Arbeit mit psychosomatischen Störungen und chronischen Schmerzen in den Ego-State-Ansatz integriert. Mehrere Kliniker verwenden jetzt das Konzept der *Pendulation* von Levine (2006) und integrierten es in die Ego-State-Therapie. Das Prinzip der *Pendulation* umfasst Methoden, um sich bewusst zu werden, was im Körper passiert, und zwischen den Zuständen dosiert hin- und herzuwechseln, so dass Klienten das Trauma-Material, das aktuell verarbeitet wird, auf kontrollierbare Weise steuern können und lernen, die *Physiologie* ihres Körpers und dessen Reaktionen zu erkennen und sie innerhalb des Toleranzfensters zu halten (Phillips, 2020; Lemke, 2021; Zanotta, 2018). Phillips (2020) hat auch ein

Modell entwickelt, das Hypnose und Ego-State Therapie mit polyvagaler Wissenschaft und somatischen Ansätzen verbindet, um jene korrigierenden Erfahrungen zu ermöglichen, die zum Aufbau einer sicheren Bindung notwendig sind. In der Ego-State-Therapie wurden durch die Integration der *Pendulation* in Kombination mit dem, was heute über das Zusammenspiel zwischen Körper und Geist bekannt ist, weitere Fortschritte erzielt.

1.5.7 Perspective

Das siebte Prinzip ist die *Perspektive* der Anteile, insbesondere derjenigen, die dem Selbst nicht bewusst sind. Es gibt die Klientenperspektive, die natürlich wichtig ist, die sich aber je nach Einfluss der Ego-States oder des dominanten Selbst-Zustands (self-state) verändern kann. Nehmen wir zum Beispiel einen Klienten mit einem Entwicklungstrauma und erheblichen Bindungsstörungen: In einem Selbst-Zustand versteht der Klient, dass der Therapeut Urlaub braucht und dass die Therapie fortgesetzt wird, wenn der Therapeut zurückkehrt. In einem anderen Zustand des Selbst jedoch hasst er den Therapeuten dafür, dass er ihn verlassen hat, fühlt sich alleingelassen und glaubt, dass der Therapeut nie wieder zurückkommen wird. Das Verständnis des Zusammenwirkens aus der *Perspektive* der Anteile ist entscheidend, weil therapeutische Strategien und hypnotische Sprache das gesamte System im Hinblick auf den Bindungsstil ansprechen müssen, ohne den einen oder anderen Teil zu entfremden (Lemke, 2021). Darüber hinaus muss das Entwicklungsalter des Anteils, der gerade angesprochen wird bzw. mit dem gerade gearbeitet wird, berücksichtigt werden, da die hypnotische Sprache und die Anwendungen für das Entwicklungsalter der Ego-States geeignet sein müssen, nicht für das reale Alter des Klienten.

Außerdem ändert sich Milton Ericksons (1959) Konzept der *Utilisierung* je nach der *Perspektive* des jeweiligen Ego-States. Was für den einen Ego-State tröstlich ist, kann für einen anderen nicht tröstlich sein, oder ein Ego-State kann sich über einen anderen lustig machen und ihn ins Lächerliche zu ziehen. Die Autorin (2021) verwendete zum Beispiel ein Puzzle als Metapher für die Verbindung von Ich-Zuständen bei einem Klienten, bei dem eine dissoziative Identitätsstörung diagnostiziert wurde. Die Metapher war für einen Ego-State, der Puzzles mochte, äußerst nützlich, aber als er einen relevanten Punkt über das Puzzle mit einem anderen Ego-State diskutierte, erklärte dieser wütend, dass »sie keine Puzzles mögen und sie nicht zusammensetzen möchten«.

Ein weiterer Aspekt der *Perspektive* ist die Art des Ego-States, mit dem man arbeitet, da die hypnotischen Strategien je nach dem Ursprung des Ego-States variieren. Watkins und Watkins (1997) gingen davon aus, dass Ego-States durch Trauma, normale Differenzierung oder Introjektion entstehen. Ego-States können auch durch Ressourcen entstehen (Phillips & Frederick, 1995); daher sollte man die *Perspektive* des Ursprungs berücksichtigen. Zum Beispiel haben Klienten, die misshandelnde Bezugspersonen hatten, oft Ego-States, die sich durch die Introjektion eines der Täter entwickelt haben (Watkins & Watkins, 1997). Der Umgang mit diesen Zuständen (states) erfordert Geduld und besondere Fähigkeiten, um ihre Intensität, Feindseligkeit und schützenden Natur in adäquater Weise zu handhaben.

Paulsen hat ausführlich über solche Strategien geschrieben und hält die Perspektive für eine der wichtigsten Komponenten, die unerfahrene Therapeuten oft vernachlässigen (Paulsen, 1995, 2009). Die therapeutische Beziehung wird in der Ego-State-Therapie zu einem wichtigen Verbündeten, da die Beziehung, die Therapeuten zu den Ego-States aufzubauen, oft als Modell für die internen Beziehungen dienen, die die Ego-States zueinander entwickeln. Dies gilt insbesondere für Klienten mit defensiverer Dissoziation oder dissoziativer Identitätsstörung, bei denen die Anteile typischerweise eine stärkere Polarität und innere Opposition zueinander aufweisen. Diese Klienten berichten oft, dass sie das Gefühl haben, mit sich selbst im Krieg zu stehen (Lemke, 2005b). Daher ist die Betrachtung der *Perspektive* aller Teile von entscheidender Bedeutung, um Klienten zu einem kooperativen und co-bewussten Selbstsystem zu verhelfen, das sie in die Lage versetzt Gedanken, Gefühle und Verhalten selbst zu steuern (Lemke, 2007). Andernfalls können selbst so einfache Aufgaben wie das Anziehen aufgrund innerer Konflikte und Kämpfe um die Kontrolle darüber, was der Klient an diesem Tag anziehen wird, Stunden dauern.

1.5.8 Protection

Das achte Prinzip, *Protection* (Schutz), ist ein entscheidendes Prinzip für den Umgang mit dem, was Therapeuten als psychischen Widerstand bezeichnen. Watkins und Watkins (1997) schrieben über die adaptive Natur aller Ego-States. Die Autorin hat bereits das erste Prinzip, *Purpose*, erörtert, nachdem die Funktion des Widerstands fast immer darin besteht, zu beschützen oder vermeintlich zu beschützen. Manchmal versuchen Ego-States auf eine Art und Weise zu schützen, die für Klienten als sie Kinder waren, sinnvoll gewesen ist, die aber vom Erwachsenen nicht mehr benötigt wird. Es ist wichtig, nach der Art des Schutzes zu fragen und/oder die Neugierde (am Entdecken dieser Zusammenhänge) zu wecken. Oft kann man die grundlegende Funktion eines Ego-States akzeptieren, kann dann aber ein Vorgehen aushandeln, das für den Erwachsenen heute sinnvoll ist oder eine Vorgehensweise, die keinen Schaden oder Verletzungen verursacht.

Neben dem Konzept der *Utilization* lehrte uns Milton Erickson (1959) auch die Bedeutung der Verwendung von Metaphern und Geschichten, die das Anliegen der Klienten widerspiegeln. Metaphern eignen sich hervorragend, um mit psychischen Widerständen umzugehen, denn sie umgehen das empfundene Schutzbedürfnis, da man nicht direkt über die Klienten spricht. Sie erleichtern die Aufnahme, laden zur Neugierde ein und bieten die Möglichkeit, durch die Geschichte eine sichere Verbindung herzustellen. Die Botschaft der Geschichte wird oft zu einem »Aha«-Moment und/oder wird als Anregung aufgenommen, ohne auf das Risiko des Widerstands einzugehen, das bei einer direkteren Vorgehensweise bestünde. Metaphern und Geschichten sprechen auch jüngere Ich-Zustände an, die zuhören oder die durch ihren Inhalt angesprochen werden können. Wenn man in der Therapie einen Ego-State-Ansatz verfolgt, muss im Hinblick auf die verwendeten Metaphern auf die *Perspektive* geachtet werden, da die Ego-States sich in ihren Interessen und Fähigkeiten unterscheiden und deshalb auch Metaphern, die bei einem Ego-State Anklang finden, bei einem anderen nicht unbedingt auf positive Resonanz stoßen müssen.

Alle acht genannten Prinzipien tragen dazu bei, methodisch gesehen, Optionen zu schaffen und darüber hinaus hypnotische Suggestionen zu erleichtern, die sich für den Klienten sicher und überschaubar anfühlen, in der Hoffnung, die Notwendigkeit, eine allzu starke Schutzhaltung einnehmen zu müssen, umgehen zu können. Die folgenden zusätzlichen Beispiele helfen, die Schutzhaltung anzusprechen:

»Man kann so viel oder so wenig Angst haben, wie man braucht, um sich wohlzufühlen.«

»Vielleicht kann ein Teil von dir ›auf der Hut‹ bleiben, während ein anderer Teil von dir den Komfort dieser Trance erlebt.«

»Ich frage mich, ob es eine Möglichkeit gibt, Jane weiterhin *zu schützen*, ohne andere Teile von ihr zu verängstigen?«

»Gibt es ein inneres Wissen darüber, was Jane braucht, um sich sicher genug zu fühlen?«

Darüber hinaus führt weniger Nachdruck gegenüber einem schützenden Ego-State, der sich gegen Vorschläge wehrt, oft zu mehr Kooperation. Wenn man zum Beispiel um Erlaubnis bittet, bietet ein »Nein« die Gelegenheit, weiter nachzufragen:

»Wäre es hilfreich, diesen Sachverhalt zu einem späteren Zeitpunkt zu erkunden?«

»Könnte es in Ordnung sein, die Ressource nur einen kurzen Moment lang zu erfahren?«

Dies sind nur einige Beispiele für hypnotische Sprache als Reaktion auf mögliche Szenarien, die das Prinzip *Protection* zum Thema haben. Dieses Prinzip sollte zusammen mit *allen* anderen Prinzipien in *allen* Phasen der Behandlung und bei *allen* klinischen Anwendungen im Fokus der Aufmerksamkeit stehen. Sie bilden die Grundlage für einen effektiven therapeutischen Ansatz heutiger Ego-State-Therapie, der vielfältige psychotherapeutische Bereiche einschließt und bei vielen klinischen Anforderungen zum Einsatz kommen kann.

1.6 Zusammenfassung

Zusammenfassend kann gesagt werden, dass die Ego-State-Therapie ein hervorragendes therapeutisches Modell für die Behandlung zahlreicher klinischer Probleme ist. Sie bietet einen Rahmen für die Arbeit mit der inneren Vielfalt und den inneren Stimmen, die wir alle erleben. Elizabeth Howell (2013) stellte fest, dass »die Alltagssprache eine implizite Konversation mit einem geteilten Selbst offenbart. Solche Ausdrücke wie ›auseinanderfallen‹, ›aus den Fugen geraten‹ und ›außer sich sein‹ implizieren Teile, die nicht zusammenhängen« (S. vii). Somit sind therapeutische Vielfalt und Ego-State-Therapie Konzepte, die leicht zu verstehen sind. Mit der

Verfügbarkeit von Ausbildungen rund um den Globus, die die in den letzten Jahrzehnten erzielten Fortschritte im Bereich der Neuropsychologie berücksichtigen, gibt es eine neue Energie und Leidenschaft für die Ego-State-Therapie. Watkins und Watkins wären sicherlich beeindruckt davon, wie sich ihr Vermächtnis weiterentwickelt hat, und es wird interessant sein zu sehen, wie Psychotherapeuten die Ego-State-Therapie in den kommenden Jahren anpassen und ergänzen werden.

Literatur

Abramowitz, E. G., & Torem, M. S. (2018). The Roots and Evolution of Ego-State Theory and Therapy. *International Journal of Clinical and Experimental Hypnosis*, 66(4), 353–370. https://www.tandfoile.com/doi/full/10.1080/00207144.2018.1494435

Adrienne, H. (2010). *On Fertile Ground: Healing Infertility.* Createspace Independent Publishing Platform.

Barabasz, A. (2013). Evidence Based Abreactive Ego State Therapy for PTSD. *American Journal of Clinical Hypnosis*, 56(1), 54–65. https://doi.org/10.1080/00029157.2013.770384

Blihar, D., Delgado, E., Burvak, M. et al. (2020). A systematic review of the neuroanatomy of dissociative identity disorder. *European Journal of Trauma & Dissociation*, 4(3), 100148. https://doi.org/10.1016/j.ejtd.2020.100148

Brown, D. P., & Elliott, D. S. (2016). *Attachment Disturbances in Adults: Treatment for Comprehensive Repair.* W. W. Norton & Company.

Carreira, E. M., Blackburn, T., Scholes, G. et al. (1991). Optical Differences in Multiple Personality Disorder. *Journal of Nervous and Mental Disease*, 179(3), 132–135. https://doi.org/10.1097/00005053-199103000-00003

Chu, J., Dell, P. C., Van Der Hart, O., & Cardeña, E. (2011). Guidelines for Treating Dissociative Identity Disorder in Adults, Third Revision. *Journal of Trauma & Dissociation*, 12(2), 115–187. https://doi.org/10.1080/15299732.2011.537247

Daitch, C. (2007). *Affect Regulation Toolbox: Practical And Effective Hypnotic Interventions for the Over-Reactive Client.* W. W. Norton & Company.

Damis, L. F. (2022). The Role of Implicit Memory in the Development and Recovery from Trauma-Related Disorders. *NeuroSci*, 3(1), 63–88. https://doi.org/10.3390/neurosci3010005

Emmerson, G. (2012). *Healthy Parts Happy Self: 3 Steps to Like Yourself.* Createspace Independent Publishing Platform.

Erickson, M. H. (1959). Further Clinical Techniques of Hypnosis: Utilization Techniques. *American Journal of Clinical Hypnosis*, 2(1), 3–21. https://doi.org/10.1080/00029157.1959.10401792

ESTI – Ego State Therapy International. (n. d.). https://www.egostateinternational.com/about-esti.php

Federn, P. (1952). *Ego Psychology and the Psychoses* (1st ed.). Basic Books.

Fraser, G. W. (2003). Fraser's »Dissociative Table Technique« Revisited, Revised: A Strategy for Working with Ego States in Dissociative Disorders and Ego-State Therapy. *Journal of Trauma & Dissociation*, 4(4), 5–28. https://doi.org/10.1300/j229v04n04_02

Ginandes, C. (2006). Six Players on the Inner Stage: Using Ego State Therapy with the Medically Ill. *International Journal of Clinical and Experimental Hypnosis*, 54(2), 113–119. https://doi.org/10.1080/00207140500528125

Howell, E. F. (2013). *The Dissociative Mind.* Routledge.

International Society for the Study of Trauma and Dissociation. (2011). Guidelines for treating dissociative identity disorder in adults, third revision. *Journal of Trauma & Dissociation*, 12(2), 115–187.

Interview with John Watkins (W. Lemke, Interviewer). (2005). [Video]. Ego State Therapy North America. https://www.estna.info/ (Zugriff am 22.04.2024).

Lemke, W. (2005). Utilizing Hypnosis and Ego-State Therapy to Facilitate Healthy Adaptive Differentiation in the Treatment of Sexual Disorders. *American Journal of Clinical Hypnosis*, 47(3), 179–189. https://doi.org/10.1080/00029157.2005.10401482

Lemke, W. (2007). Fostering Internal Cooperation Through the Use of Imagery in the Treatment of Dissociative Identity Disorder. *Journal of Trauma & Dissociation*, 8(4), 53–68. https://doi.org/10.1300/j229v08n04_04

Lemke, W. (2021). *Ego state therapy foundations course manual* [Unpublished manuscript]. Approved Ego State Therapy North America (ESTNA) Foundation Course. https://www.wendylemke-psy.com/foundations-course-info-page (Zugriff am 27.06.2024).

Lemke, W. (2022). *Evolution of Ego State Therapy* [conference presentation]. Hypnotic Idea Exchange, Nov. 2022, United States of America.

Leslie, T., Lemke, W., & Damis, L. F. (2021). The relevance of being hypnotic in addressing trauma in children across settings. *American Journal of Clinical Hypnosis*, 63(2), 128–138. https://doi.org/10.1080/00029157.2020.1794433

Levine, P. A., (2010). *In an Unspoken Voice: How the Body Releases Trauma and Restores Goodness*. North Atlantic Books.

Levine, P. A., Phillips, M. (2012). *Freedom from Pain: Discover Your Body's Power to Overcome Physical Pain*. Sounds True Inc.

McNeal, S. A. (2003). A Character in Search of Character: Narcissistic Personality Disorder and Ego State Therapy. *American Journal of Clinical Hypnosis*, 45(3), 233–243. https://doi.org/10.1080/00029157.2003.10403529

McNeal, S. A. (2020). Hypnotic Ego-strengthening: Where We've Been and the Road Ahead. *American Journal of Clinical Hypnosis*, 62(4), 392–408. https://doi.org/10.1080/00029157.2019.1709151

Paulsen, S. (1995). Eye movement desensitization and reprocessing: Its cautious use in the dissociative disorders. *Dissociation: Progress in the Dissociative Disorders*, 8 (1), 32–44.

Paulsen, S. (2009). *Looking Through the Eyes of Trauma and Dissociation: An Illustrated Guide for EMDR Therapists and Clients*. Booksurge Publishing.

Phillips, M. (2000). *Finding the Energy to Heal: How EMDR, Hypnosis, TFT, Imagery, and Body-focused Therapy Can Help Restore Mindbody Health*. W W Norton & Company Incorporated.

Phillips, M. (2020). It Takes More Than Two to Tango: Building Secure Attachment Through Hypnotic and Ego-State Relationships. *American Journal of Clinical Hypnosis*, 62(1–2), 95–117. https://doi.org/10.1080/00029157.2019.1603099

Phillips, M., & Frederick, C. (1995). *Healing the Divided Self: Clinical and Ericksonian Hypnotherapy for Post-traumatic and Dissociative Conditions*. W W Norton & Company Incorporated.

Phillips, M., & Frederick, C. (2010). *Empowering the Self Through Ego State Therapy*.

Phillips, M., & Schwartz, R. (n. d.). *Internal Family Systems and Ego-State Therapy: Partners in Treating the Divided Self* [Video]. Best Practices in Therapy. Retrieved March 29, 2023, from https://vimeo.com/184413547/a33b9ebead

Porges, S. W., & Dana, D. A. (2018). *Clinical Applications of the Polyvagal Theory: The Emergence of Polyvagal-Informed Therapies*. W. W. Norton & Company.

Resources – ISSTD. (2022, August 29). ISSTD. https://www.isst-d.org/resources/

Ross, C. A. (1997). *Dissociative Identity Disorder: Diagnosis, Clinical Features, and Treatment of Multiple Personality*. John Wiley & Sons Incorporated.

Schott, B. H., Richardson-Klavehn, A., Heinze, H., & Düzel, E. (2002). Perceptual Priming Versus Explicit Memory: Dissociable Neural Correlates at Encoding. *Journal of Cognitive Neuroscience*, 14(4), 578–592. https://doi.org/10.1162/08989290260045828

Schwartz, R. C. (1997). *Internal Family Systems Therapy*. Guilford Press.

Seubert, A. (2018). Becoming Known: A Relational Model Utilizing Gestalt and Ego State-Assisted EMDR in Treating Eating Disorders. *Journal of EMDR Practice and Research*, 12(2), 71–86. https://doi.org/10.1891/1933-3196.12.2.71

Shapiro, R. (2016). *Easy Ego State Interventions: Strategies for Working With Parts*. W. W. Norton & Company.

Siegel, D. J. (2012). *The Developing Mind, Second Edition: How Relationships and the Brain Interact to Shape Who We Are*. Guilford Press.

Thompson, L. (2013). *The Power of Words* [Conference Presentation]. 55th Annual Meeting of the American Society of Clinical Hypnosis, United States.

Watkins, H. H. (1993). Ego-State Therapy: An Overview. *American Journal of Clinical Hypnosis*, 35(4), 232–240. https://doi.org/10.1080/00029157.1993.10403014

Watkins, J. G., & Watkins, H. H. (1997). *Ego States: Theory and Therapy*. W W Norton & Company Incorporated.

Zanotta, S. (2018). *Wieder ganz werden: Traumaheilung mit Ego-State-Therapie und Körperwissen*. Carl-Auer Verlag.

2 Hypnotisch informierte Psychotherapie

Robert Staffin

2.1 Vorüberlegungen

Hypnose wird oft als etwas verstanden, das man *macht*. Obwohl es sicherlich Dinge gibt, die Hypnotherapeuten *be*handeln, ist es dennoch hilfreicher, sie als diejenigen anzusehen, die hypnotisch *sind*. Wenn man die Grundlagen der Hypnose versteht, seien sie neurophysiologischer, intrapersoneller, interpersoneller, umweltbedingter, kultureller oder sozialer Natur, erweitern sich die Vielfalt an Konzeptualisierungen und die Möglichkeiten zur Intervention exponentiell.

In diesem Kapitel wird versucht, ein Gleichgewicht zwischen Forschung, Theorie und klinischer Praxis herzustellen. In Wahrheit haben alle Hypnotherapeuten eigene Überzeugungen, Lebenserfahrungen, eigenen klinischen Scharfsinn und Beziehungsstil. Milton H. Erickson wird das Zitat nachgesagt: »Ich erfinde für jedes Individuum eine neue Theorie und einen neuen Ansatz« (Lankton & Lankton, 1983, Frontispiece). Dies ist, was Dr. Jeffrey Zeig als *die Kunst der Psychotherapie* bezeichnet. Psychotherapie ist kein manualisierter *One-size-fits-all*-Ansatz, sondern eher eine menschliche Begegnung, die unsere angeborenen Wachstumspotenziale anerkennt und zu fördern versucht.

Der Begriff *Hypnose* bezieht sich sowohl auf die mentale Bereitschaft des Klienten als auch auf die Verfahren, die diesen Zustand ermöglichen. Wie aber geht man dabei vor? Mit welchem Verfahren wird eine Trance *induziert* oder *entlockt*[2]? Wie kann ein solcher *Zustand* am besten genutzt werden, sobald er erreicht ist? Durch welche Verfahren wird dies erreicht?

Sobald damit begonnen wird, die Feinheiten und Nuancen dessen, was wir *Hypnose* nennen, zu wertzuschätzen, z. B. die Formulierung direkter und indirekter Suggestionen, Veränderungen neurophysiologischer Prozesse, die Verwendung von Gesten und paraverbalen Markern, das Stellen von Fragen und das Erzählen von Geschichten, um eine Idee oder eine Interventionsstrategie anzustoßen, erkennt man schnell, dass Hypnose eine Palette verbaler, gestischer, assoziativer, sozialer, historischer, imaginativer, situativer, kontextueller und zukunftsorientierter Mög-

---

2 Die American Society of Clinical Hypnosis (ASCH) hat das englische Wort *induction* (Induktion) durch *elicitation* (Herauslocken, Hervorrufen) ersetzt. Damit soll die Idee verdeutlicht werden, dass Therapeuten (»clinicans«) dem Klienten eher etwas *entlocken*, als eine hypnotische Trance zu *induzieren*. In dieser Arbeit wird der Autor den Begriff *entlocken* (elicit) verwenden, es sei denn, er bezieht sich auf ein älteres Konzept, in dem die ursprünglichen Autoren den Begriff *Induktion* verwenden.

lichkeiten bereithält. Hypnotherapeuten, die sich gut damit auskennen, oder sich einfach nur dessen bewusst sind, wie die Ressourcen der Klienten mobilisiert werden können, sind in einer günstigen Ausgangslage, diese Ressourcen zu nutzen. Das bedeutet, dass Hypnotherapeuten, die über Hypnose Bescheid wissen – unabhängig von ihrer theoretischen Orientierung – über gute Voraussetzungen verfügen, ihre Arbeit wirkungsvoller zu gestalten.

Es gibt eine breite Vielfalt von Modellen, die versuchen, Hypnose zu konzeptualisieren. So betonen etwa neurophysiologische Modelle die Aktivität von Aufmerksamkeits- und Salienz-Netzwerken im Gehirn; elektrophysiologische Modelle stellen Hypothesen über die Bedeutung der Wellenfrequenz und der neuroanatomischen Konnektivität auf; soziokognitive Modelle betonen Anforderungsmerkmale, Erwartungen und Elemente des Rollenspiels; dissoziative Modelle konzentrieren sich auf die Desintegration exekutiver Überwachungsfunktionen von exekutiven Kontrollfunktionen. Die Verfechter dieser verschiedenen Modelle sind wie die drei Blinden, von denen jeder ein Stück des Elefanten besitzt und behauptet, den ganzen Elefanten zu kennen.

2.2 Die Trance einleiten

Viele der Mythen rund um die Hypnose – etwa: »Folgen Sie der Uhr, Sie werden müde«, während der Hypnotiseur eine Taschenuhr schwingt, oder Dracula, der befiehlt: »Sehen Sie mir in die Augen« – haben einen wahren Kern. Nach Erickson und Rossi (1976) ist der erste Schritt zum Auslösen einer Trance die Fixierung der Aufmerksamkeit. Hypnoseanfänger können durch Ericksons Bemerkung *Ich habe eine Trance ausgelöst*, frustriert werden. Anfänger möchten erfahren, *wie* Erickson die Trance herbeigeführt hat. Dr. Sidney Rosen (2013) hat eine Abhandlung mit dem Titel *Tausend Induktionstechniken und ihre Anwendung auf Therapie und Denken* verfasst. Ausbildungskandidaten, die diese Abhandlung lesen, denken vielleicht: »Super, jetzt werde ich wirklich lernen, wie man das macht«. Die Quintessenz von Rosens Aufsatz ist, dass alles, worauf Klienten ihre Aufmerksamkeit richten, die Grundlage für eine hypnotische Induktion sein kann. Sobald man die Relevanz dieser Annahme akzeptiert, erhält das Mantra »Utilisieren, utilisieren, utilisieren«, neue Bedeutung. Ein Aspekt der Umgebung, z. B. etwas im Blickfeld der Klienten oder die Stelle, an der die Wand auf die Decke trifft, kann etwas sein, auf das Klienten ihre Aufmerksamkeit richten. Auch die Körperhaltung oder ein anderes beobachtbares Verhalten der Klienten kann genutzt (utilisiert) werden. Beispielsweise: *bemerken Sie, wie Ihre Hände so bequem daliegen; ist es nicht interessant, wie Sie sich auf den Punkt konzentrieren können, an dem der linke Daumen den Kontakt mit dem Jeansstoff verliert und einfach in der Luft schwebt.* Diese Beispiele kündigen an, was Erickson und Rossi als das zweite Element des Entlockens einer Trance beschreiben: Die *De-Potenzierung* des bewussten Zustands. Klienten nehmen diese Ebene somatosensorischer Details in der Regel nicht wahr und sind sich ihrer entsprechend nicht bewusst. Allein die Aufforderung, etwas so Alltägliches zu *bemerken*, bringt die Person aus dem heraus, was Shor (1959) als generalisierte Realitätsorientierung (GRO) bezeichnete. Die GRO bezieht sich auf alle internen und externen Reize, die Klienten bewusst oder unbewusst nutzen, um sich in der Welt zu orientieren. Das Herausführen des Klienten aus der GRO wird von Erickson und Rossi (1976) als die *De-Potenzierung des bewussten Zustands* bezeichnet. Dieses Konzept wurde von Lankton (1983, 2016, 2019, 2022,) als *Destabilisierung* bezeichnet. Hope und Sugarman (2015) verwenden den Begriff *Neuheit* und sprechen von seiner Rolle bei der Neuroplastizität. Allerdings ist weniger wichtig, wie der Begriff genannt wird, als vielmehr, was Hypnotherapeuten darunter verstehen und wodurch sie ihn auslösen. Schock, Überraschung, Humor und Verwirrung sind nur einige der Möglichkeiten, die GRO des Klienten zu destabilisieren und die Entwicklung der Trance zu erleichtern. Die zugrundeliegende Prämisse ist, dass Klienten in diesem Zustand (in dem die bewussten Anteile depotenziert wurden) besser in der Lage sind, auf unbewusste Ressourcen zuzugreifen und neue Erfahrungen und Einsichten zu empfangen, herzustellen und zu kultivieren, welche in der Folge Veränderungen im Verhalten, in der Beziehung und im Selbstverständnis erleichtern können. Wenn Verwirrung verwendet wird, um die De-Potenzierung bewusster Zustände zu ermöglichen und dabei ein Vorschlag eröffnet wird, welcher Klienten einen Ausweg aus dem Zustand der Verwirrung eröffnet, ist es wahrscheinlicher, dass dieser Vorschlag befolgt wird. Ein Beispiel: »Und wenn Ihnen all diese gegensätzlichen und widersprüchlichen Ideen, Bilder und Empfindungen einfach zu viel sind, erlauben Sie sich einfach selbst, in Trance zu fallen und die Ruhe zu finden, die Sie suchen«.

Bleibt man bei der Vorlage von Erickson und Rossi (1976), so besteht der nächste Schritt darin, *unbewusste Suchprozesse* zu ermöglichen. Sprachliche Strukturen wie *spezifische Verallgemeinerungen* verbinden bestimmte Artikel, z. B. das, der, die, dieser, jener, mit einem allgemeinen Konzept wie einem Ereignis, einer Zeit oder einem Ort. Die Absicht ist, diesen *unbewussten Suchprozess* anzuregen. Ein Beispiel: »Und Sie können sich an *die* Zeit erinnern, in der Sie einfach wussten, dass Sie es schaffen können, nicht wahr?« Hier deutet der bestimmte Artikel *die* auf einen bestimmten Zeitpunkt hin. Aufgrund der impliziten Spezifizität des bestimmten Artikels überprüft die Person ihr Erfahrungsrepertoire und sucht nach einem Beispiel für das allgemeinere Konzept, eine Zeit, in der sie einfach wusste, dass sie es schaffen kann.

Durch das Hinzufügen der Zusatzfrage »nicht wahr«? am Ende der spezifischen Verallgemeinerung werden Klienten aufgefordert, ihre eigene Antwort zu bestätigen. Sie nehmen die Frage auf und Therapeuten schlagen auf diese Weise indirekt vor, dass die Frage vom Klienten selbst kommt, d. h., wenn die Person auf die rhetorische Frage: Können Sie sich an die Zeit erinnern, in der Sie einfach wussten, dass Sie es schaffen können? antwortet, muss sie zuerst eine solche Zeit finden, um die Fangfrage beantworten zu können. Diese sekundäre Fangfrage wird wahrscheinlich mit: »Ja, ich kann« beantwortet, weil die primäre Frage absichtlich so gestellt wird und sich auf eine Erfahrung bezieht, die wahrscheinlich alle Klienten schon einmal gemacht haben. Dies dient dem doppelten Zweck, erstens, die Suche zu erleichtern, die durch die spezifische Verallgemeinerung ausgelöst werden sollte, und, zweitens, die Erfahrung des Klienten von der Aussage, dass er sich an diese Zeit erinnern kann, zu dem zu verschieben, was er tatsächlich getan hat, und somit *sowohl* die Erinnerung *als auch* seine Fähigkeit, sich daran zu erinnern, zu bekräftigen. Außerdem gibt es das Element des impliziten Rapports. Da der Klient darüber informiert wird, dass er etwas tun kann, wozu er auch tatsächlich in der Lage ist, steigt die Wahrscheinlichkeit, dass er sich von dem Kliniker erkannt und verstanden fühlt. Diese Wertschätzung der mikrodynamischen zwischenmenschlichen Nuancen der klinischen Begegnung ist eine Facette dessen, was der Autor als hypnotisch fundierte Psychotherapie bezeichnet.

Nach einer Bestätigungsfrage werden Therapeuten oft das sehen, was der Autor *bobble head yes* nennt, ein langsames, beharrliches Kopfnicken, das wahrzunehmen normalerweise außerhalb des Bewusstseins der Klienten liegt. Dieses ideomotorische Signal, d.h. das Kopfnicken, bestätigt, dass Klienten nicht nur die Frage:»Und Sie können sich an die Zeit erinnern, in der Sie einfach wussten, dass Sie es schaffen können, nicht wahr?« überdacht haben, sondern auch, wie ihre nonverbale Bestätigung zeigt, genau diese Zeit identifiziert haben. Da sie außerdem mit sich selbst übereinstimmen, d.h. bestätigen, dass sie sich an diese Zeit erinnern können und dies auch getan haben, gibt es nichts, dem sie sich widersetzen könnten. Die Funktion dieses Suchprozesses besteht darin, unbewusste Assoziationen zu erleichtern, die Klienten dazu befähigen, sich der Fähigkeiten und Fertigkeiten bewusst zu werden, die zur Linderung von Symptomen und anderen Behandlungszielen beitragen werden.

Erickson und Rossi (1976) schließen ihre Diskussion über die Mikrodynamik von Tranceinduktion und Suggestion mit Beschreibungen von *unbewussten Prozessen* und *hypnotischen Reaktionen* ab. Die Kultivierung dieser Assoziationsnetzwerke ist vergleichbar mit dem Prozess der Popcornherstellung. Bevor es mikrowellengeeignetes Popcorn gab, goss man Öl in einen Topf, füllte die Maiskörner hinein, deckte den Topf mit einem Deckel ab und erhitzte ihn auf dem Herd. Die Hitze und das Öl entsprechen den Geschichten, die erzählt werden, den Fragen, die gestellt werden, den scheinbar beiläufigen Bemerkungen, den Gesten und der Stimme des Therapeuten. Die Maiskörner sind die Assoziationen und Ressourcen des Klienten, die aktiviert werden. Die hypnotische Reaktionsfähigkeit, die Klienten erfahren und zeigen, ist dasjenige, was den Deckel vom Topf hebt.

Der hypnotisch informierte Kliniker ist sich bewusst, dass diese vier Kategorien (d.h. Fixierung der Aufmerksamkeit, De-Potenzierung bewusster Zustände, Erleichterung unbewusster Prozesse und Überwachung der hypnotischen Reaktionsfähigkeit) nicht linear sind. Hypnotherapeutische Kliniker oszillieren routinemäßig zwischen Bewertung und Intervention, während sie gleichzeitig das Sicherheitsnetz von Rapport und Beziehung weben. Die klinische Arbeit kann als eine Form des zwischenmenschlichen Abtastens konzeptualisiert werden. In einem scheinbar normalen Gespräch bieten wir Ideen und Möglichkeiten an, stellen Fragen, laden zur Neugier ein und beobachten gleichzeitig, wie die Klienten reagieren. Nicht geschulte Beobachter und die meisten Klienten bemerken die Interventionspunkte nicht, die routinemäßig erkundet und bewertet werden. Es gibt Entscheidungspunkte: Soll ich diese Interventionslinie weiter ausbauen? Hat der Klient den Liedtext, den ich gerade vorgestellt habe, erkannt? Letzten Endes stellen wir die Frage: »Ist diese Untersuchungslinie oder Intervention emotional oder ist sie zwischenmenschlich besetzt?« Wie ein Arzt, der den Unterleib abtastet, achten wir auf

Masse und *Emotionalität* und hören darauf. Das meinte der Autor mit hypnotisch informierter Psychotherapie, d. h. wir nutzen die Begegnung in der Hypnotherapie, um vom ersten Kontakt bis zum Ende der Behandlung zu bewerten und zu intervenieren. Wir tun dies sowohl auf der Makroebene, d. h. bei der Frage, welches Problem vorliegt und was die Ziele der Behandlung sind, als auch auf der Mikroebene, d. h. bei der Beobachtung von Klienten, die eine Idee haben, bei der Beobachtung ihrer Mimik oder der Veränderung ihres Muskeltonus als Reaktion auf etwas, das wir gerade gesagt oder getan haben.

2.3 Die Frage der Beeinflussung

Wenn man von Beeinflussung spricht, bezieht man sich auf die Ideen, die in der sozialpsychologischen und verhaltensökonomischen Literatur zum Ausdruck kommen: visuelle, auditive, taktile und/oder kinästhetische Reize, die sich darauf auswirken, wie Menschen außerhalb ihrer bewussten Wahrnehmung reagieren (Bargh, 2017, Cialdini, 2008, Gladwell, 2007, Kahneman, 2013.) Diese Themen der Beeinflussung sind ein Aspekt unserer evolutionären Psychologie; sie sind darauf ausgelegt, Sicherheit und Überleben zu fördern (Bargh, 2017). Die Art und Weise, wie sie sich manifestieren und wie sie (falsch) eingesetzt werden können, ist allgegenwärtig. Mehr noch mit der klinischen Arbeit im Allgemeinen und der Hypnose im Besonderen verbunden, ist ein Teilbereich der Beeinflussung, nämlich der Automatismus, den Weitzenhoffer (1974) als *klassischen Suggestionseffekt* bezeichnete. Dabei handelt es sich um das subjektive Gefühl, dass »ich es nicht getan habe, es ist einfach passiert«. Die Art und Weise zu verstehen und zu akzeptieren, in der wir reagieren, ohne uns dessen bewusst zu sein, was unsere Reaktionsbereitschaft hervorruft, ist der Kern der hypnotisch fundierten Psychotherapie. Therapeuten, die sich dieser subtilen Aspekte der Beeinflussung bewusst sind, können ihre Gesten, Worte, das Tempo, den Rhythmus, die Intonation und die Sätze so anpassen, dass sie die Reaktionsbereitschaft der Klienten auslösen – unabhängig von deren theoretischer Orientierung. Ein Beispiel für die subtile Art der Beeinflussung ist der Befund, dass Versuchspersonen, die ein warmes (statt ein kaltes) Getränk in der Hand hielten, während sie den Versuchsleiter trafen, sich nach dem Experiment wärmer und freundlicher verhielten (Williams & Bargh, 2008). Versuchspersonen, die nachgeahmt werden, neigen zu einem stärkeren prosozialen Verhalten gegenüber denjenigen, die sie nachahmen oder wenn diese anwesend sind (Chartrand & Lakin, 2013).

Um auf die Schritte von Erickson und Rossi (1976) zur Ermöglichung der Trance zurückzukommen: Das Phänomen der Beeinflussung fällt in den Bereich der unbewussten Assoziationen und der hypnotischen Reaktionsfähigkeit. Im Gegensatz zur unbewussten Suche, welche oft in Wahrnehmungen, Erinnerungen oder Erfahrungen resultiert, die ins Bewusstsein gerufen werden, treten Beeinflussung und die Prozesse der Suggestion, welche die Erfahrung des Automatismus kultivieren und erleichtern, primär außerhalb des Bewusstseins auf.

Die unbewusste Reaktion, sofern sie auftritt, lässt die Möglichkeit einer unethischen Anwendung seitens einiger Praktiker zu. Dies ist einer der Gründe, warum die professionellen Hypnosegesellschaften (d. h. die American Society of Clinical Hypnosis (ASCH), die Society for Clinical and Experimental Hypnosis (SCEH) und die European and International Societies of Hypnosis (ESH, ISH)) sich gegen die *Laienpraktiker* wenden und verlangen, dass ihre Mitglieder eine Zulassung haben, um unabhängig in ihrem jeweiligen Gesundheitsbereich zu praktizieren. Dadurch wird sichergestellt, dass es eine Aufsichtsbehörde gibt, in der Regel die staatliche Aufsichtsbehörde, der gegenüber sie beruflich und ethisch rechenschaftspflichtig sind. Dies ist zwar keine absolute Garantie, aber es minimiert das Risiko, dass ein Angehöriger der Gesundheitsberufe diese Forschungsergebnisse missbräuchlich verwendet.

Wie bereits erwähnt, gibt es eine Vielzahl von Hypnosemodellen. Da die meisten Kliniker keinen Zugang zu den hochentwickelten Instrumenten haben, die für die Überwachung neurophysiologischer und anderer somatischer Aktivitäten erforderlich sind, wird das, was sie tun, und werden ihre Hypothesen über die Wirkungsmechanismen zu einer Glaubensfrage. Dies gilt sowohl für Kliniker als auch für Klienten (Wickless & Kirsch, 1989).

Wenn Therapeuten in die Hypnose eingeführt werden, werden sie über hypnotische Phänomene unterrichtet, z. B. Katalepsie, Armschweben, Zeitverzerrung, Altersprogression und -Regression, Amnesie und Hyperamnesie sowie positive und negative Halluzinationen, um nur einige zu nennen. Sie lernen auch, wie wichtig die sog. Ratifizierung (ratification) ist, d. h. die Orientierung des Klienten in Bezug auf Veränderungen der kognitiven, sensorischen, affektiven und ideellen Aktivitäten. Zur Ratifizierung gehört auch die Bestätigung, dass Klienten erfolgreich auf die hypnotischen Suggestionen reagieren. Ein Ziel der Ratifizierung besteht darin, das Bewusstsein der Klienten auf die oben genannten Veränderungen zu lenken, da hierdurch das Engagement gefördert und die hypnotische Erfahrung verbessert werden kann. Viele Klienten sind so sehr in die Erfahrung vertieft, dass sie, wenn ihre Aufmerksamkeit nicht auf diese Veränderungen gelenkt wird, möglicherweise gar nicht bemerken, wie sich ihr Selbsterleben und ihre Beziehung zur äußeren Umgebung (erinnern Sie sich an Shors GRO) verändert hat. Wenn Klienten mehr Vertrauen in ihre Fähigkeit haben, sich in Trance zu begeben, kann die Ratifizierung nur ein weiterer Faden in der Entwicklung einer hypnotischen Erfahrung sein.

Aus einer soziokognitiven Perspektive haben Lynn, Kirsch & Hallquist (2008) und Wagstaff, David, Kirsch und Lynn (2010) aufgezeigt, wie dieser Ratifizierungsprozess Fragen der Erwartung verstärkt und ausbaut.

Die von Kirsch (1994, 1990, 1997) sowie Kirsch und Lynn (1999) vertretene Theorie der Reaktionserwartung besagt: »Wenn Menschen Veränderungen in ihren eigenen Antworten und Reaktionen erwarten, können ihre Erwartungen diese Veränderungen hervorrufen« (Kirsch, 1994, S. 97). Unter Bezugnahme auf das Modell des übergeordneten Aufmerksamkeitssystems (»supervisory attentional system«) von Norman und Shallice (1986) stellen Kirsch und Lynn (1999, S. 508) fest: »Hypnotisches Reagieren wird am besten als nicht-hypnotisches Reagieren mit

Verbesserungen aufgrund von erhöhter Erwartung und Motivation verstanden«. Die Konzeptualisierung der Hypnose durch die Therapeuten, gleichgültig, ob sie auf der Grundlage eines neurophysiologischen, soziokognitiven oder eines integrativen Modells beruhe, wird deren Vorstellungen über die Wirkmechanismen der Hypnose beeinflussen und, wie andere theoretische Orientierungen, ihre Wortwahl bei der Einleitung der Induktion und ihre Interventionen leiten.

Hypnotische Fachkenntnis ist unabhängig von der eigenen theoretischen Ausrichtung. Das heißt, Therapeuten können unabhängig von ihrer theoretischen Orientierung hypnotisches Bewusstsein und Wertschätzung in ihre Praxis einfließen lassen. Es kann festgestellt werden, dass gute Therapie und gute Therapeuten und nicht die theoretische Orientierung eines Therapeuten den Erfolg einer Psychotherapie vorhersagen. Tatsächlich berichtet Miller (2022), dass mehrere metaanalytische Studien keine oder nur geringe Unterschiede in den Ergebnissen zwischen den Ansätzen gezeigt haben. Er ergänzt, dass selbst in den Studien, die einen signifikanten Unterschied zwischen Ansätzen finden, der Effekt verschwindet, sobald statistisch dem Prädiktor *Loyalität* (»allegiance«) Aufmerksamkeit geschenkt wird. Laut Miller geht es bei der Loyalität »weitgehend um die Auswirkungen der a priori Überzeugung oder des Engagements des Forschers für die eine oder andere Methode« (S. Miller, persönliche Kommunikation, 8. August 2022; siehe auch Duncan et al., 2010 und Wampold & Imel, 2014, für Übersichten). Man muss nicht »hypnotisch informiert« sein, um sich dieser Forschung bewusst zu sein und die Auswirkungen von Überzeugungen und Erwartungen auf die Selbstwahrnehmung und zwischenmenschliche Beziehungen im Allgemeinen oder die Psychotherapie im Besonderen zu berücksichtigen. Wenn man sich jedoch aus einer Haltung der Utilisierung (Nutzbarmachung) und mit Blick auf die Mikrodynamik des Augenblicks auf die therapeutische Begegnung einlässt, ist man in eine hypnotisch fundierte Psychotherapie involviert oder bereit dafür.

Wenn Sie Therapeuten fragen: »Was sind die entscheidenden Elemente im psychotherapeutischen Prozess?«, werden Sie wahrscheinlich hören, dass die *therapeutische Beziehung* ganz oben auf der Liste steht. Seit den frühen 1960er Jahren wissen wir, dass die Sympathie für den Therapeuten und die Überzeugung, dass er helfen kann, zwei wesentliche Prädiktoren für den Erfolg einer Psychotherapie sind (Frank, 1961). Was aber macht die Sympathie und die positive Erwartungshaltung aus, die zu erfolgreichen Ergebnissen in der Psychotherapie führt? Wie können wir Hypnotherapeuten uns die Forschung zunutze machen, um diese Beziehungselemente zu verbessern? An dieser Stelle werden die Befunde der Sozialpsychologie, der Verhaltensökonomie, der Hypnoseforschung und der Psychotherapieforschung gemeinsam zur Sprache gebracht.

2.4 Die Kernkompetenzen

Dan Short (2017) hat in Zusammenarbeit mit Jeffrey Zeig, Scott Miller und einem internationalen Entwicklungsteam aus Kollegen, Studenten und Mitgliedern von Ericksons Familie versucht, Dimensionen der »Ericksonian-Therapie« zu identifizieren.[3] Mit Hilfe eines faktorenanalytischen Prozesses identifizierten sie sechs Kernkompetenzen: Anpassung, Anwendung, Strategie, Destabilisierung, Erfahrung und Naturalismus. Ziel des Projekts war die Entwicklung eines Lehrmanuals, das zur »Überwachung, Messung und Umsetzung der Kernkompetenzen in der Ericksonian-Therapie« dienen soll. Bei den Kernkompetenzen handelt es sich um die Faktoren, die für Ericksons Konzept der therapeutischen Begegnung und deren Anwendung kennzeichnend sind. Da Erickson ein herausragender Forscher, Lehrer und Praktiker der Hypnose ist, kann man sich nicht mit hypnotisch fundierter Psychotherapie befassen, ohne auf Erickson und seine Art und Weise, die klinische Arbeit zu konzipieren und durchzuführen, Bezug zu nehmen.

Was ist unter *hypnotisch fundierter Psychotherapie* zu verstehen? In seiner rudimentärsten Form ist der hypnotisch informierte Therapeut[4] auf die Wirkung der Vielfalt der Kommunikation eingestimmt und macht sie sich mit strategischer Absicht[5] zunutze. Man könnte argumentieren, dass alle guten Therapeuten dies als Selbstverständlichkeit betrachten. In Anlehnung an die Behauptung von Miller et al. (2010), dass Therapeuten ihrer Orientierung treu bleiben, könnten die Thesen Millers von Therapeuten einfach befolgt werden, indem sie ihren eigenen Überzeugungen und Orientierungen selbst treu bleiben. Wie dem auch sei, hypnotisch informierte Therapeuten schneidern ihre Interventionen auf jeden einzelnen Klienten zu. Bei diesem Zuschnitt wird die Perspektive des Klienten genutzt, indem auf seinen somatosensorischen und ideellen Stil geachtet wird und seine persönlichen, sozialen, kulturellen und historischen Ressourcen herangezogen und gegebenenfalls genutzt werden. Therapeuten, die ihre Antworten und Interventionen auf den einzigartigen Stil der Klienten zuschneiden, handeln hypnotisch informiert. Wenn Therapeuten beispielsweise bemerken, dass ihre Klienten die umgangssprachliche Redewendung: *Ich höre dich* verwenden, um mitzuteilen, dass sie das Gesagte verstanden haben, wird das als Indikator dafür gesehen, dass sie sich auf die auditive Verarbeitung verlassen, so dass sie Sätze wie »Es klingt wie« oder »wenn ich Ihnen zuhöre, was Sie sagen« verwenden können, um die bevorzugte sensorische Modalität der Klienten anzusprechen. Die Biografie seiner Klienten zu kennen, z. B., ob sie in

---

3 Der Autor hatte einmal ein Gespräch mit einer der Töchter von Dr. Erickson, Betty Alice. Wir sprachen darüber, wie ihr Vater die Idee der Ericksonschen-Therapie (Eriksonian-Therapy) ablehnte. Sie erzählte, dass sie jedes Mal, wenn jemand zu ihr kam und sagte, er habe etwas so Ericksonisches gemacht, dieses schwirrende Geräusch hörte, das sie als »Papa, der sich im Grab umdreht« erkannte.

4 Der Autor verwendet lieber den Begriff Kliniker (»clinician«) als Therapeut, weil jeder Angehörige eines Gesundheitsberufs oder einer verwandten Berufsgruppe seine Interaktion und Arbeit mit Tools ergänzen kann, die in der Hypnose ihren Ursprung haben (Lang & Laser, 2011).

5 Der Begriff »strategisch« wird sowohl als Mittel als auch als Zweck/Ziel verwendet.

einer städtischen oder ländlichen Umgebung aufgewachsen sind, und Geschichten in einer Umgebung zu erzählen, die zu diesem Hintergrund passt, wäre ein weiteres Beispiel für maßgeschneiderte Maßnahmen. Dahinter steht die Überzeugung, dass das Erkennen und Anpassen dieser Dimensionen, ähnlich wie bei der Mimikry (Chartrand & Lakin, 2013), eine Beziehung außerhalb des Bewusstseins ermöglicht und fördert. Der Autor verwendet den Begriff *impliziter Rapport* (Staffin, 2020), um zu beschreiben, wie die Nutzung von Aspekten der sensorischen Modalitäten, die häufig außerhalb des Bewusstseins des Klienten liegen, eine stärkere therapeutische Allianz ermöglichen und sie fördern. Es ist diese Aufmerksamkeit für die Gesamtheit der Klienten, die für einen hypnotisch informierten Kliniker von zentraler Bedeutung ist.

Das *Utilisieren*, eine wichtige Kernkompetenz, wurde von Zeig beschrieben als die »Bereitschaft, konstruktiv auf alles zu reagieren, was in der unmittelbaren Situation gegeben ist.« (J. Zeig, persönliche Kommunikation, 19. August 2022). Alles über die Klienten, die Therapeuten und den Kontext der Begegnung – real oder vorgestellt, vergangen, gegenwärtig oder zukünftig – ist utilisierbar und kann deshalb in das Netz der therapeutischen Begegnung eingewoben werden. Utilisierung wird verwendet, um strategische Absichten zu fördern und therapeutische Ziele zu erreichen.

Therapeuten, die diese Haltung der Utilisierung einnehmen, tauchen in den Strom des Augenblicks ein. Durch die Aufrechterhaltung eines freischwebenden Bewusstseins, welches aktuelle und langfristige strategische Absichten, das beobachtbare Verhalten von Klienten, den Inhalt von Gesprächen, die eigenen therapeutischen Assoziationen und die Art und Weise, wie Klienten sich äußerlich präsentieren, sowie die Ergebnisse der ersten Interventionen, alles, was geschieht oder gesagt wird, können Therapeuten alles kreativ nutzbar machen. Aus dieser Perspektive betrachtet, verleiht die Nutzbarmachung dem Austausch eine dynamische Energie, die sich aus der Unmittelbarkeit des Augenblicks ergibt. Er wird zu einem kreativen, zwischenmenschlichen Tanz, in welchem subtile Veränderungen in der Körperhaltung, im Affekt und in der Beziehung zueinander als Ansatzpunkte für Interventionen sichtbar werden. Diese therapeutische Allianz geht über die theoretische Ausrichtung hinaus. Hypnotisch informierte Therapeuten aktivieren diese Momente, indem sie Klienten dazu einladen und anleiten, auf innere Ressourcen zuzugreifen – Ressourcen, die ihnen vielleicht nicht bewusst sind oder die in diesem Moment entstehen.

Manche denken bei der Einführung in die strategische Psychotherapie: »Wie großspurig, zu glauben, man könne wissen, was ein anderer Mensch braucht oder was für ihn am besten ist«. In Wahrheit aber begrüßen viele erfahrene Kliniker es, strategisch zu sein.

Strategisches Handeln findet auch auf der Makro- und Mikroebene statt, wobei die Zeitspanne von wenigen Augenblicken über Wochen bis hin zu Monaten reicht. Auf der Mikroebene sähen (»seed«) hypnotisch informierte Hypnotherapeuten Ideen, d. h. sie nehmen vorweg, was in Form einer Intervention kommen wird, oder sie lenken Klienten einfach in Richtung einer Idee oder eines Verhaltens. In einer Master Class, geleitet von Jeffrey K. Zeig, lenkte dieser den Autor über das Spektrum möglicher Themen, die er auf einer geplanten Konferenz präsentieren könnte. Da

Zeig die Vorliebe des Autors für Songtexte kannte, begann er, parallel dazu, über Samuel Silber und seine Arbeit über poetische Hypnogramme (Silber, 1980) zu sprechen. Als der Autor, wie Zeig es erwartet hatte, antwortete, dass der Autor etwas mit Liedtexten machen könnte, lobte er die Geschwindigkeit, mit der der Autor den Vorschlag übersetzt und übernommen hatte. Dr. Zeig's Kenntnis der Vorliebe für Liedtexte und sein Vertrauen, diese in der Kommunikation nutzbar machen zu können sind ein Beispiel dafür, was der Autor als *Nutzbarmachung des Anderen* (Staffin, 2020) bezeichnet. Eben diese Mixtur und der scheinbar nahtlose Wechsel zwischen den Kernkompetenzen stellen das Markenzeichen der hypnotisch fundierten Psychotherapie dar.

Auf einer eher makroökonomischen Ebene wird z. B. eine 40-jährige verheiratete Klientin, die Irritationen, Groll und Schuldgefühle in Bezug auf ihre Beziehung zu ihrem Vater äußert, auf die Möglichkeit hingewiesen, die Beziehung zu reparieren. Es wird vorgeschlagen, ihm ein Geschenk zu machen, z. B. ein Tongefäß mit Korkverschluss, in welches die Worte *ungelöste Probleme* eingeritzt sind. Ausgearbeitet wird die Idee dann mit der Anweisung, dass jeder der beiden Beispiele für ungelöste Probleme aufschreibt und in das Gefäß legt. Die Klientin aus diesem Beispiel stellte sich etwa vor, ihrem Vater über ihr Erlebnis zu schreiben, als er sie bat, sie bei ihrer Hochzeit zum Altar führen zu dürfen. Seine Bitte implizierte, dass er allein und nicht in Verbindung mit ihrem Stiefvater, dem Mann, der sie großgezogen hatte, derjenige sein sollte, der dies tut. Die folgende Idee, einen Zettel aus dem Glas auszuwählen und darüber zu sprechen, mit dem Ziel, das entsprechende Problem zu lösen, hat die strategische Absicht, diese Klientin auf die Möglichkeit der Wiedergutmachung *hinzuweisen*. Obwohl sie ihren leiblichen Vater meistens als unfähig ansah, sich auf ein tiefergehendes, sinnvolleres Gespräch einzulassen, ist es offensichtlich, dass auch sie sich davor fürchtet, tiefer in die belastenden Themen mit ihrem Vater einzutauchen. Selbst wenn das Geschenk nie überreicht wird und die Gespräche nicht stattfinden, kann sie durch *die Vorwegnahme dieser Möglichkeit* etwas tun, um ihre Beziehung in eine für sie angenehmere Richtung zu lenken. Sollten die beiden sich auf diesen Prozess einlassen, sind die Kombinationen und Permutationen dieses Rituals der Wiedergutmachung praktisch grenzenlos. Sie könnten zum Beispiel beschließen, einen zweiten Tontopf mit der Aufschrift »gelöste Probleme« zu besorgen, in den sie die Probleme legen, die sie erfolgreich gelöst haben.

Die nächste Kernkompetenz, die Destabilisierung, umfasst das, was Erickson und Rossi (1976) als »De-Potenzierung bewusster Zustände« bezeichneten. Es handelt sich um die absichtliche Unterbrechung des GRO, um Klienten von selbst auferlegten Beschränkungen zu befreien und den Zugang zu inneren (sprich: unbewussten) Ressourcen zu eröffnen. Dies kann auf verschiedene Weise erreicht werden. Schock oder Überraschung, erzeugt durch eine unerwartete Handlung oder Äußerung, wie z. B. eine unerwartete Assoziation, können eine Person temporär desorientieren und destabilisieren. Konfusion ist ein weiteres Mittel, mit dem man einen Klienten destabilisieren kann. Die Aussage »Was gestern ›morgen‹ war, ist heute ›heute‹.« ist zwar wahr, aber verwirrend. Ein weiteres Mittel zur Destabilisierung ist Humor, denn die unerwartete Wendung ist ein Teil dessen, was einen Witz humorvoll macht. Das Ziel ist nicht die Konfusion per se, sondern vielmehr die

Schaffung eines inneren Raums, in dem der Klient offen und empfänglich für neue Ideen, Lernen und die Nutzung interner und externer Ressourcen werden kann.

Eine weitere Kernkompetenz liegt darin, die Therapie erfahrbar zu machen. Als der Autor begann, sich mit Hypnose zu beschäftigen, nahm er an einer Demonstration über eine Arm-Levitation teil. Per Suggestion soll sich in dieser Demonstration der Arm in die Luft heben. Der Autor war mehr als skeptisch und dachte: »Ja, klar, der Arm soll sich angeblich heben«. Trotzdem war sein Arm 20 Minuten später in der Luft und blieb dort für die nächsten 20 Minuten stehen. Wenn Leser daran denken, dass sie ihren Arm 20 Minuten lang in der Luft halten, werden sie annehmen, dass der Arm müde wird und zu schmerzen beginnt. In der subjektiven Erfahrung des Autors jedoch, war es ein dumpfes, unbestimmtes Gefühl, das nicht einmal die Intensität eines Schmerzes erreichte. Am Ende dieser Erfahrung blieb ein wenig Verunsicherung. Der Autor hatte bereits über zehn Jahre als Psychologe praktiziert und dachte, dass er unbewusste Vorgänge und Prozesse verstehe. Die subjektive Erfahrung des Autors war jedoch überraschend für ihn selbst: »Das habe ich nicht getan«. Doch die Tatsache, dass der Arm des Autors während der Demonstration kataleptisch war, war unwiderlegbar. Da der Autor diese Tatsache nicht leugnen konnte, sah er sich veranlasst, eine Erklärung für diesen Widerspruch zu finden. Eben dieses Bedürfnis, ein Verhalten mit einer bereits bestehenden Überzeugung in Einklang zu bringen, macht die Inszenierung von Erfahrungsmomenten zu einem so kraftvollen, mutativen Element im therapeutischen Prozess. Die Erfahrung der Arm-Levitation löste meine Begeisterung für und mein Eintauchen in die Praxis der Hypnose aus.

Die Inszenierung von Erfahrungsmomenten in der Psychotherapie beschränkt sich nicht auf körperliche Erfahrungen allein. Der Autor hatte vor einigen Jahren eine Audienz beim Dalai Lama. Diese Erfahrung rührte den erwachsenen Mann zu Tränen. Der Autor dachte damals, dass er sich an diesen Moment erinnern wolle, indem er ein Foto von diesem Augenblick auf einem Bücherregal in seinem Haus platzierte. Jedes Mal, wenn er das Foto ansehen würde, werde er an seine hypnotische Begegnung mit dem Dalai Lama erinnert. Diejenigen, die sich mit Hypnose auskennen, werden dieses Foto als Anker anerkennen, d. h., als etwas, das an eine Erfahrung erinnert oder dazu einlädt, sich daran zu erinnern.

Wenn Therapeuten geplant und strategisch die Ressourcen und Erfahrungen der Klienten nutzen, damit diese zu neuen Einsichten, Gedanken und Überzeugungen gelangen und/oder um Systeme und Verhaltensweisen zu verändern, dann arbeiten sie hypnotisch. Dies beinhaltet die absichtliche Nutzung unserer Fähigkeit, kreativ und generativ zu sein, kombiniert mit einer Wertschätzung für die assoziative Natur der Funktionsweise unseres Geistes (siehe Roediger & McDermott, 1998) und das Vertrauen in die Fähigkeit unbewusster Intelligenz (Dijksterhuis & Nordgren, 2006; Short, 2020, 2022; Thompson, 2009). Unsere Physiologie und unsere exekutiven Funktionen zu verändern, das sind die Markenzeichen der hypnotisch fundierten Psychotherapie. Der Vorzug ist darin zu sehen, dass, unabhängig von der theoretischen Orientierung der Therapeuten, eine hypnotisch fundierte Denkweise (im Sinne einer Metaebene) in die Behandlung eingebracht wird.

Die letzte der Kernkompetenzen ist *naturalistisch*. Menschen, die mit Hypnose nicht vertraut oder neu in diesem Bereich sind, haben oft eine falsche Vorstellung von dem Prozess, der hypnotische Interventionen ausmacht. Zu Versuchszwecken kann es notwendig sein, ein standardisiertes oder ein formalisiertes Vorgehen zur Induktion der Hypnose anzuwenden. Erfahrene Kliniker, die mehr Übung mit Hypnose haben, verwenden routinemäßig nicht-standardisierte Formen um eine Hypnose zu induzieren. Diese Form der Hypnose wird gemeinhin als *dialogorientiert* oder *naturalistisch* bezeichnet. Pater Jim Warnke, ein begnadeter Lehrer und Meister der Hypnose, stellt fest: »Die meisten Leute verwechseln das, was wir tun, mit einem normalen Gespräch, weil es diesem ähnlich zu ein scheint«. Denken Sie an die anderen Kernkompetenzen, wenn Sie nach einem Gespräch, das einen Moment der Destabilisierung hervorgerufen hat, zu einem Klienten sagen,

> »Und Sie können sich jetzt einen Moment Zeit nehmen ... und all diesen Ideen ... Erinnerungen ... Empfindungen und Assoziationen erlauben, ins Bewusstsein zu kommen ... und dabei vielleicht ... Ideen ... neue Ideen ... oder, ... vielleicht, ... Wege ... neue Wege des Verstehens ... neue Wege des Vorgehens ... vielleicht sogar neue Wege der Lösung ... dieser Sorgen zu entdecken«.

Dann kann dieses Beispiel der Beginn eines dialogorientierten *Herauslockens* (Elicitation) sein.

Wenn man die klinische Begegnung aus einer hypnotisch fundierten Orientierung heraus erlebt, sieht und versteht man die Interaktion anders. Eine naturalistische Arbeitsweise lädt zur Kultivierung strategischer Interventionen ein. Hypnotisch informierte Therapeuten verweben nahtlos die Nutzung des Selbst (das, was Therapeuten in die Begegnung einbringen), des Anderen (das Wesen und die Beiträge der Klienten) und der Umstände (die Umgebung, in der die Begegnung stattfindet und die Ereignisse und Aktivitäten, die im Kontext dieser Begegnung stattfinden) zu einem Gewand, das Klienten in eine neue Form der Erfahrung einzuhüllen vermag. Hypnotisch informierte Therapeuten kombinieren die Nutzung des Selbst, des Anderen und der Umstände mit ihrem Verständnis und ihrer Wertschätzung dafür, wie wir auf Einflüsse außerhalb unseres Bewusstseins reagieren, um seine strategischen und therapeutischen Interventionen zu formulieren. Das Vertrauen in die Fähigkeit von Klienten, auf ihre eigenen Erfahrungsressourcen (unbewusste Intelligenz) zuzugreifen und sich auf diese zu verlassen, ermöglicht eine fortan gemeinsame Verfolgung der Ziele des Klienten.

2.5 Embodiment

Ago ergo cogito. Ich handle, also denke ich.[6] Ein weiterer Bereich, in dem wir hypnotisch informiert sind, ist die Wahrnehmung und Nutzung von verkörperten

---

6 Motto des Laboratory of Embodied Cognition der Universität von Wisconsin.

Kognitionen und Emotionen (Embodiment). Verkörperung kann als die praktische Anwendung der Einheit von Geist und Körper verstanden werden (für einen Überblick über verkörperte Kognition siehe Garbarini & Adenzato, 2004; Glenberg, 1997; Niedenthal, Barsalou, Winkielman, Krauth-Gruber, & Ric, 2005; Wilson, 2002; Zwaan, 1999). Die Art und Weise, wie wir uns bewegen (Calise & Giese, 2006), die Gesten, die wir einsetzen (Goldin-Meadow & Beilock, 2010), die Aktivitäten, an denen wir teilnehmen (Holt & Beilock, 2006), und unsere Mimik (Niedenthal et al., 2007) sind nur einige der Bereiche, in denen Embodiment untersucht wurde. Was wir aus dieser Forschung lernen und wie es in die hypnotisch fundierte Psychotherapie eingeflochten werden kann, erweitert die Art und Weise, wie wir die klinische Begegnung konzeptualisieren können.

Der Autor besuchte seine erste Master Class, unter der Leitung von Dr. Jeffrey K. Zeig im Jahr 2002 und war überrascht davon, wie Zeig sich selbst einsetzte, indem er seine Klienten einlud, ihn darzustellen, oder sie aufforderte, einen Teil von sich selbst darzustellen, z. B. durch eine Veränderung der Position, der Körperhaltung, der Intonation oder der Mimik. Der Autor erinnert sich daran, wie er dachte: »Wow, das kannst du?«. Ein Verständnis von Embodiment, d. h. der Art und Weise, wie sich unsere Handlungen – vergangene, gegenwärtige und erwartete – auf unsere mentalen Repräsentationen, Handlungen und Gefühle auswirken, ist eine weitere Dimension der hypnotisch fundierten Psychotherapie. Die Erkenntnis, wie Menschen Erfahrungen enkodieren, speichern, abrufen und repräsentieren: Handlungen, Stimmungszustände, Interaktionen/Beziehungen, Erinnerungen und Erwartungen, informiert und leitet den hypnotisch informierten Therapeuten im Prozess der Psychotherapie. Durch die Nutzung dieses Verständnisses von Verkörperung wird die Therapie einprägsamer, transformativer und wirkungsvoller. Die Integration der Verkörperung ist eine weitere Dimension der hypnotisch fundierten Therapie.

Selbst wenn man sich nicht wohl dabei fühlt, zu weit vom prototypischen therapeutischen Tableau abzuweichen – zwei Personen, die im Laufe der Sitzung auf ihren Plätzen sitzen und sich von dort nicht wegbewegen – bleibt die Frage relevant, wie wir das, was wir aus der Embodiment-Literatur gelernt haben, nutzen können. Diejenigen, die mit Hypnose vertraut sind, können nachvollziehen, wie Verkörperung zu den Prozessen der *Vertiefung* beiträgt, d. h. die Klienten dazu einlädt, anregt und ermutigt, sich immer mehr auf die Erfahrung einzulassen und weniger an die GRO zu binden. Das Elizitieren einer Erfahrung – die Ermutigung der Person, in ihre Erfahrung einzutauchen, sei sie real oder imaginär, vergangen, gegenwärtig oder zukünftig, indem sie immer feinere Details der sensorischen Dimensionen der Erfahrung, die sie ausmacht, wahrnimmt – ist ein Beispiel dafür, wie Embodiment genutzt wird, um verstärkte sensorische Absorption zu fördern.

Ein Beispiel für das Fördern der sensorischen Absorption:

>»Und Sie können das Geräusch der Wellen hören, die an das Ufer gespült werden. Nehmen Sie wahr ... wie das Wasser oben aufschäumt und gleichzeitig tiefer in den nassen Sand sinkt (in einem tieferen Tonfall gesagt, während man nach unten schaut und seine Stimme auf den Boden richtet). Und Sie können sich ... viel-

leicht ... daran erinnern, wie Sie als Kind[7] mit Ihren Zehen und Knöcheln wackelten[8] und wie von Zauberhand im nassen Sand zu versinken begannen und vielleicht diese freudige Kraft spürten, die Füße[9] verschwinden zu lassen«

Indem Klienten sich daran erinnern, dass frühere Erfahrungen, leichter erinnert werden, wenn eine Handlung oder Aktivität ausgeführt wird und es so möglich wird, schneller auf Fragen zu antworten, die für diese Aktivität relevant sind (Holt & Beilock, 2006), dann können hypnotisch informierte Therapeuten daraus ableiten, dass die Nutzung der Erfahrungsressourcen eines Klienten, z. B. eines Lieblingsortes oder einer Lieblingsaktivität, auch eine reichere, bedeutungsvollere Auseinandersetzung mit der intern erzeugten oder vorgeschlagenen Erfahrung fördern wird.

Gesten sind ein zentraler Untersuchungsgegenstand in der Embodiment-Kognitions-Forschung. Nach Goldin-Meadow und Beilock (2010) »bringt die Geste die Handlung aktiv in die mentalen Vorstellungen des Sprechers ein, und diese mentalen Repräsentationen beeinflussen dann das Verhalten – manchmal stärker als die Handlungen, auf denen die Gesten beruhen. Die Geste hat somit das Potenzial, als einzigartige Brücke zwischen Handlung und abstraktem Denken zu dienen« (S. 664).

Ein Grund, warum Gesten so anregend sein können, ist, dass wir über *Spiegelneuronen* verfügen (Rizzolatt et al., 1996). Nach Siegel (2011) sind Spiegelneuronen »darauf ausgerichtet, die Ziele und Absichten anderer zu verstehen«. Gredebäcks (2010) Konzept der *Erfahrungsabhängigkeit*, besagt Folgendes: ›Wenn ich etwas gut kann, habe ich eine gute (mentale) Repräsentation davon und daher eine höhere (neurologische) Aktivierung, wenn ich es sehe‹ und trägt ebenfalls zum evokativen Charakter von Gesten bei.

Wenn wir die Wertschätzung von Gesten mit dem Verständnis der Spiegelneuronen verbinden, können wir uns selbst – verbal, paraverbal (Tonfall und Richtung der Stimme, Geschwindigkeit, Rhythmus und Prosodie der Sprache) und nonverbal (Gesten und Körperhaltungen) – sowie die Erfahrungen und Fähigkeiten unserer Klienten nutzen, um ihr Engagement zu steigern. Im Idealfall verstärkt dies die Interaktion und ihren therapeutischen Nutzen.

---

7 Der aufmerksame Leser wird den Wechsel der Zeitform bemerken. Der Wechsel wirkt destabilisierend und bringt die Person dazu, sich lebendiger auf die Erfahrung einzulassen, die suggeriert oder in Erinnerung gerufen wird.
8 Dies ist eine Gelegenheit, die Reaktionsbereitschaft zu beurteilen, also Verhaltensweisen, die darauf hinweisen, dass Klienten auf die mehrstufige Kommunikation der Therapeuten reagieren. In diesem Beispiel würde man auf eine gewisse Bewegung der Füße oder Zehen achten.
9 Die Bezugnahme auf die Füße und nicht auf das grammatikalisch korrekte ihre Füße ist ein Beispiel für dissoziative Sprache. Ziel und Funktion sind die Förderung einer Trennung zwischen der exekutiven Überwachung von dem, was ich tue, und der exekutiven Kontrolle, also dem selbst initiierten Befehl, es zu tun (Woody & Sadler, 2008).

2.6 Impliziter Rapport

Impliziter Rapport, also das, was wir tun, um unseren Klienten das Gefühl zu geben, dass sie sich gesehen fühlen, verstanden und beachtet werden, ist ein wesentlicher Bestandteil jeder guten Therapie. In der hypnotisch fundierten Psychotherapie wird dies bewusst angestrebt. Zum Beispiel ermutigt Zeig seine Teilnehmer, den Personen Namen zuzuordnen. Ob es sich um den Freund, den Partner, die Schwiegermutter oder das Haustier der Person handelt, mit der Sie arbeiten, fragen Sie nach seinem/ihrem Namen und benutzen Sie ihn. Nehmen Sie sich einen Augenblick Zeit und stellen Sie sich den besten Kameraden ihrer Klienten vor. Stellen Sie sich vor, dass er oder sie kürzlich etwas erlebt hat und Sie ihrem Therapeuten davon erzählt haben. Stellen Sie sich vor, Ihr Therapeut fragt Sie nach dem Erlebnis, das *ihr Freund* hatte. Stellen Sie sich nun vor, wie Ihr Therapeut dieselbe Frage stellt, aber dieses Mal den Namen ihres besten Freundes benutzt. Welche Unterschiede stellen Sie fest? Was fühlt sich besser an, vertrauter, verbundener? Achten Sie bei der Beantwortung dieser Fragen auf die Ihnen innewohnende Vorannahme. Auch das ist ein Element der hypnotisch fundierten Psychotherapie: Die Art und Weise, wie sie Fragen formulieren, lädt den Klienten zu einer lebendigeren Auseinandersetzung mit seiner inneren Erfahrung ein.

Ein zweites Beispiel: Nehmen wir an, Sie haben ein Konzept oder eine Erfahrung mit einem Geräusch oder einer Geste dargestellt, z. B. die Art und Weise, wie ein Hund seinen Kopf neigt, wenn er ein ihm unbekanntes Geräusch hört. Dieses Neigen des Kopfes bei einer Person, von der Sie glauben, dass sie viel über Hunde weiß und auch ein Hundenarr ist, ist ein Beispiel für Anpassung und Utilisierung. Da Sie wissen, dass diese Person Hunde mag und mit ihnen vertraut ist, passen Sie das von ihnen verwendete Beispiel – ein Hund, der seinen Kopf neigt – an die Person an. Sie nutzen auch ihre Vertrautheit mit Hunden und deren Verhalten, um ihre Intervention zu verstärken. Wenn Sie diese Geste – das Neigen des Kopfes als Zeichen der Verwirrung – zum ersten Mal einsetzen, ist sie neu und vielleicht etwas destabilisierend. Wenn Sie diese Geste jedoch mit derselben kommunikativen Absicht wiederholen, wird sie zu einer Repräsentation für Verwirrung oder für die Erfahrung, die Sie damit zum Ausdruck bringen wollen. Was diese Geste in den Bereich des impliziten Rapports rückt, ist die Tatsache, dass Sie eine für die Interaktion mit genau dieser Person spezifische Handlung darstellt. Als solche kultiviert Sie eine gemeinsame Erfahrung, ähnlich der, die wir in unseren Beziehungen zu den Menschen erleben, denen wir nahestehen. Wie bei der Mimikry bleibt die Subtilität dieses zwischenmenschlichen Austauschs wahrscheinlich unbemerkt. Obwohl es vielleicht nicht bewusst wahrgenommen wird, fördert es ein implizites Gefühl von Engagement und Verbundenheit. Wenn der Klient diese Handlung anwendet, z. B. den Kopf neigt, um Verwirrung zu zeigen, können Sie darauf vertrauen, dass dies ein Gefühl der gemeinsamen Erfahrung vermittelt, das für diese Beziehung einzigartig ist. Außerdem vermittelt es das Gefühl, den anderen zu kennen und von ihm erkannt zu werden. Dieses Gefühl, erkannt zu sein, stärkt das Sicherheitsnetz der Beziehung und ermöglicht Klienten, neue Wege des Seins zu erkunden und mit wachsender Zuversicht die Beziehung zu dem eigenen Selbst zu akzeptieren.

2.7 Repräsentation

Wie wir eine Idee, eine Empfindung, ein Gefühl, eine Aktivität, eine Erfahrung usw. repräsentieren, ist sehr unterschiedlich. Die Art und Weise, wie wir dies für uns selbst tun, wie wir einer anderen Person Repräsentationen vermitteln und wie wir die Repräsentationen anderer erkennen, sind wesentliche Bestandteile des Denkens und der Kommunikation. In der Psychotherapie geht die Art und Weise, wie wir Repräsentationen schaffen, hervorrufen und vermitteln können, über die Kommunikation hinaus und führt in den Bereich der strategischen Psychotherapie. Dies ist ein Beispiel dafür, dass strategische Orientierung als Mittel der Wahl in der Behandlung eingesetzt wird.

Bedenken Sie die Ziele der Behandlung. Unabhängig davon, ob es sich um unmittelbare Ziele handelt (den Klienten auf einen bestimmten Aspekt des laufenden Gesprächs hinweisen), um kurzfristige Ziele (Steigerung der Motivation zur Aufnahme einer gewünschten Aktivität) oder um längerfristige Ziele (Wiederherstellung einer zerrütteten Beziehung), kann die Art und Weise, wie Therapeuten Informationen, Ideen und Möglichkeiten konzipieren, formulieren und präsentieren, die Erkenntnisse über Verkörperung, Gesten und Probleme der Beeinflussung integrieren. Wenn wir beispielsweise unsere beiden Hände mit den Handflächen nach oben halten und sie abwechselnd heben und senken, um das Abwägen zweier Optionen darzustellen, oder wenn wir mitteilen: »Es muss eine Entscheidung getroffen werden« oder: »Sie haben die Wahl«; wird die Palette der Kommunikation erweitert. Durch die zusätzliche Anwendung der Geste zur Verdeutlichung der Optionen werden die Spiegelneuronen und die assoziativen Netzwerke (Roediger, McDermott & Robinson, 1998) des Klienten zu größerer Aktivität angeregt. Unsere Wortwahl lenkt und orientiert die Assoziationsprozesse des Klienten weiter, indem sie idealerweise strategische Absichten (hier wird das Wort *strategisch* verwendet, um ein Behandlungsziel zu bezeichnen) anregt und anvisiert.

In Erweiterung dieser Idee könnte man sich vorstellen, dass die rechte Hand eine Seite einer Situation repräsentiert, z. B. die Annahme eines neuen Jobs an einem anderen Ort, während die linke Hand für den Verbleib im aktuellen Job am selben Ort steht. In Anbetracht dessen, was wir über haptische Aspekte der Beeinflussung wissen (Ackerman et al., 2010), könnte ein gewichtiger Gegenstand, z. B. ein Stein oder ein Briefbeschwerer, den die Probanden zunächst in der einen und dann in der anderen Hand halten, während sie ihre Optionen abwägen, ihnen dabei helfen, sich ihren Weg zu einer Entscheidung zu er-fühlen[10].

Es gibt einen Punkt, an dem der Begriff *Hypnose* etwas einschränkend wirkt. Das liegt zum einen daran, dass der Begriff *Hypnose sowohl* für das Verfahren steht, mit dem eine hypnotische Trance herbeigeführt wird, *als auch* für die Erfahrung, in einer hypnotischen Trance zu sein. Ein weiterer Grund ist die Tatsache, dass es eine große Debatte darüber gibt, was Hypnose eigentlich ist. Der Autor bezeichnet seine Arbeit

---

10 Die Verwendung des Wortes Gefühl bei jemandem, der Informationen kinästhetisch verarbeitet, wäre ein Beispiel für Maßschneidern, Nutzbarmachung und strategisches Vorgehen.

als hypnotisch fundierte Psychotherapie, da er durch sein Engagement in der Hypnose-Gemeinschaft in diese Art der Konzeptualisierung von Kommunikation und der Umsetzung strategischer Absichten in der Psychotherapie eingeführt wurde und sich daran orientiert hat.

Was Hypnose ist und wie sie wirkt, ist ein faszinierender Gegenstand von Forschungsarbeiten und Studien. Eine weitere Facette der hypnotisch fundierten Psychotherapie besteht darin, den sozialen Kontext und die Erwartungen von Menschen zu verstehen, die einen in Hypnose ausgebildeten Therapeuten aufsuchen oder feststellen, dass ihr Therapeut in der Anwendung von Hypnose erfahren ist. Im ersten Fall erlaubt der Kontext der Hypnose den Therapeuten, nachdem sie Mythen und falsche Vorstellungen ausgeräumt haben, auf ungewöhnliche (hypnotisierende) Weise zu sprechen. Auch wenn es für Redenschreiber üblich ist, in dreifacher Ausführung zu sprechen (z. B. Freunde, Römer, Landsleute), werden Sie es vielleicht seltsam finden, wenn sie Ihren Freund in einer lockeren Unterhaltung dabei beobachten. Im Rahmen einer hypnotischen Befragung wird jedoch durch die Wiederholung des Themas und die Variation, ähnlich wie bei der Interaktion zwischen Säugling und Pfleger, das Engagement aufrechterhalten und gefördert, und es bietet sich die Möglichkeit, strategische Absichten zu säen. Therapeuten, die Einflussmöglichkeiten schätzen und die Verkörperung verstehen, passen ihren Inhalt und ihre Ausführung an, während sie die Reaktionsfähigkeit des Klienten beobachten. Die bewusste Nutzung der Fähigkeiten und des Verständnisses der Therapeuten, kombiniert mit der Utilisierung der Erfahrungsressourcen, der Motivation und der Ziele ihrer Klienten, zusammen mit der Nutzung von Elementen und Aspekten des klinischen Umfelds selbst, verwandelt jede therapeutische Begegnung in eine hypnotisch fundierte Psychotherapie.

Literatur

Ackerman, J. Nocera, C. Bargh, J. (2010). Incidental Haptic Sensations Influence Social Judgments and Decisions. *Science*, 328(5986), 1712–1715.

Alter, D. & Sugarman, L. (2017). Reorienting Hypnosis Education. *American Journal of Clinical Hypnosis*, 59(3), 235–259.

Bargh, J. (2017). Before You Know It: The Unconscious Reasons We do What We Do. Atria.

Calise, A., & Giese, M. A. (2006). Nonvisual motor training influences biological motion perception. *Current Biology*, 16, 69–74.

Chartrand, T. L., & Lakin, J. (2013). The antecedents and consequences of human behavioral mimicry. *Annual Review of Psychology*, 64, 285–308.

Cialdini, R. B. (2008). *Influence* (5th ed.). Pearson.

Dijksterhuis, A. & Nordgren, L. (2006). A Theory of Unconscious Thought. *Perspectives on Psychological Science*, 1, 2, 95–109.

Duncan, B, Miller, S. Wampold, B. et al. (Eds). (2010). The Heart & Soul of Change: Delivering What Works in Therapy (2nd ed). American Psychological Association.

Erickson, M. H., & Rossi, E. L. (1976). Two level communication and the microdynamics of trance and suggestion. *American Journal of Clinical Hypnosis*, 18(3), 153–171.

Frank, J. D. (1961). Persuasion and healing. Johns Hopkins Press.

Garbarini, F., & Adenzato, M. (2004). At the root of embodied cognition: Cognitive science meets neurophysiology. *Brain and Cognition*, 56, 100–106.
Gladwell, M. (2007). Blink: The power of thinking without thinking. Little, Brown and Company.
Glenberg, A. (1997). What memory is for. *Behavioral and Brain Sciences*, 20, 1–55.
Glenberg, A. & Kaschak, M. (2002). Grounding language in action. *Psychonomic Bulletin & Review* 9 (3), 558–565.
Goldin-Meadow, S. & Beilock, S. L. (2010). Action's Influence on Thought: The case of Gesture. *Perspectives on Psychological Science*, 5(6), 664–674.
Gredebäck, G. (2010, May 27) – TEDxGöteborg – Gustaf Gredebäck – The Mirror Neuron System: Understanding Others as Oneself [Video]. YouTube. https://www.youtube.com/watch?v=DY1HAJGpyVw
Holt, L. E., & Beilock, S. L. (2006). Expertise and its embodiment: Examining the impact of sensorimotor skill expertise on the representation of action-related text. *Psychonomic bulletin & review*, 13(4), 694–701.
Hope. A. E. & Sugarman, L. (2015). Orienting Hypnosis. *American Journal of Clinical Hypnosis*, 57(3), 212–229. https://doi.org/10.1080/00029157.2014.976787
Kahneman, D. (2011). Thinking, fast and slow. Farrar, Straus and Giroux.
Kirsch, I. (1997). Suggestibility or hypnosis: What do our scales really measure? *International Journal of Clinical and Experimental Hypnosis*, 45, 212–225.
Kirsch, I., & Lynn, S. J. (1997). Hypnotic involuntariness and the automaticity of everyday life. *American Journal of Clinical Hypnosis*, 40, 329–348.
Kirsch, I., & Lynn, S. J. (1998). Social-cognitive alternatives to dissociation theories of hypnosis. *Review of General Psychology*, 2, 66–80.
Kirsch, I., & Lynn, S. J. (1999). Automaticity in Clinical Psychology. *American Psychologist* Vol. 54, 7, 504–515.
Lang, E. & Laser E. (2011). Patient Sedation without Medication: Rapid Rapport and quick hypnotic techniques. CreateSpace Independent Publishing.
Lankton, S., & Lankton, C. (1983). The Answer Within: A Clinical Framework of Ericksonian Hypnotherapy. Brunner.
Lankton, S. (2017). Conscious/unconscious dissociation induction: Increasing hypnotic performance with resistant clients. In V. K. Kumar & S. R. Lankton (Eds.). Hypnotic Induction: Perspectives, Strategies, and Concerns, pp. 53–63. New York: Routledge. [Also in American Journal of Clinical Hypnosis, 59 (2), 175–185].
Lankton, S. (2019). Use of Multiple-Embedded Metaphor to Facilitate Change. In M. Jensen (Ed.) Hypnotic Techniques, Vol. 1: Favorite Methods of Master Clinicians (pp. 82–94). Denny Creek Press.
Liang, Y., Shimokawa, K., Yoshida, S. et al. (2020). What »Tears« Remind Us of: An Investigation of Embodied Cognition and Schizotypal Personality Trait Using Pencil and Teardrop Glasses. *Frontiers in Psychology*, 10, 1–16.
Niedenthal, P. M., Barsalou, L. W., Winkielman, P. et al. (2005). Embodiment in attitudes, social perception, and emotion. *Personality and Social Psychology Review*, 9, 184–211.
Niedenthal, P. M. (2007). Embodying emotion. *Science*, 316, 1002–1005.
Lynn, S. J., Kirsch, I. & Hallquist, M. H. (2008). Social cognitive theories of hypnosis, In: M. Nash & A. Barnier (eds.). The Oxford Handbook of Hypnosis (pp. 111–139). Oxford University Press.
Miller, S. D., Hubble, M. A., Duncan, B. L. et al. (2010). Delivering what works. In: B. L. Duncan, S. D. Miller, B. E. Wampold & M. A. Hubble (eds.) The heart and soul of change: Delivering what works in therapy (pp. 421–429). American Psychological Assoziation. https://doi.org/10.1037/12075-014.
Norman, D. A., & Shallice, T. (1986). Attention to action: Willed and automatic control of behavior (pp. 1–18). Springer US.
Rizzolatti, G., Fadiga, L., Gallese, V. et al. (1996). Premotor cortex and the recognition of motor actions. *Cognitive Brain Research* (3), (2), 131–141.

Roediger, H. L., McDermott, K. B., & Robinson, K. J. (1998). The role of associative processes in producing false remembering. In M. A. Conway, S. Gathercole, & C. Cornoldi (Eds.), Theories of memory II (pp. 187–245). Hove, Psychological Press [Hove, UK].

Rosen, S. (2013). One thousand induction techniques and their application to therapy and thinking. In Ericksonian Methods (pp. 347–362). Routledge.

Shapiro, S. L., & Schwartz, G. E. (2000). The role of intention in self-regulation: Toward intentional systemic mindfulness. In Handbook of self-regulation (pp. 253–273). Academic Press.

Shor, R. E. (1959). Hypnosis and the concept of the generalized reality-orientation *Am J Psychotherapy*, 13 (3), 582–602. https://doi.org/10.1176/appi.psychotherapy.1959.13.3.582

Short, D. (2017). Principles and Core Competencies of Ericksonian Therapy The 2017 Research and Teaching Manual for Ericksonian Therapy. http://www.iamdrshort.com/PDF/Papers/Core%20Competencies%20Manual.pdf (Zugriff am 24.04.2024).

Short, D. (2020). From William James to Milton Erickson: The Care of Human Consciousness. Archway Publishing.

Short, D. (2022, April 23). Making Hypnosis More Effective by Activating Unconscious Intelligence. Presentation offered by The Clinical Hypnosis Society of New Jersey, April 23, 2022.

Siegel, D. (2011). Explains Mirror Neurons in Depth https://www.youtube.com/watch?v=Tq1-ZxV9Dc4 (Zugriff am 24.04.2024).

Silber, S. (1980). Induction of Hypnosis by Poetic Hypnogram, *American Journal of Clinical Hypnosis*, 22:4, 212–216, DOI: 10.1080/00029157.1980.10403230

Staffin, R. (2020). More Common Therapy. The Experiential Psychotherapy of Jeffrey K. Zeig, PhD. Zeig, Tucker & Theisen, Inc.

Thompson, K. (2009). A Rationale for Suggestion in Dentistry. American Journal of Clinical Hypnosis (51)4.

Wagstaff, G. F., David, D., Kirsch, I. et al. (2010). The cognitive-behavioral model of hypnotherapy. In S. J. Lynn, J. W. Rhue, & I. Kirsch (Eds.), Handbook of clinical hypnosis (S. 179–208). American Psychological Association. https://doi.org/10.2307/j.ctv1chs5qj.11

Wampold, B. & Imel, Z. (2014). *The Great Psychotherapy Debate: The Evidence for What Makes Psychotherapy Work* (2nd ed.). Routledge.

Weitzenhoffer, A., When is an »instruction« an »instruction«? *International Journal of Clinical and Experimental Hypnosis*, 22(3), 258–269. https://doi.org/10.1080/00207147408413005

Williams, L. E., & Bargh, J. A. (2008). Experiencing physical warmth promotes interpersonal warmth. *Science*, 322 (5901), 606–607.

Wilson, M. (2002). Six views of embodied cognition. *Psychonomic Bulletin & Review*, 9, 625–636.

Woody, E. & Sadler, P. (2008). Dissociation theories of hypnosis. In: M. Nash & A. J. Barnier (Eds.). *The Oxford Handbook of Hypnosis Theory, Research and Practice*. (pp. 81–110). Oxford Press.

Zeig, J. (1985). Experiencing Erickson: An introduction to the man and his work. Bruner/Mazel.

Zwaan, R. A. (1999). Embodied cognition, perceptual symbols, and situation models. *Discourse Processes*, 28(1), 81–88. https://doi.org/10.1080/01638539909545070

3 Prozessorientiertes Therapieren nach der OMNI-Regressions-Hypnose

Hansruedi Wipf

3.1 Einleitung

Schneller sichtbare, messbare und dadurch vergleichbare Resultate erzielen und dies alles mit einfach erlern- und reproduzierbaren Therapieprozessen? In meinem Beitrag beschäftige ich mich damit, was die Voraussetzungen hierfür sind, wie und warum es funktioniert, was die Vorteile aus Sicht Therapeut und noch viel wichtiger aus Sicht Klient sind, wie mögliche Bedenken oder Einwände ausgeräumt werden können und wie dies alles zu einer allgemeinen Entlastung des Gesundheitswesens führt.

Die Technik, welche genau dies ermöglicht, ist die aufdeckende Hypnosetherapie – die Regression – basierend auf klar definierten und jederzeit reproduzierbaren Prozessschritten. Dies ermöglicht messbare und vergleichbare Resultate und an Resultaten müssen wir Hypnosetherapeuten gemessen werden – nichts anderes zählt und all dies, ohne auf Menschlichkeit oder einfühlsames Therapieren verzichten zu müssen. Das Therapiewesen allgemein muss sich vermehrt den WZW-Kriterien stellen – Wirksamkeit, Zweckmäßigkeit, Wirtschaftlichkeit. Wie dies mit der Regressionshypnosetherapie sowie prozessorientiertem Arbeiten gelingt, wie rasch dies erlernt und angewendet werden kann, und warum wir bei OMNI Hypnosis International voll auf dieses Vorgehen setzen, erfahren die Leser auf den folgenden Seiten.

Das prozessorientierte, reproduzierbare Vorgehen, ist es, was die Hypnosetherapie wie wir sie tagtäglich für unsere Klienten weltweit einsetzen, so einfach zu vermitteln, erlernen und anzuwenden macht. *Einfachheit, Klarheit, Reproduzierbarkeit.*

3.2 Die Vergangenheit verstehen – Der Ursprung der alles erst ermöglichte – Ehre wem Ehre gebührt

Als Gerald F. Kein das OMNI Hypnosis Training Center 1979 in Florida, USA, gründete und die Hypnose zu seiner einzigen Einnahmequelle machte, wurde er zum Pionier, denn von der Hypnose konnten anfänglich die wenigsten Therapeuten leben. Gerald Kein machte genau das möglich, indem er die Regressions-Hypnosetherapie und deren Effizienz und Effektivität zum ersten Mal in einen noch rudimentären, jedoch reproduzierbaren Prozess verpackte, den wir in seinem Kern heute noch nutzen und erfolgreich anwenden.

Dieses prozessorientierte Arbeiten hatte zur Folge, dass das Erlernen der Hypnose sowie der damit verbundenen therapeutischen Techniken innert kürzester Zeit möglich wurde. Für die Absolventen der Ausbildung wurde die Anwendung in der Praxis umgehend nach der Ausbildung Realität und die Erfolge stellten sich bei den Klienten viel rascher ein. Mit nur wenigen Wiederholungen des Therapieprozesses entwickelten die Hypnosetherapeuten und Hypnosetherapeutinnen große Sicherheit in der Anwendung der Methode und des Prozesses und erzielten so für ihre Klienten überzeugende Resultate. Erfolge beflügeln und führen zu einer stärkeren Nachfrage der angebotenen Therapieleistung. So gelang der erfolgreiche Einstieg in den Beruf des Hypnosetherapeuten viel rascher. Obwohl die Krankenkassen die Hypnosetherapie meist nicht vergüteten, konnten die Kosten für die Patienten auf einem Minimum gehalten werden, denn die meisten alltäglichen und weniger alltäglichen Probleme konnten in zwei, drei Sitzungen gelöst werden. Somit waren die Kosten für die Patienten überschaubar und die Hypnosetherapie eine attraktive Alternative zu herkömmlichen aber oft langwierigen und bedingt wirksamen Methoden.

3.3 Gerald Kein und Dave Elman – zwei Genies der Hypnose und der Menschlichkeit

Gerald Kein (1939–2017) war der bedeutendste und einflussreichste Schüler von Dave Elman (1900–1967). Nur mit dem Willen vom Besten zu lernen und seiner Hartnäckigkeit ausgerüstet, gelang es dem jungen Kein, sich Zugang zu den Ausbildungen zu verschaffen, indem er sich als Tontechniker anbot, der Elmans Vorträge und Ausbildungen aufnehmen würde. Elman willigte nicht sofort ein, aber Keins Beharrlichkeit überzeugten Elman schließlich – und der Rest ist Geschichte. Es ist dementsprechend Gerald Kein zu verdanken, dass wir heute noch den faszinierenden und lehrreichen Audio-Aufnahmen von Dave Elman lauschen können.

Es war ebenfalls Gerald Kein, der die Techniken und den Namen von Elman in den 1980er und 1990er Jahren am Leben erhielt und Dave Elman zu einer oft erwähnten Persönlichkeit in der Geschichte der Hypnose machte. Heute ist Elman und seine Pionierarbeit aus der modernen, aufdeckenden Hypnosetherapie nicht mehr wegzudenken.

Gerald Kein machte nie einen Hehl daraus, von wem er was gelernt oder wer ihm welche Technik vermittelte hatte. So auch die Kernkompetenz von OMNI Hypnosis: Die aufdeckende Hypnosetherapie – die Regression. In all seinen Ausbildungen würdigte er Elman mehrfach und ließ seine Studenten in speziell eindrückliche

Audios reinhören. Unter anderem ist eine Aufnahme von Elman zu hören, in der er einen Stotterer vor Ärzten, die ihre Patienten mit Sprachproblemen mitbringen konnten, innert 20 Minuten vom Stottern befreite. Dieses Audio erstaunt auch heute noch und rührt nicht wenige zu Tränen. Elman erlöst auf sehr direkte, jedoch einfühlsame Art und Weise den damals 49-jährigen Mann von seinem Leiden. Elman wusste, dass niemand als Stotterer geboren wird und führt den Mann an den Ursprung des Problems (Auslöser – auch ISE, Initial Sensitizing Event, genannt) zurück, wo dieser, als er 3 Jahre alt war, von seinem Vater für ein Missgeschick geschlagen wurde. Der Junge wurde gezwungen zu reden, obwohl er nicht reden wollte. Er wollte weinen, durfte es aber nicht, weil sein Vater es ihm nicht erlaubte (»*Sag, was hast du gemacht!? Hör auf zu weinen, los, sag schon, was du da gemacht hast?!*«). Sein Weinen blieb durch diesen Konflikt auf unterbewusster Ebene (bewusst nicht wahrnehmbar) stecken und zeigte sich anschließend in Form von einem starken Stottern. Extrem einfühlsam löst Elman dann diesen Konflikt im Unterbewusstsein dieses Mannes auf, was ihn wieder fließend und ohne zu stottern reden ließ. 46 Jahre Stottern in 20 Minuten aufgelöst, anhand einer simplen aufdeckenden Hypnosetherapie.

Elman wird fälschlicherweise oft als »autoritärer« Hypnosetherapeut dargestellt – die Realität könnte nicht weiter entfernt sein. Dieses falsche Bild wird oft von denen gezeichnet, die Regression und Elman nicht verstehen oder kennen. Die direkte Herangehensweise an die Ursache ist hoch effizient. Dass auch mal Emotionen in Kombination mit unangenehmen Erlebnissen aus der Vergangenheit hochkommen, liegt in der Natur der Sache. Die Vergangenheit kann man nicht ungeschehen machen, wie danach jedoch diese Ereignisse auf emotionaler und somit energetischer Ebene neutralisiert werden, ist extrem menschlich und empathisch. Emotionen waren es, welche das Problem (Symptom) haben entstehen lassen. Es braucht auch wieder Emotionen und die Erkenntnisse aus der aufdeckenden Hypnosesitzung, um die negativen, unangenehmen Emotionen entsprechend zu neutralisieren.

3.4 Wichtige Errungenschaften durch Dave Elman

Sicherlich stechen drei größere Errungenschaften Elmans aus den vielen Beiträgen zur Modernisierung und Verbreitung der Hypnose heraus, die bis heute einen signifikanten Einfluss darauf haben, wie wir arbeiten. Sie haben zudem den Weg zur prozessorientierten, reproduzierbaren Hypnosetherapie geebnet:

3.4.1 Die Erarbeitung der heute als »Elman Induktion« bekannten Hypnoseeinleitung

Die DEI (*Dave Elman Induction*) hat ihren Ursprung 1912 und basiert teils auf den Beobachtungen von Hyppolite Bernheim (1840–1919), welcher bemerkte, dass seine

Patienten bei Folgesitzungen einfacher, schneller und tiefer in Hypnose gingen. Der Effekt der *Fraktionierung* war entdeckt und Elman, welcher Bernheims Buch »Suggestive Therapeutics«[11] gelesen hatte, baute die heute als Vertiefungstechnik bekannte Fraktionierung in seine von ihm entwickelte Hypnoseeinleitung ein. Das dreimalige Fraktionieren in der Elman Einleitung hat auch den Übernahmen »Three Tripps to Bernheim«.

Zum ersten Mal war es nun möglich, Menschen ganz gezielt und zuverlässig in die Hypnose zu führen. Wer den Text zu dieser Einleitung einigermaßen geschickt vorlesen kann, ist in der Lage, andere Menschen schon beim ersten Durchgang zu hypnotisieren. Vorher beruhte es meist auf Zufall oder Talent, ob es gelang, andere Menschen in die Hypnose zu führen. Die DEI eliminierte den Zufall und ermöglichte zudem das rasche Unterrichten und Anwenden von Hypnoseeinleitungen. Der Fokus konnte voll auf die therapeutische Arbeit gerichtet werden, weil man sich darauf verlassen konnte, dass die DEI den Klienten in Hypnose versetzte.

Ein erster, wichtiger Meilenstein auf dem Weg zum prozessorientierten Arbeiten war geschaffen, denn wer den 6 Prozessschritten der DEI folgt, kann zuverlässig hypnotisieren. Diese Prozessschritte sind heute noch dieselben:

1. Katalepsie kleiner Muskeln (meist Augenlieder)
2. Kurze Vertiefungstechnik
3. Dreifache Fraktionierung (Augen auf und zu)
4. Katalepsie großer Muskeln (meist Hand/Arm)
5. Zahlenamnesie
6. Kurze Vertiefungstechnik – und voilà, überprüfbarer Somnambulismus ist in vier bis sechs Minuten zuverlässig erreicht.

Die Elman Induktion kann auch durch Gerald Keins entwickelte Abkürzungen noch weiter reduziert werden, und zwar auf ein bis zwei Minuten oder gar zehn Sekunden, indem deren Essenz genutzt wird. »Schließe deine Augen und tue so, als ob du sie nicht mehr öffnen könntest.«

Hypnotisieren kann so einfach sein.

3.4.2 »Regress to Cause« Hypnosetherapie: *Every symptom has a cause*

Elman verstand und propagierte die Philosophie, dass jedes Symptom eine Ursache hat, ob sich dieses Symptom in Form von Asthma, einer Depression oder eines Stotterns zeigt, ist dabei unerheblich. Dieser Ansatz ermöglichte die Regressionshypnosetechniken – die »aufdeckende Hypnosetherapie« und vereinfachte und verkürzte den hypnotherapeutischen Ansatz, indem der Fokus nicht mehr auf den Symptomen, sondern auf deren Ursache im Unterbewusstsein gelegt wurde.

---

11 (Originaler Titel: »De la Suggestion et de ses Applications a la Therapeutique«)

Die Antworten zu dem »warum ein Symptom überhaupt erst entstehen konnte«, kommen direkt aus dem Unterbewusstsein der Klienten. Kein Einfluss von außen, keine Vermutungen oder Annahmen, keine theoretischen Ansätze, komplizierte Metaphern oder psychologische Interpretationen. Konkrete Antworten auf die Fragen nach dem Ursprung des Problems oder Symptoms. Die Informationen, die aus dem Unterbewusstsein des Klienten stammen, ermöglicht durch die erhöhte Erinnerungsfähigkeit im tiefen Somnambulismus, können nun zur Auflösung der mit dem verursachenden Ereignis verknüpften Emotion genutzt werden. Der Therapeut leitet diesen Prozess an und hilft dem Klienten, das geschehene einzuordnen und zu verstehen, was zu einer Integration und Neueinordnung des Geschehen führt und die Auflösung des Symptoms zur Folge hat. »Regress to Cause & Fix it« wird diese ursachenorientierte Technik heute genannt. Sie ermöglicht teils unglaublich schnelle Therapieerfolge, nicht nur auf seelischer, sondern auch auf körperlicher Ebene.

Hypnosetherapie kann so einfach sein.

3.4.3 Der zuverlässige Weg in die tiefsten Tiefen der Hypnose – den Esdaile-Zustand – und wieder zurück

Als der schottische Arzt und Hypnotiseur James Esdaile (1808–1859) um 1840 in Kalkutta, Indien, in Gefängnissen und Spitälern große chirurgische Eingriffe, inklusive Amputationen, durchführte, und als einziges Anästhetikum die tiefe Hypnose dazu nutzte (Chloroform kam erst später auf den Markt), benötigte er teils Tage, bis ein Patient so tief in Hypnose gehen konnte, dass diese komplexen chirurgischen Eingriffe schmerzfrei durchgeführt werden konnten. Ob es Esdaile tatsächlich gelang, seine Patienten regelmäßig und überprüfbar in diesen Zustand zu führen und ob es nicht einfach ganz tiefer Somnambulismus war, ist nicht unumstritten und kann auch nicht mehr zweifelsfrei ermittelt werden.

Das Erreichen des auch heute noch nach Esdaile benannten Zustands der sehr tiefen Hypnose, welcher ohne Zugabe weiterer Suggestionen unter anderem eine komplette, hypnotische Anästhesie ermöglicht, war langwierig, unzuverlässig und umständlich.

Ein Hauptmerkmal dieses faszinierenden Zustandes ist es, dass die hypnotisierte Person nicht mehr auf äußere Reize reagiert und dem Hypnotiseur nicht mehr zuhören möchte, weil eine Art mentale Euphorie eintreten kann. Diesem Zustand und dem daraus resultierenden Effekt ist es geschuldet, dass sich das Gerücht, man könne in Hypnose stecken bleiben, bis heute hartnäckig hält. In Tat und Wahrheit ist es unmöglich, in Hypnose »stecken zu bleiben« – auch wenn dies immer wieder mal behauptet wird. Wenn eine Person für eine gewisse Zeit nicht mehr aus dem Esdaile-Zustand herauskommt, dann weil die betreffende Person das selbst so entscheidet.

Elman wusste ob der Problematik, denn in seinen frühen Jahren, bevor er Mediziner, Zahnärzte und Psychiater ausbildete, war er in diversen Varieté Auftritten als Bühnenhypnotiseur unterwegs. Es kam immer wieder vor, dass einige der

Hypnotisierten spontan in den Esdaile-Zustand gingen und dann nicht mehr auf die Anweisungen des Hypnotiseurs reagierten. Das Risiko dieser Peinlichkeit führte dazu, dass Elman einen ebenso einfachen wie genialen Weg aus diesem Dilemma entwickelte (bekannt unter dem Begriff »Koma-Warnung«). Das Hauptproblem bestand jedoch weiterhin: wie kann man den Esdaile-Zustand zuverlässig und auf einfache Art erzielen?

Es war dieses Mal jedoch Pauline Elman (Elmans Ehefrau), welche die richtige Idee hatte, um den Prozess für den Esdaile-Zustand zu vereinfachen und zu beschleunigen. Durch den nun zuverlässigen Weg in den Esdaile-Zustand anhand der Vertiefungs-Ebenen A, B und C, gelingt es auch Anfängern der Hypnose, Dritte in relativ kurzer Zeit und mit wenigen Wiederholungen, in den komplett schmerzfreien Zustand anzuleiten. Basis dazu ist immer das vorherige Erzielen von solidem Somnambulismus, was durch die Elman Induktion ermöglicht wird.

Mit ein wenig Übung gehen in unseren Ausbildungen gut und gerne bis zu 90% der Teilnehmer in den Esdaile-Zustand. Die restlichen 10% benötigen meist einfach ein wenig mehr Zeit – dasselbe gilt natürlich auch für Klienten in einer Hypnosepraxis. Einmal erlernt, kann der wunderbare Zustand sogar innert weniger Sekunden auch anhand der Selbsthypnose erzielt werden, was viele praktische Vorteile hat, auf die niemand mehr verzichten möchte. Der Mensch genießt diesen Zustand ganz einfach und schließt die Außenwelt aus. Er ist ganz bei sich und möchte nur sehr ungern »gestört« werden und reagiert deshalb oft erbost bis grimmig, wenn er praktisch gezwungen wird, den Zustand anhand der Koma-Warnung aufzulösen[12].

Es gibt vier überprüfbare Anzeichen für den Esdaile-Zustand:

1. Automatische Abwesenheit von Schmerz ohne zusätzliche Suggestionen für Schmerzfreiheit (Hypno-Anästhesie).
2. Keine äußerlich sichtbaren Reaktionen auf plötzlichen Lärm (Klatschen, lautes Rufen).
3. Katatonie (Arme und Beine können unter ein wenig Zug »einrasten« und mühelos in der Luft »schweben«, ohne zu ermüden (auch bekannt als »Harley-Davidson Position«).
4. Die Pupillen reagieren nicht mehr auf grelles, blendendes Licht (Ein Augenlied muss dazu sanft angehoben werden und eine grelle Lichtquelle direkt ins Auge gerichtet werden).

Der Esdaile-Zustand und seine spannenden Effekte können u. a. im Schmerzmanagement, im Operationssaal, im Wundmanagement, nach Verletzungen im Sport oder nach medizinischen Eingriffen sowie im Stressmanagement genutzt werden. Der Zustand ist in sich selbst so tief erholsam, dass er zum beschleunigten Aufladen der »Batterien« (speziell nach einem Burnout) genutzt werden kann. Zudem dient er als Ausgangsbasis für die von Gerald Kein und Hansruedi Wipf entwickelten Zu-

---

12 Koma (Esdaile) Warnung: *»Ich zähle von eins auf fünf, spätestens bei fünf Augen auf, ansonsten programmiere ich dich so, dass du nie wieder in diesen wunderbaren Zustand zurückgehen kannst ... eins ... zwei ...«*

stände Ultra-Height® und Ultra-Healing® (welche wiederum weitere Phänomene ermöglichen, auf welche hier jedoch nicht im Detail eingegangen wird).

> *Tiefste Hypnosezustände sind so einfach zu erzielen.*

3.5 Ein Mann der vielen Talente mit einem wissbegierigen Schüler

Elman war ein Mann der vielen Talente. Er war in den USA ein weitum bekannter Radiomoderator der »Hobby Lobby« Show, ein begnadeter Musiker, dessen Kompositionen sogar von Louis Armstrong wiedergegeben wurden, und eben ein Pionier auf dem Gebiet der Hypnose, worin er Tausende unterrichtete. Sein Buch »Hypnotherapy« ist bis heute ein Klassiker.

Da der noch junge Gerald Kein als Tontechniker bei Elmans Vorträgen und Schulungen anwesend war, lernte er direkt von Elman und meinte später zu mir:

> »Weißt du, ich habe Elman zugeschaut, wie er vor versammeltem Fachpublikum die Menschen ohne Aufwand innert Minuten hypnotisierte und in wenigen Schritten durch die aufdeckende Hypnose (Regression) von ihren diversen Leiden befreite. Irgendwann war ich der Meinung, dass es immer so einfach ist wie Elman es vorzeigte – bis ich mich später selbst habe formell ausbilden lassen und merkte, dass andere alles so kompliziert präsentierten und nicht annähernd an die Resultate von Elman herankamen. Da wurde mir klar, wie einzigartig Elman und seine Techniken waren.«

Gerald Kein wollte unbedingt die Essenz und die Techniken von Elman aufrechterhalten und gründete deshalb 1979 das OMNI Hypnosis Training Center, wo er, basierend auf Elmans Erkenntnissen, zu unterrichten anfing.

Gerald »Jerry« Kein war versiert in der Hypnose und Hypnosetherapie. Es war beeindruckend ihm zuzuschauen, mit welcher Einfachheit und doch Eleganz und Eloquenz er hypnotisierte und seinen Schülern mit viel Humor Berührungsängste vor der Hypnose nahm und sie anleitete, es ihm gleich zu tun. Seine Ausbildungen waren ein Höhepunkt nach dem anderen und immer lehrreich, gespickt mit spannenden Anekdoten aus der Praxis.

Obwohl Jerry, wie er liebevoll von seinen Freunden genannt wurde, viele Gemeinsamkeiten mit Elman hatte, blieb er stets sich selbst treu. Es war sein ausdrücklicher Wunsch und sein Bestreben, die Hypnose und Hypnosetherapie weiterzuentwickeln und so einfach wie nur möglich zu gestalten. Er entwickelte selbst diverse Ergänzungen und Weiterentwicklungen und integrierte existierende Techniken, welche genau wie Elmans Techniken einfach in der Anwendung, prozessorientiert, reproduzierbar und einfach zu erlernen sind. Er war ebenfalls sehr zielstrebig im Hypnotisieren und im Therapieren. Jerry wollte immer rasche Lösungen im Sinne des Klienten erzielen. Sein Spruch »Regress ›em to cause and yell *next!*« hält sich bis heute. Irgendwelche unnötigen und diffusen Ängste rund um die Hypnose zu vermitteln, war ihm fremd. Wenn er hypnotisierte, dann mit einer Natürlichkeit und einem Selbstverständnis, welches den Schülern jegliche Bedenken nahm. Man spürte einfach, dass man gerade Zeuge von etwas Außergewöhnlichem geworden war – der Hypnosetherapie in ihrer vollendeten Kunstform – nur, dass dies eben erlernbare, reproduzierbare »Kunst« war. Es war eine wahre Freude ihm zuzuschauen. Angst war schon immer ein schlechter Therapiebegleiter und ich bin einfach nur dankbar dafür, dass ich von ihm direkt lernen durfte. Seine positive, menschliche Art hat mich zutiefst beeindruckt und geprägt. Er mochte es nicht, wenn ihn andere als Guru bezeichneten, sondern war immer der Überzeugung, dass das, was er vorzeigte und unterrichtete, von allen erlern- und anwendbar ist. Talent im Umgang mit Menschen ist hilfreich, aber alles andere kann man sich mit harter Arbeit und Fleiß aneignen.

3.6 Die nächste Generation

Seine Frau, Shirley Kein, meinte zu mir, dass sie, als sie Jerry zum ersten Mal unterrichten sah, wusste, dass er seine Berufung gefunden hatte. Und so sollte es auch sein – er unterrichtete bis zu seinem Tod über 10.000 Schüler. Die letzten Jahre, von 2012–2017, stand er gemeinsam mit mir vor den Klassen in den USA. Es war ein unglaubliches Privileg, von diesem begnadeten Ausbildner und Pionier der Hypnose noch aktiv lernen zu können und ihn als Mentor an meiner Seite zu wissen. Einen der einflussreichsten Ausbildner und Therapeuten in der Geschichte der modernen Hypnose, der Schüler aus über 80 Ländern unterrichtete.

1998 entdeckte ich zum ersten Mal seine auf VHS-Kassetten vermittelten Techniken. Es sollte aber bis 2006 dauern, bis ich mich persönlich durch ihn in den USA ausbilden ließ. 2007 fragte er mich an, ob ich OMNI in Europa einführen wollte, was ich als größte Chance meines Lebens erkannte. Ab 2008 unterrichtete ich im deutschsprachigen Raum die OMNI-Techniken und Methoden, dies noch nebenberuflich, bis ich anfangs 2010 das Ausbilden und Therapieren zu meinem Vollzeitjob machte – es wurde zu meiner Berufung und begeistert mich bis heute.

2012 wählte mich Gerald Kein als offiziellen Nachfolger aus und übergab mir 2015 komplett die Geschicke der Firma. Heute ist OMNI Hypnosis International eine Schweizer Firma, ohne jedoch die amerikanischen Wurzeln zu verneinen, die von meinem Geschäftspartner, Mitinhaber und CEO Adrian Brüngger geleitet wird. Ich weiß es sehr wohl zu schätzen, Gerald Kein als meinen Freund und Mentor gehabt zu haben – er inspiriert und motiviert mich bis heute. OMNI ist heute in über 20 Ländern und 50 Standorten präsent und hat über 18.000 Schüler ausgebildet, ist seit 2015 ISO 9001 zertifiziert und ist aktiv in der Erforschung der Hypnose beteiligt (HypnoScience® Projekt). Was ISO 9001 und das HypnoScience® Projekt mit Reproduzierbarkeit, Mess- und Vergleichbarkeit zu tun haben, wird zu einem späteren Zeitpunkt in diesem Kapitel vermittelt. Die in der Zwischenzeit veröffentlichten Studien können auf www.hypno.science eingesehen werden.

3.7 Einfachheit. Klarheit. Reproduzierbarkeit.

Wir bei OMNI wollen den durch unsere Vorgänger eingeschlagenen Weg weitergehen. Wir wollen die Hypnose und Hypnosetherapie weiterhin einfach halten, »demokratisieren«, allen Menschen zugänglich machen und als das vermitteln, was sie ist: die wohl natürlichste Hilfe zur Selbsthilfe. Einfach erlern- und anwendbar.

Jedes Kind sollte die Selbsthypnose und seine Vorteile kennen und nutzen lernen. Die Selbsthypnose würde schon ganz viele Probleme erst gar nicht entstehen lassen und wenn dann tatsächlich einmal ein Problem vorhanden ist, dann sollte der erste Gedanke der Menschen sein, »kann mir ein Hypnosetherapeut helfen?«. Hypnose, Selbsthypnose und Hypnosetherapie ermächtigen die Menschen, geben ihnen Kraft und Selbstbestimmung zurück, machen sie unabhängiger, verschaffen Klarheit oder auch mal Übersicht, helfen dabei, Vergangenes loszulassen und im Hier und Jetzt ein gesünderes, erfüllteres und sinnvolleres Leben zu leben.

Wie unsere Vorgänger sehen wir es als unsere Pflicht, ihre Arbeit weiterzuführen, darauf aufbauend weiterzuentwickeln und die Hypnose als Zustand sowie die OMNI-Hypnosetherapie als Technik allen Menschen zugänglich zu machen. Gerald Kein sagte, dass wenn wir nur das tun und anwenden, was wir gelernt haben, so bringen wir die Hypnose nicht weiter. Wir müssen konstant nach Verbesserungen suchen, neue Ideen kreieren und austesten, ob wir nicht noch effizienter, noch effektiver arbeiten können. Die Japaner würden es »Kaizen[13]« nennen. Darum halten wir an folgenden Grundsätzen fest:

3.7.1 Einfachheit

Einfachheit gewinnt. Etwas vermeintlich so kompliziertes und komplexes wie die menschliche Psyche auf seine Einfachheit zu reduzieren ist eine Kunst – was Elman und Kein zweifelsfrei eindrücklich geschafft haben.

Elmans Entwicklung der nach ihm benannten Induktion, der Ansatz, dass jedes Symptom eine Ursache (Auslöser) hat, die aufdeckende Hypnosetherapie (Regression) und Gerald Keins Anstrengungen, die Regression prozessorientiert und somit reproduzierbar zu gestalten, sind die Ingredienzen zu erfolgreichen Hypnosesitzungen und gesunden Menschen.

Dies beginnt bereits im Unterricht und beim Vermitteln der Informationen. Wenn die Hypnose als kompliziert, langwierig und schwierig zu erlernen vermittelt wird, sich die Ausbildungsdauer über Monate, wenn nicht sogar Jahre hinwegzieht, so ist es kein Wunder, dass die Erfolge sehr überschaubar bleiben, denn das wahre Lernen beginnt mit dem aktiven Therapieren. Wenn dann auch noch hinter jeder Windung vermeintliche Gefahren lauern, wenn angehende Hypnosetherapeuten mit diffusen Ängsten geimpft werden, weil ein Ausbildner dies selbst so vermittelt

---

13 Kaizen ist ein Verfahren aus der japanischen Fertigungstechnik und bedeutet konsequentes Innovationsmanagement oder einfach Verbesserung. Die Kaizen-Philosophie steht für Verbesserungen von jedem, immer und überall. (https://refa.de/service/refa-lexikon/kaizen#, Zugriff am 26.04.2024)

bekommen hat und auch so weitergibt, was will man dann erwarten? Das wahre Potential der Hypnose wird leider allzu oft durch Ängste und limitierende Glaubenssätze und Fehlinformationen so stark in ihrer Wirksamkeit eingeengt, dass die Erlebnisberichte anderer als maßlos übertrieben angeschaut werden, weil man selbst nicht im Stande ist, auch nur annähernd solch erstaunliche Resultate zu erzielen. Wenn dies dann noch gepaart wird mit dem Irrglauben, dass »normale« Menschen ohne akademische Titel die Hypnose nicht nutzen dürfen, um anderen zu helfen, so ist dies ein Irrweg, der das Gesundheitswesen nicht entlastet und viele Menschen davon abhält, ihre Probleme rasch und nachhaltig zu lösen. Deshalb ist eine Demokratisierung der Hypnose und Hypnosetherapie dringend notwendig. Dies geschieht allerdings nicht, indem sie »elitärisiert« oder gar monopolisiert wird und nur noch von Psychologen, Psychotherapeuten, mit Dr. oder gar Professorentitel praktiziert werden darf. Die Hypnose als Zustand ist ein Allgemeingut – man könnte sogar sagen, ein Menschenrecht. Die Hypnosetherapie ist einfach zu erlernen und anzuwenden, denn Eltern sind die ersten Hypnotiseure, welche Kinder kennen lernen und jede Mutter, die einem Kind das blutende Knie schmerzfrei pustet, ist eine Hypnotiseurin, denn sie wendet »Wachhypnose-Techniken« an. So schwierig kann es nun wirklich nicht sein.

Ich bin mir sehr wohl bewusst, dass meine Ausführungen und Ideen zur Demokratisierung und somit Verbreitung und Akzeptanz der Hypnose nicht überall willkommen sind. Von einigen werden sie gar als vermeintlich »gefährlich« verschrien. Am Ende des Tages wird sich die Vernunft und die Hypnose durchsetzen, denn sie gehört uns allen. Die ganz große Mehrheit der Menschen, welche Hypnosetherapie bei uns erlernt hat und heute einsetzt, leistet tolle Arbeit. Wie bei allen anderen Berufen auch, gibt es solche, die weniger geeignet sind. Sie scheiden aber meist aus dem Markt aus und widmen sich anderen Tätigkeiten. Sie werden nicht künstlich weiter am Leben erhalten, indem die Krankenkassen für Minderleistungen auch noch bezahlen, einfach weil die Therapieform kassenanerkannt ist.

Gerne zitiere ich hier Herbert Spiegel (1914–2009), einen renommierten Psychiater aus den USA, welcher sich der Hypnose verschrieben hat:

> »Die willkürliche Behauptung einiger Fachleute aus Medizin und Psychologie, dass Hypnose in ihren ausschließlichen Zuständigkeitsbereich fällt, übersieht, dass Trancephänomene ungeachtet der akademischen Kategorien in allen Bereichen und Kulturen vorkommen.
> Nur weil Meteorologen das Wetter studieren, können sie keine Exklusivrechte an den Phänomenen beanspruchen.
> Wenn wir über spezielles Wissen über Hypnose verfügen, ist es unsere ethische Verpflichtung, dieses Wissen mit anderen zu teilen, die in ihren eigenen Bereichen fleißig an ihrer eigenen Arbeit arbeiten. Indem wir es teilen, können wir sehr wahrscheinlich auch von ihnen lernen. Wenn wir uns anmaßen zu behaupten, dass nur wir dieses Wissen nutzen können, bläht das unsere Rolle auf, macht uns lächerlich und untergräbt unsere eigene Glaubwürdigkeit.
> Die Frage des Missbrauchs ist eine andere, und wir sollten uns dem Missbrauch der Hypnose durch jede Berufsgruppe energisch widersetzen.«[14]

---

14 Übersetzt nach Spiegel, H. (1980). Letter To The Editor. *The American Journal of Clinical Hypnosis.* 23(2).

Anmerkung seitens des Autors zum Thema »Missbrauch« in der Hypnose:
Wenn Missbrauch geschieht, dann nicht wegen der Hypnose oder weil jemand im hypnotischen Zustand vermeintlich willenlos wäre, sondern weil es ein Machtgefälle gab, welches durch eine moralisch und ethisch nicht für die Hypnose-Praxis geeignete Person ausgenutzt wurde. Dies hat, und ich betone dies, nichts, aber wirklich nichts mit der Hypnose zu tun, sondern ist dem Umstand geschuldet, dass der Therapeut eine Person in verletzlicher Situation ausgenutzt hat. Dies geschieht überall dort, wo Machtgefälle und moralisch und ethisch zweifelhaftes (und zu verurteilendes) Verhalten aufeinandertreffen. Dies kann in der Familie geschehen, in der Schule, der Kirche, auf dem Zahnarztstuhl, in der Psychotherapie oder in einer Klinik. Ein offizieller, anerkannter Titel garantiert noch lange nicht korrektes Verhalten oder moralische Überlegenheit. Die Presse ist voll mit Missbrauchsfällen, die aus Berufsgattungen kommen, wo man meinen müsste, sicher aufgehoben zu sein. Leider werden der Missbrauch und die Übergriffe dann jedoch wegen falsch verstandenem Standesdünkel noch um Jahre oder gar Jahrzehnte verschleiert und vertuscht, anstatt für Aufklärung und Bestrafung zu sorgen. Je mehr die Menschen die Hypnose kennen und verstehen, ja vielleicht sogar anwenden, entweder für sich selbst oder Dritte, desto mehr tragen wir alle zu einer widerstandsfähigeren Gesellschaft bei, die sich auch weniger manipulieren oder missbrauchen lässt.

Wenn die Hypnose als von Jedermann einfach zu erlernende Technik unterrichtet wird, nach einem einfach verständlichen, reproduzierbaren, hoch effektiven Prozess, so wird die Hypnose zum Allgemeingut. Ein Zustand der nicht nur 100 % natürlich ist, sondern in sich selbst eine wohltuende und heilende Wirkung auf die Psyche, den Geist und den Körper hat.

Wie man andere Menschen zuverlässig hypnotisieren kann, ist in weniger als einer Stunde vermittelbar. Darin versiert zu werden, gelingt den meistern Teilnehmern unserer Ausbildungen schon am dritten Tag. Ich sage spaßeshalber immer wieder mal »wer lesen kann ist im Vorteil und wer lesen kann, kann auch hypnotisieren«. So einfach ist das. Alle Teilnehmer und dies ausnahmslos, lernen schon am ersten Tag andere Mitschüler zu hypnotisieren. Zuerst nehmen wir ihnen die Bedenken, dass sie es nicht schaffen, lösen Missverständnisse rund um die Hypnose auf, erklären ihnen die Wirkweise und Definition der Hypnose und schon setzen sie sich hin und nutzen die Elman Induktion für ihre ersten Erfahrungen als Hypnotiseure. Durch vielfache Wiederholung und praktisches Üben stellt sich Sicherheit im Umgang mit den OMNI-Methoden ein, so dass unsere Schüler sie bereits am ersten Tag nach der Ausbildung, zuversichtlich und mit Erfolg bei den ersten zahlenden Klienten anwenden können.

Viele Menschen meinen, dass sie zum Hypnotiseur gehen, wegen der »Hypnose«. Nein, die Menschen gehen zum Hypnotiseur wegen dem, was dort im hypnotischen Zustand geschieht – nämlich der therapeutischen Arbeit. Die Hypnose ist nur der Zustand, der erzielt werden muss, um dann im und mit dem Unterbewusstsein arbeiten zu können. Also *muss* das Erzielen des hypnotischen Zustands für den Therapeuten eine Selbstverständlichkeit sein, etwas, was er rasch und zuverlässig und ohne große Anstrengung erledigen kann.

> *Wenn »einfach« das Mindset ist, welches die Lernenden von Tag eins einer Ausbildung mit auf den Weg bekommen, dann gelingt das Lernen und die praktische Anwendung auch viel rascher.*

3.7.2 Klarheit

Klarheit schaffen. Wie Elman schon sagte: »*Jedes Symptom hat eine Ursache.*« Dies gilt für alle Symptome, die sich im Laufe unseres Daseins entwickeln. Wenn wir nun dieses einfach verständliche und vermittelbare Prinzip der Hypnosetherapie zugrunde legen, dann bedeutet dies, dass die Regression das Mittel der Wahl ist, weil sie vor allem auch Klarheit schafft für den Klienten.

Es bedarf jedoch Klarheit auf zwei Ebenen: erstens, bei denjenigen welche ausgebildet werden und die Techniken anwenden und zweitens, bei denjenigen, welche den Techniken folgen und durch die ursachenorientierte Hypnosetherapie Informationen erhalten, die ihnen Erkenntnisse geben, warum sie ein Symptom entwickelt haben. Wenn der Therapeut unsicher, der Therapieprozess unklar oder kompliziert ist, überträgt sich das meist auch auf den Klienten – beide verlieren sich in der Sitzung.

Die Menschen kommen mit allerlei möglichen Herausforderungen zu uns. Egal ob es seelische Herausforderungen sind oder körperliche Probleme wie Reizdarm, Migräne, Allergien, etc. Die Vorgehensweise ist im Normalfall immer dieselbe: *Regress to Cause & Fix it.* Sprich, das Symptom ist nur der Ausdruck des Unterbewusstseins, dass etwas nicht im Lot ist. Die Antwort ist im Unterbewusstsein des Klienten zu lokalisieren. Finde und identifiziere die Ursache, neutralisiere diese energetisch und emotional und der Körper und der Geist haben danach die Tendenz, den ihnen natürlichen und somit gesunden Zustand, wieder einzunehmen. Das Auflösen der Ursache wirkt befreiend und hat sogar auf tiefster Ebene des Immunsystems positive Auswirkungen.

Der therapeutische Ansatz bei OMNI schafft genau diese Klarheit. Wir interessieren uns nur dafür, wo das Unterbewusstsein des Klienten die Ursache für das bestehende Symptom verortet. Wir interpretieren die Antworten, die direkt aus dem Unterbewusstsein kommen *nicht*, sondern wir führen die Klienten durch einen klaren, strukturierten und einfach verständlichen, aber auch logischen Prozess, der es ihnen ermöglicht, den Konflikt auf unterbewusster Ebene selbst zu lösen. Natürlich unterstützt der Therapeut den Klienten auf diesem Weg, regt an und motiviert, aber am Ende des Tages geschieht die Veränderung immer im Menschen selbst – diese Arbeit kann und soll der Therapeut nicht übernehmen, denn *Hypnosetherapie ist wie Tango tanzen. Einer führt, der andere folgt.* Wenn beide verstehen, was zu tun ist, warum welcher Schritt wann erfolgt, dann sieht das wunderschön aus – synchron eben. Wenn nur einer der beiden nicht versteht, was wann und wie zu tun ist, gibt es keine Synchronität mehr, ist die Eleganz verschwunden.

Nach der Identifikation der Ursache, wenden wir genormte Prozessschritte an – bewährte und tausendfach erfolgreich angewendete Therapietechniken und Methoden, die überall auf der Welt gleich funktionieren, denn der Mensch hat, egal wo er lebt oder woher er ist, aus welcher Kultur er stammt, dieselben Grundbedürfnisse. Nach über 4000 persönlich durchgeführten Hypnosesitzungen auf fünf Kontinenten kann ich aus tiefster Überzeugung sagen, dass die aufdeckende Hypnosetherapie effizient, effektiv, nachhaltig und vor allem sicher ist. Niemand hat eine 100 % Erfolgsquote – und alle die so etwas behaupten, sind tatsächlich zu hinterfragen, aber die Geschwindigkeit, mit welcher Veränderungen mit der aufdeckenden Hypnosetherapie möglich sind, die breite Anwendungspalette von Symptomen die dadurch gelindert oder gänzlich zum Verschwinden gebracht werden können, sind beeindruckend und wohl einzigartig.

Sollte nach spätestens drei Sitzungen kein merklicher Fortschritt ersichtlich sein – was sehr selten vorkommt – so können immer noch andere Therapieansätze zur Anwendung kommen. Keine Methode, keine Technik ist perfekt – aber es gibt keine, die auch nur annähernd an die aufdeckende Hypnosetherapie herankommt und mit dieser Geschwindigkeit sichtbare und spürbare Resultate erzielt.

Regress to Cause & Fix it – es kann so klar und einfach sein.

3.7.3 Reproduzierbarkeit

Ein Prozess im therapeutischen Kontext ist erst ein Prozess, wenn er reproduzierbar ist – und dies unabhängig davon, von wem er angewendet wird oder welches Symptom angegangen werden soll. Wenn der Prozess dann auch noch einfach und verständlich ist und rasch erlernt werden kann, dann ist es ein solider Prozess.

Als ich die OMNI-Ausbildung 2006 absolvierte, erhielten wir einen Flowchart (Flussdiagramm) mit den einzelnen Therapieschritten für die Regression. Dieser Flowchart half mir ungemein, vor allem als Neuling und Quereinsteiger auf dem Gebiet der Hypnosetherapie. Schon meine allererste Hypnosesitzung (Meeresfrüchte-Allergie) konnte ich erfolgreich gestalten.[15]

Der Flowchart bildet den Therapieprozess ab, er ist eine Anleitung und eine Gedankenstütze zur Aufdeckung und Auflösung der Ursache des Problems im Unterbewusstsein. Er gibt dem Neuling Sicherheit. Folgt man dem Prozess, darf man davon ausgehen, dass sich die erwarteten Resultate einstellen.

Einige meinen fälschlicherweise, dass »Regression« einfach ein aufdecken der Ursache wäre und man dann den Klienten damit praktisch alleine lässt. Weit gefehlt! Ist die Ursache gefunden, beginnt die eigentliche Therapie erst. Wir lassen niemanden einfach den ISE nur erleben, um ihm dann zu sagen, »Jetzt weißt du es –

---

15 Therapieren war bis dahin übrigens nie auf meinem Radar – es kam mir nicht einmal im Ansatz in den Sinn – ich war zu fest verankert in der Welt der globalen Automobilindustrie – ich wollte einfach die Blitzhypnose erlernen und die Hypnose faszinierte mich seit ich 19 Jahre alt war – aber während der OMNI-Ausbildung bei Gerald Kein sah und erlebte ich Dinge, die einen tiefen und bleibenden Eindruck hinterließen und einen Prozess anstießen, der mein Leben grundlegend ändern sollte. Ich sehe dieses Phänomen heute in vielen meiner Schüler ebenfalls geschehen. Viele davon sind Quereinsteiger, die plötzlich eine Seite kennen lernen, die sie so noch nicht von sich kannten – wunderbar!

komm selbst damit zurecht.«, sondern begleiten diesen Menschen auf seinem Weg zur Selbstheilung. Es kann in der Tat geschehen, dass rein die Erkenntnis und das Verständnis warum ein Problem überhaupt entstehen konnte, zur sofortigen Auflösung des Problems/Symptoms beim Klienten führt. Dies bleibt jedoch ein zu großer Unsicherheitsfaktor, deshalb führen wir die Klienten auch bei vermeintlich »banalen« Ursachen durch den auflösenden Prozess. Wir wollen sichergehen, dass sich das Problem tatsächlich aufgelöst hat. Zweifel sind korrosiv in der Hypnosetherapie und Zweifel beim Klienten können eine Hypnosesitzung nachträglich sabotieren und Therapieerfolge beeinträchtigen.

3.8 Die Vorteile durch reproduzierbare, standardisierte Prozesse im Überblick[16]

1. Erleichtertes Lernen: Wenn es eine standardisierte Herangehensweise zur Problemlösung gibt, ist diese schneller und einfacher vermittelbar. Die Lernenden verstehen das zugrunde liegende Prinzip rascher, was die Wahrscheinlichkeit, dass die Techniken tatsächlich angewendet werden, erhöht.
2. Steilere Lernkurve: Wenn ein universell anwendbarer und genormter Prozess für alle möglichen Symptome zur Anwendung gebracht werden kann, und dieser durch stetige Wiederholung gefestigt wird, so ist auch die Lernkurve steiler. Therapieerfolge stellen sich rascher ein. Mit jeder Sitzung festigt sich der Prozess und die Prozesssicherheit wächst mit jedem Mal. Effizienz sowie Nachhaltigkeit der erzielten Resultate werden fortwährend gesteigert. Ressourcen werden geschont auf beiden Seiten, aber am meisten profitiert der Klient davon, indem er nicht in Endlosschleifen hängen bleibt.
3. Konsistente und erwartbare Ergebnisse: Wenn eine Therapietechnik reproduzierbar ist, können Therapeuten sicher sein, dass sie in den meisten Fällen dieselben Ergebnisse erzielen. Dies ist wichtig, um eine gleichbleibende Qualität und Wirksamkeit der Behandlung zu gewährleisten.
4. Fehleranalysen werden vereinfacht: durch gemeinsames Analysieren der Prozesse und das Besprechen von Abweichungen von den zu erwartenden Resultaten, können rascher aufschlussreiche Erkenntnisse gewonnen, Fehlerquellen eruiert und Missverständnisse eliminiert werden. Dies reduziert die Fehleranfälligkeit von künftigen Sitzungen und erhöht die Erfolgsquote.
5. Zufall und Talent werden minimiert: Wie überall im Berufsleben, der Kunst, der Musik oder im Sport, gibt es Menschen, die bringen ein sichtbares Talent mit. Diese wird es immer geben. Talent erleichtert den Einstieg, es erledigt aber nicht

---

16 Der OMNI-Hypnosetherapieprozess funktioniert unabhängig vom Thema, egal ob nun beim Abnehmen oder bei Allergien, Ängsten, Asthma, Blockaden, Depressionen, Migräne, Morbus Sudeck, Raucherentwöhnung, einem Reizdarm, Schlafproblemen, Selbstwertproblemen und Zwängen. Die Liste ist beliebig ergänzbar.

die harte Arbeit. Hartnäckigkeit und Leidenschaft sowie die Liebe zur Hypnose werden über kurz oder lang zu Erfolgen führen und Talent gar überholen können. Erfolge kreieren Begeisterung. Begeisterung kreiert Erfolge. Auch das größte Talent wird irgendwann auf Widerstand stoßen. Wenn dann nicht hartnäckig gearbeitet wird und die Erfolge ausbleiben, verglüht der Stern und geht rasch unter. Hier schlägt die Stunde derjenigen, die sich festzubeißen wissen. Reproduzierbare, standardisierte Prozesse helfen ihnen dabei, Großes oder gar Großartiges zu leisten.

6. Wissenschaftliche und klinische Etablierung der Hypnose: Reproduzierbare, standardisierte Hypnose- und Therapietechniken ermöglichen wissenschaftliche Studien und zeigen vergleichbare Erkenntnisse und Forschungsergebnisse auf. Zufriedene Klienten sind Validierung genug, aber unsere Welt funktioniert so, dass wir wissenschaftliche Beweisführung wollen. Dadurch können Therapeuten evidenzbasierte Praktiken anwenden, was ihnen und ihren Klienten mehr Sicherheit vermittelt. Das OMNI-HypnoScience®-Projekt bezweckt u. a. die wissenschaftliche Erforschung diverser hypnotischer Zustände und in einem weiteren Schritt, die universelle Anwendung der Therapietechniken bei Symptomen unterschiedlicher Natur.
7. Gemeinsames Lernen nach der Ausbildung: Reproduzierbare Therapietechniken tragen auch nach der Ausbildung dazu bei, Fallbesprechungen effizienter zu gestalten. Der Austausch ist dadurch einfacher, da alle dieselbe Sprache sprechen, die Prozesse und Abläufe genau kennen. Das Lernen hört nie auf.
8. Mehr Freude durch Erfolg: Nichts ist frustrierender, als eine Sitzung, die keinen sicht- oder spürbaren Erfolg brachte. Wenn beim Therapeuten ein Funken Ehrgeiz vorhanden ist, dann gibt er sich damit nicht zufrieden und sucht den Erfolg, will Resultate produzieren und somit zufriedene Klienten. Misserfolge sind Teil des Lebens. Ein Athlet kann auch nicht jedes Spiel oder jede Meisterschaft gewinnen. Wenn die Prozesse jedoch so gestaltet sind, dass die Chancen auf Erfolg groß sind, so ist auch der nächste zufriedene Klient nicht weit. Erfolg kreiert mehr Erfolg.
9. Anerkanntes, internationales Qualitäts-Siegel ISO 9001: Unsere prozessorientierte Herangehensweise hat es uns erlaubt, unsere hohen Ansprüche an Qualität durch externe Auditoren verifizieren und zertifizieren zu lassen. Weil wir die größtmögliche Prozesssicherheit für unsere Schüler und deren Klienten wollen, scheuen wir keinen Aufwand. Wir haben unsere Firma, die Ausbildung sowie den Therapieprozess durch die unabhängige Firma SQS auditieren und zertifizieren lassen. Seit 2015 ist die Hypnose.NET GmbH/OMNI Hypnosis International ISO 9001 zertifiziert[17]. Jedes Jahr werden wir auf Herz und Nieren von Experten der SQS auf das Einhalten von dokumentierten Prozessen geprüft. Dem Einholen und Umsetzen von Kundenfeedbacks fällt dabei eine Schlüsselrolle zu.

Als Gerald Kein 2015 erfuhr, dass wir die ISO 9001 Zertifizierung geschafft

---

17 Geltungsbereich (Tätigkeitsgebiet): OMNI Hypnose Aus- und Weiterbildung und Hypnosetherapie. Vertrieb von begleitenden digitalen Produkten und Dienstleistungen. Norm ISO 9001:2015; Reg.-Nr. CH-41693

hatten, setzte er diesen Erfolg mit der Entwicklung der Elman Induktion gleich. Er war sich der Signifikanz sehr wohl bewusst. Er war mächtig stolz, dass uns dieser bedeutende Schritt gelungen war.

Wir können allen mittleren und größeren Firmen im Gesundheitswesen nur empfehlen, alle firmeninternen Prozesse genau zu analysieren und auf deren Effizienz zu prüfen. Der Initialaufwand mag groß sein, die Vorteile einer offiziellen ISO 9001 Zertifizierung danach sind jedoch immens.

Selbst ausgestellte Qualitätssiegel, wie dies teils am Markt praktiziert wird, täuschen die Klienten und sagen meist gar nichts aus über die zu erwartende Qualität. Erst wenn externe Experten ihr OK gegeben haben, kann es den Klienten die Sicherheit geben, in guten Händen zu sein.

10. OMNI-HypnoScience®-Projekt – durch unsere reproduzierbaren Prozesse erst möglich geworden: Im Zuge des gemeinsam mit Wissenschaftlern der Universität Zürich erfolgreich durchgeführten Projekts »MULTIMODAL INVESTIGATION OF DISTINCT HYPNOTIC STATES«, konnten äußerst spannende Ergebnisse und Erkenntnisse erzielt werden. Es galt den Somnambulismus und den Esdaile-Zustand zu erforschen und falls möglich, nachzuweisen.

Die involvierten Neurowissenschaftler zeigen sich angetan von den Resultaten. In der Sendung Einstein (SRF, 02.06.2022) meint Dr. Mike Brügger dazu: »*Auf Basis der Personen, die wir schon gemessen haben, können wir sagen, dass sie offenbar in einem sehr tiefen, sehr entspannten und sehr gelösten Zustand sind.*« Dr. Philipp Stämpfli ergänzt: »*Ich bin eigentlich davon ausgegangen, dass man im hypnotischen Zustand keine Veränderung im Hirn sehen wird. Dass man nun so robuste und schöne Resultate sieht, ist eines der faszinierendsten Ergebnisse in meinen letzten 25 Jahren Neurowissenschaft.*«.[18]

11. Konstante Optimierung: Der OMNI-Hypnosetherapie-Flowchart wurde in der Zwischenzeit mehrfach überarbeitet, verfeinert, der Zeit und den heutigen Ansprüchen angepasst, damit er noch einfacher verständlich wird. Schritt für Schritt leitet er die Absolventen der Ausbildung durch den *R2C & Fix it*-Prozess. Der Kern ist jedoch nach wie vor derselbe. Auch ist der Flowchart nicht in Stein gemeißelt, denn sollten neue Erkenntnisse oder Techniken zu noch besseren Resultaten führen, so sollen diese einfließen können. Das Lernen hört nie auf – auch Misserfolge können wichtige Lektionen sein.

Elman sagte zu Gerald Kein und Kein zu mir:

> »Du lernst viel mehr von den Sitzungen, die nicht die gewünschten Resultate gebracht haben, als von denen, die erfolgreich waren. Du hinterfragst dich, woran es gelegen haben könnte, was du falsch gemacht, nicht verstanden, überhört, ausgelassen oder falsch erklärt hast.«

Erfolg ist oft das Resultat von Lerneffekten aus Misserfolg. Wenn eine Sitzung keinen Erfolg gebracht hat und dies als Niederlage angeschaut wird, dann ist es in der Tat eine Niederlage. Wenn es als Lerngelegenheit angeschaut und genutzt wird um besser zu werden, dann hört es auf, eine Niederlage zu sein. Ich sage meinen

---

18 Die Links zu den publizierten wissenschaftlichen Arbeiten in renommierten Journals/Magazinen findet man auf www.hypno.science.

Schülern auch immer wieder, dass ich öfter versagt habe, als andere es je versucht haben. Hartnäckigkeit und die Fähigkeit aus Fehlern zu lernen ist nun mal die Grundlage für Fortschritt und Erfolg.

3.9 Die 5 Kernelemente der Regressions-Hypnosesitzung nach OMNI

1. Anamnese und Vorgespräch zur Erklärung der Hypnose
   - Verstehen, wer der Klient und was sein Problem ist sowie Besprechung des Soll-Zustandes (*Ohne Ziel kein Weg*)
   - Erklärung, was Hypnose ist und was Hypnose nicht ist, damit der Klient angstfrei ist, versteht was seine Aufgaben sind und Compliance geschaffen wird, um dem anschließenden Therapieprozess zu folgen
   - Anwendung von Wachhypnose-Techniken
   - Einverständnis zur Hypnose und Behandlung
   - Dauer: ca. 30–40 Minuten (Maximal 60 Minuten)
2. Hypnoseeinleitung und Vertiefung (Elman Induktion)
   - Das Erzielen von solidem Somnambulismus ist von Relevanz für die folgende Regression
   - Dauer: ca. 5–7 Minuten, maximal 10 Minuten, inkl. Vertiefung
3. Aufdecken der Ursache (ISE) sowie den intensivierenden Ereignissen (SSEs) durch die bevorzugte Regressionstechnik (R2C Teil)
   - Zugrunde liegende Emotion auslösen und zurück an ihren Ursprung verfolgen
   - Verstehen, was geschehen ist und wer involviert war (gleichsam wichtig für Klient wie für Therapeut)
   - Immer das Unterbewusstsein des Klienten entscheiden lassen, was, wie, wo, wer, und wann – keine Suggestivfragen oder -aussagen
   - Dauer: 5–20 Minuten
4. Neutralisieren von Emotionen, welche durch dramatische oder traumatische Ereignisse (ISEs, SSEs, FSEs) in der Vergangenheit ausgelöst wurden (& Fix it-Teil)[19]
   - Arbeit mit der Inneren-Kind-Technik (Verständnis und Verstehen erzeugen)
   - Vergebung Dritter und falls notwendig von Selbst (sofern andere Menschen verantwortlich für die auslösenden Ereignisse waren) durch die Stuhl- und Sterbebett Technik aus der OMNI-Universal-Therapie®
   - Reintegration des neuen Ichs im Hier und Jetzt
   - Dauer: 20–120 Minuten

---

[19] Leider kann nicht auf die einzelnen therapeutischen Ansätze eingegangen werden, da dies den Rahmen sprengen würde.

5. Abschluss und Auflösen der Hypnose, Nachbesprechung
   - Generelles Aufräumen im Unterbewusstsein mittels der OMNI-Grauen-Raum-Technik
   - Zusammenfassung, Motivationsrede
   - Auflösen der Hypnose
   - Posthypnotisches Gespräch, inkl. Wachhypnose
   - Dauer: 10–20 Minuten

Die Gesamtdauer einer solchen Sitzung variiert in der Regel zwischen 1,5–3 Stunden. In Ausnahmefällen kommt man schneller zum Ziel oder der Zeitrahmen von 3 Stunden reicht nicht aus. Da benötigt es einfach eine gewisse Flexibilität im Kalender.

Zeit ist Energie und wir wollen immer mehr positive Energie erzeugen, als negative Energie in Form von unangenehmen und unerwünschten Emotionen vorhanden ist. Eine Sitzungsdauer von 50 Minuten, wie sie meist in anderen Therapieformen üblich ist, ist deshalb nicht wirklich geeignet, um signifikante Veränderungen in so kurzer Zeit zu ermöglichen. Wenn erst einmal mitten im Thema drin, ist es nicht ratsam, den Klienten nach Hause zu schicken, um ihn dann die Woche darauf wieder aufzubieten.

Diese einzigartige Kombination von Intensität, Dauer und ursachenorientierter Technik ermöglichen es, ganz viele Probleme schon mit einer einzigen Sitzung nachhaltig aufzulösen, egal wie vermeintlich dramatisch oder gar traumatisch frühere Erlebnisse waren. Natürlich gibt es Fälle und Menschen, die mehr Zeit benötigen. Routine durch Erfahrung und dem Befolgen der sich wiederholenden Prozesse steigern zudem die Erfolgsquote, aber es ist tatsächlich so, dass diese »*one session wonders*« keine Ausnahmen darstellen, denn sie sind eher die Regel als die Ausnahme. Entsprechend muss auch die Entlöhnung für diese Form der Therapie angepasst werden.

Die Philosophie des Autors, zu der ihn Gerald Kein und Dave Elman inspiriert haben und die auf hunderten solcher »one session wonders« Erfahrungen beruht, lautet deshalb auch:

»Alles ist möglich in einer einzigen Sitzung.«

Mit diesem Mindset ist die Chance, dass ein Problem in einer einzigen Sitzung gelöst wird, entsprechend grösser. Die Einstellung zum Therapieren und zum erwarteten Resultat sind wichtig, denn ohne Ziel kein Weg und man muss sich das Ziel zuerst vorstellen können, um es auch zu erreichen. Wenn man persönlich davon überzeugt ist, dass alles möglich ist in einer einzigen Sitzung, dann hat dies einen direkten Einfluss auf die eigene Haltung, wie man spricht, wie man agiert, Mimik, Gestik, Stimmlage und dies wiederum hat einen positiven Einfluss auf den Klienten und wie dieser in die Sitzung geht.

Die Zeit des Autors im Militär als Offizier, Manager in der globalen Automobilindustrie und im Spitzensport (Handball und Tourenwagenrennen) haben ihn entsprechend geprägt. Er will, ja, er muss überprüfbare Resultate in Form von gelösten Fällen produzieren, denn zufriedene Klienten sind unser aller Visitenkarte am Markt. Er möchte auch an Resultaten gemessen werden. Zahlen, Daten, Fakten.

WZW – Wirksamkeit, Zweckmäßigkeit, Wirtschaftlichkeit. Therapieformen welche diese WZW-Kriterien nicht erfüllen, sollten ersetzt werden durch diejenigen, welche diesen Anforderungen entsprechen. Wir können uns diese Ineffizienz im Gesundheitswesen nicht mehr länger leisten. Die Wartezeiten auf Therapieplätze explodieren und damit auch die Kosten und Folgekosten. Die aufdeckende Hypnosetherapie ist genau dafür gemacht, diese Herausforderungen für eine gesündere Gesellschaft anzugehen.

Wenn es eine Technik gibt, die rasche Resultate im Sinne des Klienten ermöglicht, dann sollte der erste Instinkt sein, mehr darüber zu erfahren und sich diese bei Gefallen anzueignen. Es kann sehr wohl bedeuten, dass die eigene Komfortzone verlassen werden muss, alte, eingefahrene Wege ausgetauscht werden gegen neue, unbekannte Wege – aber die Aussicht in völlig neue Dimensionen in der Arbeit mit Klienten vorzustoßen, muss mehr als genug Motivation sein, den Aufwand, sich die Techniken anzueignen, auf sich zu nehmen. Der Autor selbst durfte verschiedenste spannende neue Techniken zu seinem Repertoire hinzufügen, welche ihn allesamt überzeugt haben durch deren Einfachheit und Effizienz und den damit erzielten Resultaten.

Wir verändern Leben.

3.10 Menschlichkeit – wie kann ein genormter Prozess trotzdem individuell sein?

Mögliche Zweifel oder Fragen zu der »one size fits all« Herangehensweise drängen sich natürlich auf. Diesen Fragen stelle ich mich gerne.

Der OMNI-Hypnosetherapieprozess enthält mehr als genügend Flexibilität um sich um den Menschen zu kümmern, ihn zu begleiten, ihm die Sicherheit zu geben, dass er in guten Händen ist. Ein Problem über Monate oder gar Jahre mit sich herumzuschleppen ist zermürbend und frustrierend. Nur weil eine Therapieform die größtmögliche Rücksicht nehmen möchte auf irgendwelche Befindlichkeiten und weil man dem Klienten keine starken Emotionen zumuten möchte, ist dies noch lange nicht menschlich – das Gegenteil ist der Fall. Dadurch wird das Leiden nur unnötig lange hinausgezögert. Falsch verstandene Rücksichtnahme hat noch nie ein Problem gelöst.

Das Problem zu lösen, bedeutet meist, sich seinen Emotionen zu stellen und sie dann im Therapieprozess zu neutralisieren. Die Themen werden nicht nur rational, sondern auch auf der fühlenden Ebene des Verstandes verstanden, gelöst und verarbeitet. Die Belohnung in Form von Erleichterung und der Befreiung vom Symptom wiegen diesen Aufwand bei weitem auf. Ich nenne dies das Prinzip von »Tough Love«. Ab und zu muss man eine klare Linie durchziehen, auch wenn es von außen betrachtet, hart aussehen mag. Wir tun dies immer mit einem einzigen Ziel vor Augen: Die aufgestauten Emotionen aus der Vergangenheit des Klienten aufzulösen und ihm im Hier und Jetzt einen unbeschwerten Neustart zu ermöglichen.

Regressionssitzungen können ganz schön emotional werden, speziell wenn Dramen oder Traumen aufgedeckt werden. Durch die Arbeit mit dem Inneren Kind (ICT – Inner Child Therapy), der Stuhl- und Sterbebett-Technik und den Ansätzen aus der OMNI-Universal-Therapie® wird der Klient sehr eng begleitet, erfährt sehr viel Verständnis und Mitgefühl, wird mit positiven Suggestionen überhäuft (Compounding), bis die Ursache energetisch auf emotionaler Ebene neutralisiert wurde. Wenn der Klient es dann auch noch schafft, etwaigen in die Problematik involvierten Personen zu vergeben, so schafft er den ganz großen Sprung. Der Klient erhält praktisch eine zweite Chance auf eine glücklichere Vergangenheit und auf ein bewusstes und gestärktes Leben im Hier und Jetzt.

> *Vergebung ist der Schlüssel zur Erlösung von Schuld, Angst, Wut und Hass.*

Während diesen Sitzungen erfahren wir sehr viel über unsere Klienten. Das ermöglicht eine Nähe und Vertrautheit, die, wie mir ein Psychiater einst sagte, sich bei anderen Therapieformen oft erst nach Monaten einstellt. Dies kann bei uns schon in der ersten Sitzung geschehen und auch wenn diese Bindung zum Klienten nur während der Sitzung andauert, so ist es trotzdem immer wieder berührend und ein Privileg. Dabei mitzuhelfen, wie sich das Leben des Klienten komplett auffrischt, friedvoller, sorgloser und fröhlicher wird – so wie die Natur es vorgesehen hat – ist eine sehr befriedigende und sinnstiftende Tätigkeit.

Nähe, Mitgefühl, Verständnis und Verstehen.
Wir geben den Klienten während dem Prozess Halt, Sicherheit, Kraft, Vertrauen und Zuversicht. Wir bestärken sie darin, dass sie ihre Probleme hinter sich lassen können. Auf Menschlichkeit und Empathie muss zu keinem Zeitpunkt verzichtet werden. Im Gegenteil. Der OMNI-Therapieprozess ist darauf ausgerichtet, der Menschlichkeit sehr viel Raum zu lassen.

Weil unsere Therapeuten innert kurzer Zeit eine große Sicherheit in der Anwendung unserer Methoden erlangen, bleibt ihnen viel mehr Zeit und Energie, um sich dem Menschen selbst zu widmen. Anstatt sich konstant Gedanken über den nächsten Schritt machen zu müssen, können sie sich voll und ganz auf ihre Klienten einlassen und sie auf ihrem Weg zur Genesung mit voller Energie und Präsenz unterstützen.

Am Ende des Tages kann ich nur sagen: man muss es selbst einmal gesehen, erlebt und gemacht haben, dann wird alles viel klarer. Wir haben auf unserer online Plattform über 120 live gefilmte Hypnosesitzungen von unseren OMNI-Instruktoren, die alle unserem Prozess folgen. Teils extrem eindrückliche Sitzungen können mitverfolgt werden, wie zum Beispiel die Auflösung von Morbus Crohn, Morbus Sudeck, Malaria, Chronisches Pfeifferschem Drüsenfieber, Asthma, Migräne, Anorexie – alles Themen, wo man nicht unbedingt zuerst an Hypnose denkt – aber denken sollte.

3.11 Zusammenfassung

Druck durch immense Steigerung der Gesundheitskosten nimmt zu

Einfachheit gewinnt. Komplizierte Techniken haben die Tendenz, selten bis kaum angewendet zu werden und haben zudem das Problem, dass sie meist nicht wirklich effizient sind, da selten Routine aufkommt, die es dann ermöglichen würde, sich auf den Menschen zu konzentrieren. Alles, was kompliziert ist, tendiert selten zum Einsatz zu kommen, da meist der Frust überwiegt und die Resultate überschaubar bleiben. Strukturierte, reproduzierbare Prozesse unterstützen Hypnosetherapeuten dabei, schneller routiniert zu therapieren, um sich dann viel mehr dem Menschen widmen zu können.

Effizienz und Nachhaltigkeit werden immer öfter gefordert, denn die Gesundheitskosten erleben Steigerungen, die schon bei vielen Menschen den finanziellen Rahmen strapazieren oder gar sprengen. Die Hypnosetherapie gehört in die Grundversorgung, die Selbsthypnose in die Schulen, damit schon die Kinder spielend den Umgang mit diesem so unglaublich großartigen Werkzeug erlernen, welches ihnen von der Natur in die Wiege gelegt wurde. Dies würde uns eine gesündere Gesellschaft ermöglichen und die Gesundheitskosten senken.

Wir haben das Glück, auf den Schultern von zwei Legenden, Elman und Kein, stehen zu dürfen. Sie waren es, welche die wahre Pionierarbeit geleistet haben. Ihnen gebührt ein großes Dankeschön, auch dass sie ihr Wissen so offen weitergegeben haben.

»Ich sah das Gesunde im Kranken und arbeitete so lange und so hartnäckig, bis ich den Gesunden vom Kranken befreit hatte.« Hansruedi Wipf (Inspired by Perfection, Ayrton Senna & Michelangelo)

OMNI Hypnosis International bietet seine Aus- und Weiterbildungen live sowie auch online via der OMNI Hypnosis online Academy an. Nebst Deutsch und Englisch wird die Ausbildung auch auf Französisch, Italienisch, Brasilianisch/Portugiesisch, Polnisch, Holländisch, Chinesisch, Russisch, Spanisch, Japanisch sowie Papiamento angeboten.

Literatur

Spiegel, H. (1980). Letter To The Editor. The American Journal of Clinical Hypnosis. 23(2).

4 Gestalttheorie und Hypnotherapie – Über die Wirkhypothesen des verdeckten Ankerns

Christoph Sollmann

4.1 Überblick

Die Wirkhypothesen einer hypnotherapeutischen Methode werden in diesem Kapitel diskutiert. Es handelt sich hierbei um die Methode des verdeckten Ankerns. Diese therapeutische Technik wurde erst in jüngster Zeit, seit 2013, entwickelt. Um die Wirkung und die unbewussten Mechanismen dieser Methode zu beschreiben, wird auch der Bezug zur Gestalttheorie (▶ Kap. 4.3) hergestellt. Der Autor geht davon aus, dass die Gestalttheorie als Verständnisgrundlage für psychotherapeutisches Handeln im Allgemeinen und hypnotherapeutische Wirkungszusammenhänge im Besonderen herangezogen werden können.

Zunächst wird in diesem Beitrag die Methode des verdeckten Ankerns (▶ Kap. 4.2) definiert und beschrieben. Bei dieser Beschreibung wird besonders Wert daraufgelegt, Bezüge und Zusammenhänge zu den Vordenkern der Hypnotherapie herzustellen. Insbesondere das Modell der MEK, welches auf Milton H. Erickson und Ernest Rossi (1976, 1981) zurückgeht, wird als Beispiel dafür angeführt, wie Wirkhypothesen und Erklärungsmodelle für psychotherapeutisch wirksames Handeln aus den Werken der Vordenker abgeleitet werden können. Auch Grundlagenforscher, wie z. B. George A. Miller oder Donald O. Hebb, die schon in der Mitte des 20. Jahrhunderts neuronale und neuropsychologische Phänomene untersuchten, liefern wichtige Impulse – nicht nur für die hier diskutierte Methode, sondern insgesamt für die moderne neuropsychologische Forschung. Auch in anderen Forschungsbereichen der Neuropsychologie wird der Zusammenhang zu Gestaltgesetzen und den Vordenkern der frühen psychologischen Forschung hergestellt. Beispielhaft wird in diesem Kapitel das Assembly-Modell der Autoren Engel und Singer genannt.

Der Autor stellt darüber hinaus Querbezüge zwischen Gestalttheorie, Neuropsychologie, psychologischer Grundlagenforschung und experimentellen Untersuchungen im Bereich der unbewussten Wahrnehmung her, um die Wirkhypothesen (Sollmann, 2021a,b) für die Methode des verdeckten Ankerns abzuleiten, und leitet aus den Erkenntnissen der Grundlagenforschung Unterstützung für seine Auffassung über die Wirkungszusammenhänge des verdeckten Ankerns ab. Insbesondere das Modell der MEK nutzt der Autor, um insgesamt zwei Postulate abzuleiten, die die Wirkhypothesen der diskutierten Technik untermauern: Das Assoziierungs- und das Ebenenpostulat. Die Postulate unterstreichen die Funktionsweise der diskutierten Methode und sie betonen darüber hinaus die Bedeutung des unterbewussten Lernens und solcher Techniken und Methoden, die die Veränderung auf der unbewussten Ebene implementieren, statt allein die bewusste Ebene als die Quelle psychotherapeutisch induzierter Veränderungen zu postulieren.

4.2 Definition

Was ist unter dem Begriff *verdecktes Ankern* zu verstehen? Wie ist die Methode definiert? Das verdeckte Ankern ist eine hypnotherapeutische Methode. Diese besteht darin, eine therapeutische Suggestion, den sog. Kernsatz, im Unterbewusstsein so zu implementieren, dass ein bestimmter Reiz oder Impuls (z. B. das Wort »Bier«) eine bestimmte Reaktion (Übelkeit) hervorruft. Wie dieses Ziel praktisch umgesetzt wird, wird später in diesem Beitrag und in zwei weiteren Beiträgen zu speziellen Anwendungen in diesem Band zu erörtern sein. Wir werden in diesem Abschnitt die These vertreten, dass es sich um mehr als einen simplen Reiz-Reaktions-Mechanismus (Pavlov, 1923) handelt, oder anders gesagt: Der Autor argumentiert, dass der Vorgang des verdeckten Ankerns komplexer und komplizierter ist als ein simpler Reflex. Es sei noch erwähnt, dass der Begriff »verdeckt« nicht darauf bezogen ist, dass das therapeutische Vorgehen dem Klienten verheimlicht würde. Im Gegenteil: Die Aufklärung über die Anwendung der Methode des verdeckten Ankerns erfolgt völlig transparent. Der therapeutische Kernsatz wird gemeinsam mit dem Klienten entwickelt. Der Terminus ›verdeckt‹ bezieht sich darauf, dass die Verbindung zwischen der Suggestion und dem Auslösen des Ankers für das Bewusstsein des Klienten unbemerkt verläuft. Dieses Resultat wird erzeugt, indem der Kernsatz in eine informationsredundante Geschichte eingebettet wird, die den Arbeitsspeicher des Gedächtnisses überlastet. Davon, wie es gelingt, dass der Vorgang unbemerkt verläuft, handelt dieser Beitrag über die Wirkhypothesen und -mechanismen. Der Begriff »covert« bezeichnet genau diesen Vorgang, er meint, dass dieser Teil der therapeutischen Intervention für den Klienten unbemerkt verläuft, seine bewusste Aufmerksamkeit also umgeht. Die Grundidee dieser Methode besteht darin, den kritischen Faktor zu reduzieren (Turner & Williams, 1959), um so negative Einflüsse (psychischen Widerstand) innerhalb der hypnotherapeutischen Behandlung (Höll, 2000) zu minimieren.

Eine Verbindung zum Begriff des »covert conditioning«, der seinerzeit von Cautela und Kollegen benutzt wurde, ist rein historischer Natur. Das verdeckte Konditionieren von Cautela bezieht sich auf die verdeckten = kognitiven Aspekte des Verhaltens. In der Schule und in der Zeit von Cautela war es durchaus üblich, den Terminus ›verdeckt‹ mit »internal, private ... behavior« (Cautela & Kearney, 1986, S. 4) gleichzusetzen.

Es sei erwähnt, dass die Methode des verdeckten Ankerns in der Zwischenzeit, seit ihrer Entstehung im Jahr 2013 und der ersten Veröffentlichung (Sollmann, 2016b), weiterentwickelt wurde. Die Methode war ursprünglich entwickelt worden, um den wissenschaftlichen Diskurs um die Aversionstherapie voranzubringen und neu zu beleben. Mit der *Aversionstherapie 2.0* (Sollmann, 2017, 2018a) wurde eine Methode vorgestellt, die als Supplement zum hypnotherapeutischen Behandlungsplan entwickelt worden war. Inzwischen hat die Methode des verdeckten Ankerns eine Reihe von Weiterentwicklungen erfahren. Insbesondere die Kombination mit der EMDR-Methode bzw. Teilen des EMDR-Protokolls haben zu einer Erweiterung des Behandlungsspektrums geführt. Neben der Aversionstherapie wird das verdeckte Ankern inzwischen in der Behandlung chronischer Schmerzen und bei Traumafolgestörungen angewandt. Neben seiner Rolle als Ergänzungs- und Kombinationsverfahren kann das verdeckte Ankern auch als Solo-Verfahren beachtliche Erfolge vorweisen. So wurden inzwischen eine Reihe von Klientinnen und Klienten allein mit der aversionstherapeutischen Variante des verdeckten Ankerns zu Nicht-Rauchern oder reduzierten den Konsum alkoholischer Getränke drastisch (Sollmann, 2018b, 2019). Erst kürzlich bestätigte eine Klientin in der 6-Jahres-Katamnese ihren Status als Nicht-Raucherin. Entgegen der Kritik, die in Verbindung mit der Anwendung der klassischen Aversionstherapie häufig angeführt wird, nämlich dass es zur Symptomverschiebung komme, zeigte diese Klientin nur vorübergehend leichte Anzeichen. Diese konnten in einer Sitzung aufgelöst werden. Dass dies möglich ist, liegt nach Ansicht des Autors daran, dass die Methode des verdeckten Ankerns in ein hypnotherapeutisches Setting eingebunden ist. Elemente wie z. B. die posthypnotische Suggestion sind dazu geeignet, Nebenwirkungen auszugleichen und die Ursachen einer Symptomauflösung ohne Symptomverschiebung zu fördern. Ähnliches gilt für die Kombination des verdeckten Ankerns mit der Methode der hypnotischen Altersregression (Hilgard, 1977, S. 43). Auch diese hypnotherapeutische Methode kann effektiv dazu eingesetzt werden, Ursachen aufzulösen und damit einer Symptomverschiebung vorzubeugen. Das verdeckte Ankern ist somit als Kombinationsverfahren zusammen mit anderen hypnotherapeutischen Methoden sehr gut geeignet. Die zitierte Methode der hypnotischen Altersregression wird im Anwendungsteil dieses Bandes vorgestellt.

Wenn wir in diesem Kapitel also von den Wirkhypothesen des verdeckten Ankerns (Sollmann, 2021a,b) sprechen, dann werden häufig Beispiele aus der aversionstherapeutischen Behandlung angeführt, gleichwohl der Vorgang des verdeckten Ankerns grundsätzlich für alle Anwendungsfelder und -bereiche der Methode gilt. Die Fragestellung nämlich, die wir hier beleuchten, bezieht sich auf das Prinzip der verdeckten Ankerung als solche. Diese wird in der Solo-Anwendung und in der Kombinationstherapie gleichermaßen eingesetzt. Die Grundprinzipien der Methode bleiben gleich. Ihre Wirkhypothesen besprechen wir im Folgenden.

4.3 Gestalttheorie und Gestaltgesetze

Betrachten wir zunächst die Gestaltpsychologie und -theorie und untersuchen, welchen Beitrag diese Forschungsrichtung für die Wirkhypothesen der Technik des verdeckten Ankerns zu leisten vermag.

Die Gestaltpsychologie befasste sich bereits im 19. Jahrhundert, ohne über moderne bildgebende Verfahren zu verfügen, mit der Komplexität der menschlichen Wahrnehmung und formulierte mit Hilfe der damals zur Verfügung stehenden einfachen Untersuchungs- und Beobachtungsmethoden die Gestaltgesetze. Ihre Gesetzmäßigkeiten besitzen bis heute Gültigkeit und kommen in unterschiedlichen Forschungs-, Untersuchungs- und Praxisfeldern zur Anwendung. So finden die Gesetze der Gestalttheorie beispielsweise Beachtung in der Neuropsychologie (Engel & Singer, 1997), in der Hypnotherapie (Sollmann, 2016b), im industriellen und Medien-Design (Graham, 2008) und in der Ergonomie (Silva et al., 2015). Laut Angaben auf der Homepage der *International Society for Gestalt Theory and its Applications* (o. J.; mit Sitz in Dortmund/Germany) gibt es über die bereits genannten Bereiche hinaus Anwendungsfelder der Gestalttheorie in der Kunst, Sprache, Mathematik, Musik, Philosophie und Psychotherapie. Über aktuelle Anwendungen der Gestalttheorie in der Bildungsforschung und Didaktik erarbeitete das Leibniz-Institut für Wissensmedien Leitlinien (e-teaching.org, 2016). Darüber hinaus finden Gestaltgesetze Anwendung in den Politikwissenschaften und in der politischen Kommunikation (Sinitskaya, 2019). Die Gestalttheorie kann aufgrund dieser über die Grenzen der psychologischen Forschung hinausgehenden interdisziplinären Bedeutung im Bereich der Wahrnehmung, des Designs, der Ergonomie und anderer praktischer Anwendungsfelder und -bereiche als Metatheorie (Kirsch & Hyland, 1987) bezeichnet werden. Dieser Anspruch wird durch die Aktualität der Gestalttheorie über die Anwendungsfelder der Psychologie hinaus untermauert. Die Gestalttheorie kann mit Fug und Recht als »stiller Star« im Alltag und in der Phalanx der Metatheorien (neben beispielsweise Kybernetik und Systemtheorie) verstanden werden. Darüber hinaus finden wir Gestaltgesetze auch im Alltag wieder, sie haben im Laufe der Zeit Einzug in Redewendungen gefunden (»Das Ganze ist mehr als die Summe seiner Teile«). Es kann daher von einem breiten wissenschaftlichen Konsens und Akzeptanz gegenüber der Gestalttheorie und ihren Prinzipien und Erkenntnissen ausgegangen werden.

Auch für unsere Fragestellung zu den Wirkhypothesen liefern die Gestalttheorie und -psychologie wertvolle Ansätze und Ideen, die uns zu den Wirkhypothesen und möglichen Wirkmechanismen der Methode des verdeckten Ankerns führten und dabei halfen, die zugrundeliegenden Vorgänge besser zu verstehen. Natürlich kann die Gestalttheorie nur Anhaltspunkte für Wirkhypothesen und -mechanismen liefern und keine fertigen Antworten, die dabei helfen, die Wirkprinzipien des verdeckten Ankerns zu verstehen.

Was aber genau ist Gestalttheorie und was zeichnet sie aus? Die Gestalttheorie befasst sich maßgeblich mit den Wahrnehmungsqualitäten, ursprünglich mit der visuellen Wahrnehmung, also den Gesetzen des Sehens (Metzger, 1953). Später wurde erkannt, dass Gestaltgesetze nicht allein die visuelle Wahrnehmung beschreiben, sondern dass sie übergreifende Strukturen der menschlichen Wahrnehmungs- und Beurteilungsqualität betreffen. Schließlich nahmen die »Gestaltgesetze« für sich in Anspruch, Allgemeingültigkeit zu besitzen (Metzger, 1953). Bereits Kurt Lewin stellte fest, dass die »Gestalttheorie [eine] Quelle für alle [künftigen] Untersuchungen im Bereich des Willens, des Affekts und der Persönlichkeit« (Lewin, 1935, S. 240) sei. Schon mehr als eine Generation zuvor sind die Vorläufer der

Gestaltpsychologie in ihrem Forschungsfeld vertreten (Ehrenfels, 1890). Ab etwa den 1950er Jahren gehörte neben Max Wertheimer auch Wolfgang Köhler als Mitglied der *Berliner Schule der Gestaltpsychologie* zu den bekanntesten Vertretern. Auch der bereits erwähnte Kurt Lewin, der Begründer der Feldtheorie und der dynamischen Theorie der Persönlichkeit, ist der Gestaltpsychologie zuzuordnen (Lewin, 1935).

Gestaltgesetze sind bis heute in der psychologischen Forschung und Ausbildung präsent. Interessierte Leser werden sich noch an die Müller-Lyer-Täuschung (sie wurde bereits 1889 veröffentlicht) und andere optische Wahrnehmungsexperimente aus dem Psychologiestudium erinnern. Bekannt sind auch die Kippbilder, z. B. »alte Frau, junge Frau«. (Ursprünglich handelt es sich hierbei um eine Zeichnung des Cartoonisten William Ely Hill [1887–1962]).

4.4 Aktuelle Forschungsbezüge und Schlussfolgerungen

Die Gestaltpsychologie untersucht, wie bereits festgestellt, ursprünglich die Wahrnehmung und deren Grenzbereiche, um daraus Gesetzmäßigkeiten abzuleiten und schließlich die Gestaltgesetze zu formulieren. Gestaltprinzipien und -gesetze werden auch von der neuropsychologischen Forschung aufgegriffen. In den 1990er Jahren entwickelten Engel und Singer, übrigens in Anlehnung an das *cell assembly model* von Hebb (1949), das neuronale Assembly-Modell (Engel & Singer, 1997). Engel und Singer nutzen Gestaltgesetze, um grundlegende neuropsychologische Vorgänge im Bereich von Wahrnehmung und Wahrnehmungsverarbeitung zu beschreiben und die Funktion der beteiligten Hirnareale zu erklären.

Nach dem Assembly-Modell schließen sich Nervenzellen über unterschiedliche Hirnareale hinweg zu Verbänden zusammen, und zwar als Reaktion auf sensorische Signale, wie sie z. B. durch die Reiz-Reaktions-Kopplung beim Ankern ausgelöst werden. Diese Neuronenverbände bilden die Basis für die neuronale Repräsentation von Entitäten und führen schließlich zur Wahrnehmung einer »Gestalt«. Die Koordinationsleistung der Neuronenverbände über verschiedene Hirnareale beruht nach den Autoren Engel und Singer auf einem Zeittaktungsmechanismus. Die durch ein wahrgenommenes Objekt aktivierten Neuronen werden durch die Synchronisation der Impulse koordiniert oder, um in der Sprache des Modells zu sprechen, sie werden zu *Assemblies* zusammengefasst. Das Feuern in einer bestimmten Zeittaktung stellt also die Grundlage der komplexen Entität, bestehend aus optischem Reiz (das alkoholische Getränk), Wort bzw. Kernsatz und Anker, dar. In diesem Erklärungsmodell liegt nach Ansicht des Autors ein plausibler Erklärungsansatz für die Bildung komplexer Reaktionen vor und es stellt auch eine Grundlage dar, um die Wirkung des verdeckten Ankers zu erklären und zu verstehen. Weitere Forschungsbemühungen sind erforderlich, um die spezifischen Grundlagen der hier vorgestellten Methode vollständig aufzuklären.

Somit ist inzwischen nicht mehr allein die historische Gestalttheorie ein wertvoller »Ideengeber« für Wirkhypothesen und -zusammenhänge, sondern auch die neuere Forschungsliteratur steuert Erkenntnisse und Modelle bei, die sich an die Gestalttheorie anlehnen. So gewinnen wir wertvolle Informationen über Vorgänge und Funktionsweisen im Zusammenhang mit der Gestaltwahrnehmung und über neuropsychologische Funktionen. Schließlich bekräftigen beide Ansätze, Neuropsychologie und Gestalttheorie, aus unterschiedlichen Perspektiven blickend die Auffassung, dass die Gestaltwahrnehmung nicht allein auf die visuelle Wahrnehmung begrenzt ist, sondern dass darüber hinaus alle Sinneskanäle und deren Verbindungen im Sinne der ›guten Gestalt‹ gemäß dem Assembly-Modell organisiert werden. Das Assembly-Modell erklärt uns, wie dabei unterschiedliche Hirnareale mit ihren Funktionen ineinandergreifen und die dargebotenen Inhalte so auf Sinnesshaftigkeit im Sinne der guten Gestalt untersucht werden. Die Gestalttheorie liefert für unsere Annahmen das theoretische Gerüst.

Insbesondere die Tendenz zur guten Gestalt, genauer: das Gesetz der Prägnanz, (vgl. Rausch, 1966) liefert einen Erklärungsansatz, wie Informationen auf unterschiedlichen Sinneskanälen wahrgenommen und zu einer sinnhaften Entität zusammengesetzt werden. Nach Fuhr (2000) ist der Begriff der »guten Gestalt« auf die Wahrnehmung von Ganzheiten bezogen und kann damit durchaus als grundlegendes Prinzip der Organisation der menschlichen Wahrnehmung aufgefasst werden. Nach der Gestalttheorie konstruieren Menschen ihre Wirklichkeit, ausgelöst durch innere und äußere Reize, als Ganzheiten oder »Gestalten«, wobei diese mehr und qualitativ anders sind als die Summe ihrer Elemente. Jedes Element erhält seine Bedeutung durch die Beziehung zur ganzen Gestalt (ebd., S. 242).

Die Gestalttendenz ist damit die konstruierende Kraft unserer Wahrnehmung bzw. der konstruierten Wirklichkeit (Watzlawick, 2006). Die Gestalttendenz ist grundlegendes Prinzip der Organisation der menschlichen Wahrnehmung. Demzufolge verknüpft das menschliche Gehirn jede Informationseinheit zu einem sinnvollen Ganzen. Dieses Prinzip ist nicht auf einen einzelnen Wahrnehmungsvorgang begrenzt, sondern es beschreibt die Organisation des menschlichen Geistes in seiner Gesamtheit, über alle Ebenen und Funktionsbereiche hinweg. Das Gehirn hat somit nicht nur die Fähigkeit oder Tendenz zur »*guten Gestalt*«. Das Gehirn wendet diese Fähigkeit grundlegend als Prinzip der Verarbeitung und zur Organisation aller Dateneinheiten an, ganz gleich aus welche Sinneskanälen sie stammen.

Fassen wir das bisher Gesagte zusammen und stellen den Zusammenhang zu der Methode des verdeckten Ankerns her:

1. Die Tendenz zur guten Gestalt ist universell gültig, d. h. die Funktionsweise des Gehirns, über alle Wahrnehmungs- und Sinnesqualitäten (sehen, hören, riechen, schmecken usw.) hinweg, wird durch das Gesetz der Prägnanz beschrieben.
2. Nimmt man die universelle Gültigkeit als gegeben an, dann gilt das Gestaltgesetz auch für die semantischen Entitäten und mithin existiert die Tendenz zur guten Gestalt auch dann, wenn sie als Suggestion (der sog. Kernsatz) in redundante Informationseinheiten (die sog. neutrale Geschichte) eingebettet ist. Es ist davon

auszugehen, dass die Redundanz zur Überlastung des Arbeitsspeichers führt und bewirkt, dass die bewusste Wahrnehmung von dem Inhalt der Suggestion abgelenkt wird bzw. dass der Inhalt für das Bewusstsein unbemerkt (covert) bleibt.
3. Damit wird explizit vorausgesetzt, dass die Tendenz zur guten Gestalt auch für das Wahrnehmen und Erkennen solcher Inhalte gilt, die außerhalb der bewussten Wahrnehmung liegen, also solche Inhalte, die unbewusst wahrgenommen werden.
4. Man könnte in diesem Zusammenhang die These aufstellen, dass das Wahrnehmungssystem und die dahinterstehenden Organisationseinheiten (im Sinne des Assembly-Modells) keine Unterscheidung zwischen bewusster und unbewusster Wahrnehmung vornehmen, sondern allein die Fokussierung oder die Aufmerksamkeitszentrierung bestimmt, welche Wahrnehmungsinhalte gerade dominant im Vordergrund der Aufmerksamkeit stehen und welche nicht. Diese These greift das Prinzip der Figur-Hintergrund-Wahrnehmung auf. Dieses Prinzip wiederum hat seinen Ursprung in der Gestaltlehre (Rubin, 1921).

Bis dass die Diskussion um die Unterscheidung zwischen Unterbewusstsein und Bewusstsein fortgeschritten sein wird (Cleeremans, 2014, Mudrik et al., 2011), bedienen wir uns hilfsweise weiterhin der tradierten Begrifflichkeiten. Eine Reihe von Untersuchungen betrachten die Vorgänge, die sich beim unbewussten Lernen abspielen. Sie zeigen zum Beispiel, dass emotionale Reaktionen durch kurzzeitige Wahrnehmungsdarbietung erzeugt werden können (Whalen et al., 1998, Watanabe & Haruno, 2015). Es wurde experimentell gezeigt, dass subliminal dargebotene Reize emotionale Reaktionen hervorrufen, *ohne* dass zuvor ein emotionaler Bezug (z.B. durch eine Lernerfahrung, ein kritisches Lernereignis) bei den Probanden hergestellt wurde. Diese Beobachtung steht im Gegensatz zu der Auffassung hinsichtlich der Rolle, die Emotionen bei unserem Ansatz des verdeckten Ankerns spielen. Nach dem Konzept und den Beobachtungen, die im Zusammenhang mit der Anwendung dieser Methode gesammelt wurden, ist für eine Verhaltensänderung im Sinne des Therapieziels eine mindestens mittlere emotionale Stärke erforderlich. In Analogie zur Theorie der kognitiven Ladung (Sweller & Chandler, 1991) wird in diesem Zusammenhang der Begriff *emotionale Ladung* (Franz et al., 2003) verwendet. Nach den Beobachtungen unter der Anwendung der Methode des verdeckten Ankerns ist eine intendierte Verhaltensänderung erst dann als prognostisch günstig anzusehen, wenn eine mindestens mittlere emotionale Ladung gegeben ist. Das entspricht auf einer Skala von 0 bis 10 mindestens der Stärke 5. Ist diese Ausprägung nicht gegeben, so muss sie therapeutisch induziert werden (Pavlov, 1923). Im Falle der aversionstherapeutischen Anwendung ist eine hohe emotionale Ladung in der Stärke 8 oder mehr wünschenswert. Im Unterschied zur Theorie der kognitiven Ladung (»limited-capacity assumption«) ist im Zusammenhang mit der Methode des verdeckten Ankerns eine hohe emotionale Ladung Ausdruck eines intrinsischen Momentums (Mayer & Moreno, 2003).

Tatsächlich ist das Vorgehen beim verdeckten Ankern komplex(er), da neben der emotionalen Ladung auch eine Überlagerung der Signalebenen (Sollmann, 2016a) erforderlich ist, um den »Kernsatz im Unterbewusstsein einzuweben« (Sollmann, 2016b). Der Kernsatz wiederum wird im Zuge einer Konditionierung mit der emotionalen Ladung verbunden, so dass das Auslösen des Ankers die emotionale Reaktion hervorruft, bzw. durch die einzelnen Worte des Kernsatzes wird die emotionale Reaktion ausgelöst. Befindet sich der Proband in einer Trance, so die Annahme, wird die konditionierte Kopplung im Zuge des unbewussten Lernens (unconscious learning), siehe McLaughlin (1990) und Destrebecqz und Peigneux (2005), zusätzlich verstärkt. Dieser Effekt wirkt sich auf die Langlebigkeit der therapeutisch induzierten Erinnerung aus und kann durch jedes erneute Auslösen des Ankervorgangs verstärkt oder erneuert werden. Das gilt unter der Voraussetzung einer hohen emotionalen Ladung als Ausgangspunkt der Konditionierung. Das Rational der Methode des verdeckten Ankerns erzeugt die Maskierung oder Verdeckung des Kernsatzes zum einen durch die redundante Informationsdichte, wodurch der Arbeitsspeicher überlastet wird. Zum anderen erfolgt die Verdeckung des Kernsatzes durch die gleichzeitige Überlagerung zweier Signalebenen; meist handelt es sich im faktischen Anwendungsfall um die Kopplung von auditiver und kinästhetischer Signalebene.

In den zitierten Untersuchungen von Whalen sowie Watanabe und Haruono (s. o.) wird die bewusste Wahrnehmungsfunktion offenkundig unterdrückt, indem die Reizdarbietung in der experimentellen Versuchsanordnung im Millisekundenbereich erfolgt. Die emotionale Reaktion erfolgt, ohne dass die Probanden die Gründe für die Reaktion angeben können. Das verdeckte Ankern beruht auf einem anderen Prinzip. Es bedient sich keines Zeitmechanismus in dieser Form, sondern nutzt einen Redundanzeffekt, bezogen auf die Ablenkung des Bewusstseins und die emotionale Reaktion, ausgelöst durch die Aktivierung des kinästhetischen Ankers und der mit dem Anker gekoppelten affektiven Reaktion. Die bewusste Wahrnehmung wird im Vorgang des verdeckten Ankerns gewissermaßen abgelenkt und das Prozedere nutzt eine konditionierte Reaktion, die durch das Auslösen des Ankers initiiert wird, während die neutrale (redundante) Geschichte dargeboten wird (Sollmann, 2018b).

Das Bewusstsein wird in diesem Falle also nicht durch eine extreme Zeitbegrenzung der Reizdarbietung umgangen, sondern allein durch Redundanz und die damit verbundene Überlastung des Arbeitsspeichers (Baddeley, 2012). Die Einbeziehung mehrerer Sinneskanäle gleichzeitig könnte diesen Redundanzeffekt zusätzlich erhöhen. In den zitierten Beispielen (Sollmann, C. 2016a) werden akustische Reize (die gesprochenen Worte des Kernsatzes) und der kinästhetische Anker miteinander kombiniert. Diese Signalüberlagerung kann zusätzlich zu einer Aus- bzw. Überlastung des Arbeitsspeichers und damit zu einer Umgehung der bewussten Kontrolle führen. Ob es sich hier um einen Spezialfall eines Figur-Hintergrund-Phänomens (s. o.) handelt, wäre in diesem Zusammenhang ein spannendes Untersuchungsthema. Es könnte dazu beitragen, einen anderen Blick auf die Unterscheidung zwischen Bewusstsein und Unterbewusstsein zu werfen. Auch das Prinzip des verdeckten Ankerns, wonach eine therapeutische Suggestion in eine neutrale (redundante) Geschichte eingewoben ist, die das Unterbewusstsein »liest«, bedarf weiterer Forschung.

Der aktuellen Wirkhypothese entsprechend, wird während der Darbietung der neutralen Geschichte über das Auslösen des kinästhetischen Ankers die vor-konditionierte Reaktion analog markiert. Schütz (2000) beschreibt, »dass [das] analoge

Markieren einen direkten Zugang zu unbewussten Prozessen [herbeiführt] und innerhalb eines jeweils gemeinsamen Kulturkontextes einer besonderen Bedeutungsgebung oder Übersetzung nicht bedarf« (S. 23).

Das Prägnanzgesetz der Gestalttheorie wiederum bietet, in Einheit mit dem Begriff bzw. dem Vorgang des analogen Markierens, eine Erklärung, *wie* die Suggestion (Kernsatz) im Unterbewusstsein platziert wird. Der Kernsatz bildet auf der Syntaxebene die »gute Gestalt« ab. Während der analogen Markierung wird der zuvor konditionierte und emotional geladene Kernsatz im Sinne eines Figur-Hintergrund-Phänomens im Wahrnehmungsprozess abgehoben und ausgefiltert. An diesem komplexen Zusammenspiel sind im Sinne des Assembly-Modells unterschiedliche *Bausteine* beteiligt, die über verschiedene Wahrnehmungsebenen (hier: die Stimme des Therapeuten und die Berührung des Ankerpunkts auf dem Fingerknöchel) die Sinnhaftigkeit der Information (die Gestalt) wie in einem Puzzle zusammensetzt und als emotionale Reaktion (Bier = Ekelgefühl) hervorbringt. Am Ende des Prozesses steht eine Verhaltensänderung, deren einzelne Stationen oder Bestandteile für das Bewusstsein unbemerkt verlaufen. Die Reaktion von Klienten nach der Behandlung bestätigt die These der verdeckten (unbewussten) Veränderung. Diese wunderten sich über die neue, veränderte Reaktion (Übelkeit) im Zusammenhang mit dem Konsum alkoholischer Getränke, gleichermaßen waren sie nicht dazu in der Lage zu beschreiben, wodurch bzw. *wie* genau die Reaktion initiiert worden war. Gleiches kann von Lehrveranstaltungen für Therapeuten berichtet werden, die eine Demonstration des Autors beobachteten. Erst nachdem der komplette Ablauf in Teilschritten und das therapeutische Rational im Detail erklärt wurden, waren die Studierenden in der Lage, das therapeutische Vorgehen dem Prinzip nach eigenständig umzusetzen.

Auch Whalen et al. wie auch Watanabe und Haruno (s. o.) stellen für ihre experimentelle Versuchsanordnung fest, dass die Probanden nicht in der Lage waren, den Auslöser für die emotionale Reaktion zu benennen. Wenngleich die Ausgangslagen bzw. Versuchsbedingungen anders sind als das Vorgehen beim verdeckten Ankern, so weisen die Ergebnisse doch darauf hin, dass solche subliminal ablaufenden Interventionen zu Reaktionen/Verhaltensänderungen auf der affektiven Ebene führen.

Wie schon an anderer Stelle beschrieben (Sollmann, 2016b), geriet bereits ab den 1970er Jahren die Bedeutung des unbewussten Lernens (unconscious processing), siehe Greenwald et al. (1989), schon einmal in den Fokus des Forschungsinteresses. Schon damals wurde auf die Möglichkeit subliminaler Einflüsse im Zusammenhang mit Lernen und Verhaltens- oder Einstellungsänderung hingewiesen. Ab den 2000er Jahren wurde die Untersuchung des unbewussten Lernens dann wieder vermehrt für die Forschung interessant (Mudrik et al., 2011, Gainotti, 2012, Cleeremans, 2014). In diesem Zusammenhang sind auch Untersuchungen zum Priming (Bargh & Chartrand 2014, Klinger et al., 2000) zu erwähnen. Die Zunahme des Interesses am Forschungsgegenstand *Unterbewusstsein* ist sicher auch den verbesserten neuropsychologischen und medizinischen Untersuchungsmethoden, einschließlich bildgebender Verfahren, geschuldet.

4.5 Postulate der Mehrebenenkommunikation

Betrachten wir den Zusammenhang zwischen bewusster und unbewusster Ebene (MEK) und dem offenen vs. verdeckten Vorgehen in der therapeutischen Kommunikation etwas genauer. Eine wertvolle Unterstützung stellt bei dieser Betrachtung das Werk von Dan Short, Betty A. Erickson und Roxanna Erickson-Klein (2005) dar. Dem Studium ihrer Arbeit, in der sich die Autoren mit dem Werk Milton H. Ericksons auseinandersetzen, entnahm der Autor zwei Aussagen Ericksons, die sich mit der Beziehung zwischen bewusster und unbewusster Kommunikation befassen. Sie sind für den Autor grundlegende Aussagen, die die Erkenntnisse Ericksons über die Wirkungsweise hypnotherapeutischer Interventionen widerspiegeln. Gleichzeitig sind sie grundlegend hinsichtlich ihrer Aussage für Interventionen, die auf mehreren Ebenen gleichzeitig passieren. Weil sie wesentlich sind, um das therapeutische Rational unbewusster (verdeckter) Interventionen zu erklären, wurden sie vom Autor als das Assoziierungspostulat (kurz: *Postulat 1*) und das Ebenenpostulat (*Postulat 2*) bezeichnet.

4.5.1 Das Assoziierungspostulat (Postulat 1)

Short et al. zitieren in diesem Zusammenhang die Auffassung Ericksons wie folgt:

> »Wenn man eine Person dabei unterstützen möchte, sich bei einem bestimmten Reiz, der ihr, aus Sicht des Klienten, aus unverständlichen Gründen Unbehagen bereitet, besser zu fühlen, dann ist es besser, eine neue positive Assoziation zu schaffen, ohne das Bewusstsein zu beteiligen.« (Short et al., 2005, S.125)

Short et al. schildern eine Unterscheidung zwischen der bewussten und der unbewussten Speicherung von neu gelernten assoziativen Verbindungen, die qua Suggestion zu vermitteln sind. Erickson nahm mit diesem Zitat viele der Erkenntnisse der modernen Neuropsychologie bereits in den 1960er Jahren vorweg. Schon damals formulierte er Regeln, die heute durch moderne Forschungsmethoden und Untersuchungsverfahren aktualisiert und bestätigt werden. Der Autor nennt dieses Postulat das *Assoziierungspostulat*.

Als Grundlage für die hypnotherapeutischen Interventionen ist dieses Postulat ableitbar:

> »Wenn Klienten eine bestimmte Problemlage oder Symptomatik berichten, dann stelle eine neue Assoziation, z. B. über eine Konditionierung, her und nutze dabei eine Wahrnehmungsebene, die sich außerhalb der bewussten Aufmerksamkeit des Patienten befindet, und nutze dabei die unbewusste Ebene zur Implementierung der Veränderung.« (Short et al., 2005, S. 125)

Die therapeutisch induzierte neue Assoziation kann positiv oder, im Falle eines aversionstherapeutischen Settings, negativ sein.

Im Zusammenhang mit der Anwendung der Methode des verdeckten Ankerns kann das Assoziierungspostulat so ausgelegt werden, dass die Implementierung der Veränderung auf verschiedenen Wahrnehmungsebenen ausgeführt werden kann. Dabei können Therapeuten zwischen visueller, auditiver und/oder kinästhetischer

Ebene wechseln oder auch mehrere Ebenen gleichzeitig nutzen, um die therapeutische Veränderung (= die Implementierung des Kernsatzes!) zu induzieren. Die Speicherung der neu gelernten assoziativen Verbindung kann auf der bewussten oder unbewussten Ebene erfolgen. Nach Erickson ist die unbewusste Ebene zu bevorzugen, wenn die Problematik auf der unbewussten Ebene existiert oder unbewusst entstanden ist.

4.5.2 Ebenenpostulat (Postulat 2)

Weiter mit Postulat 2 aus der Analyse des Werkes von Short et al. (2005) – Die Autoren zitieren M. H. Ericksons Arbeit im Zusammenhang mit der Bedeutung indirekter Suggestionen wie folgt:

> »Anstatt immer zu versuchen, das Unbewusste bewusst zu machen, behandelte Erickson oft Probleme, die außerhalb des bewussten Bereichs lagen, mit einer Form der Kommunikation, die ebenfalls außerhalb des bewussten Bereichs lag.« (Short et al., 2005, S. 125)

Nach Meinung des Autors beschreibt das als *Ebenenpostulat* (Postulat 2) bezeichnete Zitat einen Grundsatz, der das therapeutische Rational der Methode des verdeckten Ankerns bestätigt und das Vorgehen der Methode unterstützt. Die Nutzung unbewusster (verdeckter) Elemente in der therapeutischen Kommunikation steht für die Grundaussage des verdeckten Ankerns. Die Einbettung des Kernsatzes in die neutrale Geschichte und das Auslösen des Ankerns geschehen unbewusst und das verdeckte Ankern aktiviert Verbindungen, die es vorher nicht gab. Denken wir an die Verbindung zwischen alkoholischen Getränken und Ekel. Wie weiter oben beschrieben, ist der Arbeitsspeicher durch die Informationsredundanz der neutralen Geschichte überlastet, so dass die verdeckte Information (der Inhalt des Kernsatzes) unbemerkt implementiert wird. Widerstand gegen Veränderungen als bekanntes Phänomen im Therapieprozess wird durch dieses Vorgehen umgangen. Mit der Formulierung des Ebenenpostulats wird nach Ansicht des Autors eine wichtige Forderung der MEK definiert. Zudem nimmt das Postulat die Ergebnisse späterer Forschung vorweg, wonach effektive Wege der Veränderung nicht allein über das Bewusstsein, sondern auf der unbewussten Ebene effektiver zu erreichen sind. Es gebührt Erickson als einem der Vordenker der modernen Hypnotherapie deshalb besonderer Respekt, da er diese Erkenntnisse bereits in den frühen 1960er Jahren formulierte (Erickson, 1964).

Postulat 1 hingegen betont die Bedeutung der Herstellung *positiver* Assoziationen, um eine Verhaltensänderung zu bewirken. Im Falle der aversionstherapeutischen Variante des verdeckten Ankerns wurde schon häufiger angemerkt, dass es sich hierbei um eine negative Reiz-Reaktions-Verbindung handle und deshalb mit »Strafreizen« gearbeitet werde. Das ist im Falle des verdeckten Ankerns so nicht richtig: Im Zusammenhang mit Alkoholkonsum stellt die Konditionierung des Ekelgefühls und die daraus resultierende Übelkeit lediglich die Reaktivierung und Nutzung einer natürlichen (biologischen) Reaktion dar. Kinder empfinden den Geschmack von Bier als bitter und – vielleicht erinnert sich der eine oder andere daran – sie verziehen schon beim Geruch von Bier oder anderen alkoholischen Getränken das Gesicht. Wie neuere Studien (Almeida et al., 2008, Watanabe &

Haruno, 2015) belegen, können Gefühlsreaktionen ohne vorangegangene Konditionierung ausgelöst werden. Man kann diese Ergebnisse als Beleg dafür auffassen, dass es sich bei dem evozierten Ekel um eine natürliche Reaktion und nicht um einen konditionierten Strafreiz handelt. Die Reaktivierung des Ekelgefühls mit der Methode des verdeckten Ankerns (Aversionstherapie 2.0) ist demnach eher der Wiederherstellung einer natürlichen Assoziation gleichzusetzten.

4.6 Zusammenfassung

In diesem Kapitel konzentrierten wir uns auf einige der der Methode des verdeckten Ankerns zugrundeliegenden Funktionsweisen und Wirkungszusammenhänge. Wir untersuchten die Wirkhypothesen dieser Methode vor dem Hintergrund der Gestalttheorie und ihren Gesetzen. Die neuropsychologische Forschung, und hier besonders experimentelle Untersuchungen, belegen heute die von der Gestalttheorie entwickelten Gesetze. Es ist daher nicht weiter verwunderlich, dass die Verbreitung und Geltung der Gestaltgesetze als ubiquitär zu bezeichnen ist. Wir sprachen in diesem Zusammenhang von der Gestalttheorie als einer Metatheorie. Erstaunlich ist, wie die Gestaltpsychologen um diese Zusammenhänge wussten, waren ihre Möglichkeiten zur Messung und Beobachtung doch überaus einfach und rudimentär. Insbesondere das Prinzip der ›guten Gestalt‹ (Prägnanzgesetz) lieferte wertvolle Unterstützung, um die Wirkungszusammenhänge in Verbindung mit der Anwendung der beschriebenen Methode verstehen und erklären zu können. In ähnlicher Weise trug das Konzept der MEK zum Verständnis der Zusammenhänge bei. Die Formulierung der MEK geht auf Milton H. Erickson zurück. Die Analyse des Konzepts zeigt, wie genau und präzise Erickson Regeln formulierte und wie klar er, und auch andere Vertreter seiner Zeit, die Zusammenhänge zwischen bewussten und unbewussten Prozessen sahen. Die Enkelgeneration der ersten Neuropsychologen und die Psychotherapieforschung profitieren heute von den Erkenntnissen der Vordenker und nehmen sie als Grundlage für heutige Forschungsthematiken. Sie führen die Modelle, Regeln und Gesetze der Vordenker weiter und formulieren sie weiter aus. Auch für unseren Ansatz, die Methode des verdeckten Ankerns, fanden wir vielfältige Ansätze vor, um die Wirkungszusammenhänge dieser Methode besser zu verstehen. In diesem Kapitel diskutierten wir die grundlegenden Zusammenhänge und entwickelten ein zum Teil neues Verständnis vom Unterbewusstsein. Untersuchungen zum unbewussten Lernen und zu verdeckten Lernprozessen werden in der Zukunft noch viele Erkenntnisse liefern, die mittels moderner medizinischer Diagnostik analysiert und verstanden werden können. Weitere Forschungsbemühungen sind erforderlich.

Literatur

Almeida J., Mahon B. Z., Nakayama K., Caramazza A. (2008). Unconscious processing dissociates along categorical lines. *Proceedings of the National Academy of Sciences, USA, 105*, 15214–15218.

Baddeley, A. (2012). Working Memory: Theories, models, and controversies. In: *Annual Review of Psychology.* 63 (1), 2012, S. 1–29. https://doi.org/10.1146/annurev-psych-120710-100422

Bargh, J. A., & Chartrand, T. L. (2014). The mind in the middle: A practical guide to priming and automaticity research. In H. T. Reis & C. M. Judd (Eds.), *Handbook of research methods in social and personality psychology* (pp. 311–344). Cambridge University Press.

Cautela, J. R. & Kearney, A. J. (1986). The covert conditioning Handbook. Springer Publishing [NY].

Cleeremans, A. (2014). Connecting conscious and unconscious processing. *Cognitive science, 38*(6), 1286–1315.

Destrebecqz, A., & Peigneux, P. (2005). Methods for studying unconscious learning. *Progress in brain research, 150,* 69–80.

Ehrenfels, C. von (1890). Ueber »Gestaltqualitäten«. *Vierteljahresschrift für wissenschaftliche Philosophie, 14,* 249–292.

Engel, A. K. & Singer, W. (1997). Neuronale Grundlagen der Gestaltwahrnehmung. In *Spektrum der Wissenschaft. Dossier 4/1997. Kopf und Computer. Spektrum Akademischer Verlag,* 66–73.

Erickson, M. H. (1964). Initial experiments investigating the nature of hypnosis. *American Journal of Clinical Hypnosis,* 7(2), 152–162.

Erickson, M. H., & Rossi, E. L. (1976). Two level communication and the microdynamics of trance and suggestion. *American Journal of Clinical Hypnosis, 18*(3), 153–171.

Erickson, M. H., & Rossi, E. L. (1981). Experiencing hypnosis. Irvington.

e-teaching.org (2016, 31. März). *Gestaltgesetze.* https://www.e-teaching.org/didaktik/gestaltung/visualisierung/gestaltgesetze (Zugriff am 26.04.2024).

Franz, M., Schaefer, R., & Schneider, C. (2003). Psychophysiological Response Patterns of High and Low Alexithymics Under Mental and Emotional Load Conditions. *Journal of Psychophysiology, 17*(4), 203–213. https://doi.org/10.1027/0269-8803.17.4.203

Fuhr, R. (2000). Gestaltbegriff. In: G. Stumm & A. Pritz (Eds.), *Wörterbuch der Psychotherapie* (p. 242). Springer [Wien]. https://doi.org/10.1007/978-3-211-99131-2_654

Gainotti, G. (2012). Unconscious processing of emotions and the right hemisphere. *Neuropsychologia, 50*(2), 205–218.

Graham, L. (2008). Gestalt theory in interactive media design. *Journal of Humanities & Social Sciences, 2*(1).

Greenwald, A. G., Klinger, M. R., & Liu, T. J. (1989). Unconscious processing of dichoptically masked words. *Memory & cognition, 17*(1), 35–47.

Hebb, D. O. (1949). *The Organization of Behavior.* Wiley & Sons.

Hilgard, E. R. (1977). Divided consciousness. Multiple controls in human thought and action. Wiley.

Höll, K. (2000). Widerstand. G. Stumm & A. Pritz (Eds.), *Wörterbuch der Psychotherapie* (pp. 778–779). Springer [Wien]. https://doi.org/10.1007/978-3-211-99131-2_2123

International Society for Gestalt Theory and its Applications (o.J.): *Home.* https://www.gestalttheory.net (Zugriff am 21.01.2023)

Kirsch, I., & Hylad, M. E. (1987). How thoughts affect the body: A metatheoretical framework. *The Journal of Mind and Behavior, 8*(3), 417–434.

Klinger, M. R., Burton, P. C., & Pitts, G. S. (2000). Mechanisms of unconscious priming: I. Response competition, not spreading activation. *Journal of Experimental Psychology: Learning, Memory, and Cognition, 26*(2), 441.

Lewin, K. (1935). *A dynamic theory of Personality. Selected Papers.* McGraw-Hill.

Mayer, R. E., & Moreno, R. (2003). Nine ways to reduce cognitive load in multimedia learning. *Educational psychologist, 38*(1), 43–52.

McLaughlin, B. (1990). »Conscious« versus »unconscious« learning. *TESOL quarterly*, *24*(4), 617–634.
Metzger, W. (1953). *Gesetze des Sehens* (2nd ed.). Waldemar Kramer.
Mudrik, L., Breska, A., Lamy, D., & Deouell, L. Y. (2011). Integration without awareness: Expanding the limits of unconscious processing. *Psychological science*, *22*(6), 764–770.
Pavlov, I. (1923). New Researches on Conditioned Reflexes. *Science*, *58*(1506), 359–361.
Rausch, E. (1966). Das Eigenschaftsproblem in der Gestalttheorie der Wahrnehmung. In W. Metzger (Ed.), *Handbuch der Psychologie: Vol. 1. Der Aufbau des Erkennens: Semi-Vol. 1. Wahrnehmung und Bewußtsein* (pp. 866–953). Hogrefe.
Rubin, E. (1921). *Visuell wahrgenommene Figuren. Studien in psychologischer Analyse*. Gyldendalske boghandel.
Short, D., Erickson, B. A., Erickson-Klein, R. (2005). *Hope and Resiliency. Understanding the Psychotherapeutic Strategies of Milton H. Erickson, MD*. Crown House Publishing.
Schütz, P. (2000). Analoges Markieren. In G. Stumm & A. Pritz (Eds.), *Wörterbuch der Psychotherapie* (pp. 23–24). Springer [Wien].
Silva, J. C. R. P., Paschoarelli, L. C., Silva, J. C. P., & Friso, V. R. (2015). Informational ergonomics: A study on how symbols are used in graphic marks. *Procedia Manufacturing*, *3*, 4400–4406.
Sinitskaya, E. (2019). Application of Gestalt Theory and Therapy in Public Policy and Political Communication. *Journal of Governance and Politics*, *3*(2), 16. https://sgpjournal.mgimo.ru/2019/2019-5/gestalt-theory-application_(Zugriff am 26.04.2024).
Sollmann, C. (2016a). *The Technique of Covert Anchoring in the Treatment of Addiction*. Paper presented at the NLP-Conference, London, Great Britain. https://www.researchgate.net/publication/289367817_The_Use_of_Covert_Methods:_in_Hypnosis__(Zugriff am 26.04.2024).
Sollmann, C. (2016b). Die Methode des verdeckten Ankerns in der Hypnose und wie sie in der klinischen Praxis angewendet wird, *Hypnose-ZHH*, *11*(1+2), 157–175.
Sollmann, C. (2017). The Technique of Covert Anchoring in the Treatment of Addiction. *Journal of Psychology & Psychotherapy*, *7*(3) [Suppl], 26. https://dx.doi.org/10.4172/2161-0487-C1-014 [p. 2]
Sollmann, C. (2018a). *The Technique of Covert Anchoring in the Treatment of Addiction. Description and basic principles*. https://dx.doi.org/10.13140/RG.2.2.33412.78729
Sollmann, C. (2018b). The Technique of Covert Anchoring in the Treatment of Addiction. Description of the Method and Basic Principles. *EC Psychology and Psychiatry*, *7*(11), 772–776.
Sollmann, C. (2019). Verdecktes Ankern. Die Techniken des verdeckten Ankerns in der Suchtbehandlung. *Suggestionen. Deutsche Gesellschaft für Hypnose und Hypnotherapie e. V.*, 73–77.
Sollmann, C. M. (2021a). The covert anchoring approach – On the effect hypotheses of covert anchoring as a hypnotherapeutic method. https://dx.doi.org/10.13140/RG.2.2.23562.18883
Sollmann, C. M. (2021b). The covert anchoring approach. Über die Wirkhypothesen des verdeckten Ankerns als hypnotherapeutische Methode. https://dx.doi.org/10.13140/RG.2.2.21569.89448
Sweller, J., & Chandler, P. (1991). Evidence for cognitive load theory. *Cognition and instruction*, *8*(4), 351–362.
Turner, D. W., & Williams III, A. S. (1959). Medical hypnosis. *Journal of the National Medical Association*, *51*(1), 40.
Watanabe, N. & Haruno, M. (2015). Effects of subconscious and conscious emotions on human cue-reward association. *Scientific Reports*, *5*(1): 8478. https://dx.doi.org/10.1038/srep08478
Watzlawick, P. (Ed.). (2006). *Die erfundene Wirklichkeit: Wie wissen wir, was wir zu wissen glauben. Beiträge zum Konstruktivismus*. Pieper.
Whalen, P. J., Rauch, S. L. & Etcoff, N. L. (1998). Masked presentations of emotional facial expressions modulate amygdala activity without explicit knowledge. *Journal of Neuroscience*, *18*(1), 411–418.

Teil II Anwendungsgebiete

5 Hypnose und chronische Schmerzen – ein integrativer Ansatz

José Cava Roda

5.1 Einleitung

Chronische Schmerzen weisen besondere physische und psychische Merkmale auf, die für eine wirksame Behandlung mit Hypnose berücksichtigt werden sollten. Auch chronische Schmerzen haben irgendwann einmal als kurzfristige Schmerzen begonnen. Nach erfolglosen Behandlungen, in der Regel medizinischer, pharmakologischer oder sogar chirurgischer Art, wurden sie irgendwann als chronisch diagnostiziert. Dieser Prozess wird begleitet von der Bildung negativer Überzeugungen über den Schmerz, z. B. in der Form, dass es keine Heilung gibt oder dass eine Behandlung chronischer Schmerzen nur dann erfolgreich sein kann, wenn sie schnelle Wirkung zeigt, wie dies bei Schmerzmitteln der Fall ist, sofern sie wirken. Diese negativen Überzeugungen und falschen Erwartungen können dazu führen, dass eine hypnotische Behandlung weniger wirksam ist, und die Patienten werden wahrscheinlich bald entmutigt und brechen die Therapie dann vorzeitig ab.

Welche Faktoren einen wesentlichen Einfluss auf die Wirksamkeit der Hypnose bei der Behandlung chronischer Schmerzen haben und wie ihnen innerhalb und außerhalb der Hypnose begegnet werden kann, steht im Mittelpunkt dieses Kapitels. Es handelt sich um Strategien, Techniken und Empfehlungen, die auf wissenschaftlicher Forschung von weltweit anerkannten Experten in der Schmerzbehandlung und auf der mehr als 20-jährigen klinischen Erfahrung des Autors beruhen.

Das Interesse des Autors an der Hypnose zur Schmerzbewältigung begann schon als Teenager. Nachdem er ein Buch zu diesem Thema gelesen hatte, begann er, mit jedem zu üben, der sich freiwillig meldete, mit Brüdern, Freunden, Klassenkameraden … Jede Zeit und jeder Ort boten eine gute Gelegenheit, um Hypnose auszuprobieren. Manchmal funktionierte es, manchmal auch nicht. Was am meisten überraschte, wenn es funktionierte, waren nicht so sehr die Phänomene, die die Versuchspersonen von Zeit zu Zeit während ihrer Trance zeigten, sondern diejenigen, die später als Reaktion auf posthypnotische Suggestionen auftraten. Eine häufig verwendete posthypnotische Suggestion bestand darin, der Versuchsperson mitzuteilen, dass sie nach dem Aufwachen einen Gegenstand, der ihnen in die Hand gegeben wurde, als sehr heiß empfinden würden, so als würde er brennen. Gewöhnlich handelte es sich hierbei um eine Münze oder einen Stift. Wenn die Versuchspersonen auf diese Suggestion reagierten, ließen sie den Gegenstand sofort fallen, wenn sie ihn nur berührten. Dann wurde ihnen das Objekt zurückgegeben und sie zeigten sich überrascht über ihre Reaktion, da es überhaupt nicht heiß war.

wie sie sofort bemerkten. Es war sehr interessant zu sehen, wie verblüfft die Personen waren, wenn sie feststellten, dass der Gegenstand eigentlich eine normale Temperatur hatte. Diese frühen Erfahrungen brachten die ersten Ideen des Autors über Schmerz und die große Fähigkeit des Menschen, ihn zu verändern, hervor.

Schmerz ist keine einfache Wahrnehmung eines schmerzhaften Reizes, sondern eine komplexe Erfahrung, die physiologische, kognitive und emotionale Aspekte umfasst und an der mehrere kortikale und subkortikale Hirnareale beteiligt sind, z. B: primäre und sekundäre somatosensorische Areale (SI, SII), primäre motorische (MI) und prämotorische Kortexe (PMC), ergänzende motorische Areale (SMA), Basalganglien, parietale und insuläre Kortexe, periaqueduktales Grau (PAG), rostrale ventromediale Medulla, Hippocampus, Amygdala, Parahippocampus, anteriorer cingulärer Cortex (ACC) und präfrontaler Cortex (PFC), (Chapin, 2012). Da Schmerzen in einer Reihe von Hirnarealen verarbeitet werden, kann eine Veränderung in einem dieser Areale die Schmerzwahrnehmung beeinflussen. Schmerz wird auch durch verschiedene somatische, psychologische oder soziale Faktoren moduliert und stellt kein echtes Maß für den Zustand des Körpergewebes dar, sondern entwickelt eine eigene Qualität, je länger der Schmerz anhält (Moseley, 2007).

Normalerweise machen wir die Erfahrung, dass Schmerzen von *kurzer* Dauer sind oder dass akute Schmerzen, die unsere Aufmerksamkeit erfordern und unkontrollierbar erscheinen, *sofort* auftreten. Wir haben auch schon die Erfahrung gemacht, dass wir einen Kopfschmerz für eine Weile vergessen haben, während wir uns intensiv mit etwas anderem beschäftigt haben, z. B. mit einem Film oder einem dringenden Ereignis.

Wir verfügen über Fähigkeiten zur Schmerzkontrolle, die im Allgemeinen recht unbekannt sind. Milton H. Erickson, eine der einflussreichsten Persönlichkeiten auf dem Gebiet der klinischen Hypnose und Psychotherapie im 20. Jahrhundert, stellte fest, dass wir alle auf psychologischer, physiologischer und neurologischer Ebene über körperliche Erfahrungen, über Assoziationen und Konditionierungen verfügen, »die Schmerzkontrolle und sogar eine Überwindung des Schmerzes möglich machen.« (Erickson, 1983, S. 218)

Schmerzen werden in der Regel als medizinischer Zustand behandelt, und daher liegt die Vermutung nahe, dass die geeignete Behandlung für chronische Schmerzen natürlich aus dem medizinischen Bereich kommen sollte. Analgetika verschiedener Art sind sehr wirksam und werden häufig bei der Behandlung akuter Schmerzen eingesetzt, und Patienten sind oft davon überzeugt, dass es außerhalb des medizinischen Bereichs keine besseren Möglichkeiten zur Behandlung von Schmerzen jeglicher Art gibt. Deshalb sollte Patienten zunächst vermittelt werden, dass sich chronischer Schmerz von akutem Schmerz unterscheidet. Wenn der Schmerz länger als ein paar Wochen anhält, entstehen im zentralen Nervensystem auf der Ebene des Rückenmarks und des Gehirns Veränderungen, die, wie die Forschung gezeigt hat, zum Fortbestehen des Schmerzes und zu seiner Verstärkung und Ausbreitung auf andere Körperbereiche beitragen, auch ohne dass eine Gewebeschädigung oder eine neurologische Schädigung als Ursache für den Schmerz feststellbar wäre. Um chronische Schmerzen erfolgreich zu behandeln, müssen diese Veränderungen rückgängig gemacht werden, und das kann einige Zeit in Anspruch nehmen.

Die emotionale Dimension ist bei chronischen und kurzfristigen Schmerzen von unterschiedlicher Bedeutung. Wenn Patienten eine Hypnosebehandlung für chronische Schmerzen aufsuchen, haben sie in der Regel mehrere erfolglose medizinische Behandlungen hinter sich, die Gefühle der Hoffnungslosigkeit und in der Folge negative Erwartungen in Bezug auf die Linderung des Schmerzes entwickelt. Mehr noch erwarten sie, dass eine wirksame Behandlung chronischer Schmerzen schnelle Ergebnisse zur Folge haben sollte, etwa so wie Analgetika bei akuten Schmerzen.

Diese negativen Überzeugungen und falschen Erwartungen werden, wenn sie nicht von Beginn der Therapie an angemessen berücksichtigt werden, in der Regel zu einem großen Hindernis, das den Fortschritt behindert und die Wahrscheinlichkeit erhöht, dass die Patienten die Therapie frühzeitig abbrechen. Andere Aspekte, die ebenfalls berücksichtigt werden sollten, sind für jede Hypnosetherapie charakteristisch. Wir wollen diese hier erörtern.

Es ist grundsätzlich darauf zu achten, dass die individuelle Anpassung der sprachlichen Muster und der gewählten Suggestionen der Schlüssel zur Schmerzbehandlung ist. Wie Milton H. Erickson betonte, ist es von überaus großer Bedeutung, dass der Patient seine Schmerzen detailliert in seinen eigenen Worten und nicht in medizinischen Begriffen beschreibt, denn diese Worte werden während der Hypnose sehr nützlich sein, weil sie die Etiketten und Metaphern widerspiegeln, die im Kopf des Patienten mit dem Schmerz verbunden sind. Wenn wir diese Bezeichnungen oder Metaphern ändern, können wir die Schmerzerfahrung ändern (Erickson, 1983, S. 221).

Angst, die häufig mit chronischen Schmerzen einhergeht, verstärkt die Wahrnehmung von Schmerzempfindungen und trägt zum Fortbestehen von Schmerzen bei. Auf der kognitiven Ebene hat die Aufmerksamkeit einen großen Einfluss auf die Schmerzerfahrung. Wir können uns vom Schmerz ablenken lassen und ihn nicht spüren, wenn es etwas anderes gibt, das in diesem Moment wichtiger oder dringender ist. Die gute Nachricht ist, dass die Aufmerksamkeit trainiert werden kann und die Patienten geschickter darin werden können, ihre Aufmerksamkeit von den Schmerzen abzulenken und Linderung zu erfahren, was das Gefühl des Vertrauens und der Selbstwirksamkeit erhöht.

Chronische Schmerzen haben für die Betroffenen in der Regel eine negative Bedeutung. Wenn diese Bedeutung in positiver Weise verändert oder umgedeutet wird, kann dies die Schmerzerfahrung auf sensorischer und emotionaler Ebene stark verändern. Hypnose kann beim Auffinden neuer positiver Bedeutungen von Schmerz eingesetzt werden.

Hypnose ist ein hervorragendes Mittel zur Behandlung chronischer Schmerzen, obwohl jeder Fachmann, der etwas Erfahrung in diesem Bereich hat, weiß, dass die Ergebnisse sehr unterschiedlich sind. In diesem Kapitel werden wir aufgrund der begrenzten Länge des Textes kurz auf verschiedene Strategien und Techniken innerhalb und außerhalb der hypnotischen Trance eingehen, die dazu beitragen können, die therapeutische Wirksamkeit der Hypnose bei der Behandlung chronischer Schmerzen erheblich zu steigern.

5.2 Überzeugungen und Erwartungen

Wenn Patienten bei chronischen Schmerzen eine Hypnosebehandlung in Anspruch nehmen, geschieht dies in der Regel nach einer langen Zeit erfolgloser medizinischer Behandlungen. Daher ist es, wie oben erwähnt, sehr ratsam, zunächst zu erklären, was wissenschaftlich über chronische Schmerzen bekannt ist und warum ihre Behandlung anders sein sollte als die bei akuten Schmerzen und es sollte auch erklärt werden, warum es länger dauern kann, bis Ergebnisse erzielt werden.

Chronische oder anhaltende Schmerzen können eine körperliche Ursache haben (Trauma, Operation, medizinische Behandlung, Krankheit usw.) oder sie können ohne erkennbare Ursache auftreten, wie dies bei der Fibromyalgie der Fall ist.

Wenn der Schmerz aus irgendeinem Grund über mehrere Wochen anhält, steigt die Wahrscheinlichkeit, dass er zu einem Dauerschmerz wird, weil im Gehirn und im Rückenmark Veränderungen auftreten, die zur Aufrechterhaltung und Verstärkung der Schmerzempfindung beitragen. Einige dieser Veränderungen sind:

- Aufbau stabiler Verbindungen zwischen einigen der an der Schmerzverarbeitung beteiligten Hirnregionen, wie dem Thalamus und dem anterioren cingulären Cortex.
- Kontinuierliches Feuern von nozizeptiven Neuronen im Rückenmark.
- Vergrößerung des Bereichs des somatosensorischen Kortex, der für die Verarbeitung der sensorischen Signale des entsprechenden Körperteils zuständig ist.
- Verringertes zentrales Schmerzhemmungsvermögen.

Diese Veränderungen tragen zur sogenannten zentralen Sensibilisierung bei, die schmerzhafte Empfindungen verstärken und dazu führen, dass Schmerzen im Laufe der Zeit zur Dauerempfindung werden. Diese Sensibilisierung kann sich auch auf andere Teile des Körpers auswirken, die zunächst nicht von Schmerzen betroffen sind. Jede kurzfristige schmerzhafte Empfindung, die in anderen Körperteilen auftritt, wird als intensiver und störender empfunden, wodurch die Wahrscheinlichkeit einer Chronifizierung auch in diesem Körperbereich steigt. Das Phänomen der Sensibilisierung ist eine Eigenschaft der *Plastizität* des Gehirns und tritt bei allen Sinnesmodalitäten auf. Wenn wir im Laufe der Zeit mit einem unserer Sinne, einschließlich der Interozeption (innere Körperempfindungen) und der Propriozeption (Empfindungen der Körperposition), kontinuierlich auf etwas achten, entwickeln wir eine größere Sensibilität und Unterscheidungsfähigkeit in diesem Sinnesbereich.

Die Umkehrung dieses zentralen Sensibilisierungsprozesses kann Zeit in Anspruch nehmen und Patienten müssen verstehen, warum das so ist. Kurzfristig kann eine deutliche Linderung oder vollständige Beseitigung der Schmerzen durch medizinische oder psychologische Mittel erreicht werden. Diese Verbesserungen sind zwar nützlich und wünschenswert, aber in der Regel nur vorübergehend, und es ist notwendig, die Behandlung lange genug aufrechtzuerhalten, um die Veränderungen zu stabilisieren.

Wenn man lange Zeit unter Schmerzen gelitten hat, haben sich Erinnerungen an diese Schmerzen gebildet, und häufig auftretende Reize und Situationen werden leicht mit Schmerzen in Verbindung gebracht, ähnlich wie es bei Emotionen der Fall ist. Schmerz ist eher eine emotionale Reaktion – wie Angst oder Wut – als eine Einschätzung des Ausmaßes einer körperlichen Empfindung, wie die Intensität eines Geräusches (Moseley & Butler, 2015). Wie jede andere Erfahrung wird auch Schmerz, der über längere Zeit anhält oder wiederholt wird, mit vorhandenen Reizen oder Situationen assoziiert. Diese Konditionierung erleichtert das erneute Auslösen des Schmerzes, und es wird späterhin schwierig, den aktuellen Schmerz vom erinnerten Schmerz zu unterscheiden. Chronische Schmerzen sind ein komplexes Konstrukt, das sich aus erinnerten Schmerzen, gegenwärtigen Schmerzen und erwarteten Schmerzen zusammensetzt (Erickson, 1983, S. 219).

Die gewohnte Umgebung des Patienten, seine Wohnung, sein Arbeitsplatz, seine Mitmenschen, die Tageszeiten, zu denen der Schmerz am häufigsten auftritt, usw. können zu Stimuli werden, die frühere schmerzhafte Erfahrungen hervorrufen. Dies lässt sich am Fall eines 67-jährigen Patienten verdeutlichen, der nach einem Motorradunfall und mehreren Operationen, seit mehr als 10 Jahren unter chronischen Schmerzen in einem Arm litt. Die Schmerzen traten auf oder verstärkten sich auffällig, wenn er mit seiner Frau zusammen war, obwohl er zu ihr eine ausgezeichnete Beziehung hatte. Dies hatte zur Folge, dass die Ehefrau sich schließlich sogar für das Leiden ihres Mannes schuldig fühlte. Der Autor hatte eine ganze Reihe von Patienten, bei denen die Schmerzen nachließen oder ganz verschwanden, wenn sie nicht zu Hause oder an gewohnten Orten waren. Bei einer 42-jährigen Frau, die seit mehr als fünf Jahren unter chronischen Schmerzen im Beckenbereich litt, ließen die Schmerzen nach oder verschwanden, wenn sie ihren Wohnort verließ, und traten wieder auf, wenn sie an diesen zurückkehrte.

Bei der Behandlung chronischer Schmerzen ist es sehr nützlich, Patienten von Anfang an diese Grundlagen zu vermitteln, unabhängig davon, ob es sich um eine Hypnosebehandlung handelt oder nicht, weil die Vermittlung dabei unterstützt, mehr Kontrolle über den Schmerz zu haben und zudem hypnotische Suggestionen wirksamer sind. Die Grundsätze lauten:

- Schmerz ist keine einfache Wahrnehmung von schmerzhaften Reizen.
- Schmerz ist beherrschbar.
- Chronischer Schmerz ist eine Gewohnheit.
- Die Aufmerksamkeit spielt eine Schlüsselrolle bei der Schmerzwahrnehmung und ist trainierbar.
- Hypnose ermöglicht den Zugang zu Ressourcen, die normalerweise nicht verfügbar sind.

Diese Grundsätze müssen in der Therapie immer wieder angeführt werden, in und außerhalb der Hypnose, und zwar auf unterschiedliche Weise, weil sie Patienten dabei unterstützen, hilfreichere Überzeugungen über Schmerzen zu entwickeln. Es reicht nicht aus, die Fakten zu kennen, sondern es bedarf eines Gefühls der Gewissheit, dass der Schmerz beherrschbar ist und dass jeder Mensch diesen Zustand erreichen kann. Um diese Vorstellungen zu vermitteln, können Therapeuten über wissenschaftliche Erkenntnisse oder von Patientenfällen berichten, und zwar in einer Weise, die dem Wissensstand, dem Verständnis und dem Interesse des Patienten angemessen ist. Während der Hypnose können Therapeuten über ähnliche Fälle anderer Patienten sprechen und versuchen, den Patienten dazu zu bringen, Analgesie oder Anästhesie in einem anderen Körperteil zu induzieren als in demjenigen, in dem der chronische Schmerz lokalisiert ist. Nachstehend finden Sie einige Leseempfehlungen für wissenschaftliche Informationen und Forschungsarbeiten über chronische Schmerzen, die zur Unterstützung und Erklärung für Patienten herangezogen werden können.

1. Über die Natur des chronischen Schmerzes und die Veränderungen, die er im Körper hervorruft:
   - Das Buch *Explain Pain* (Moseley & Butler, 2013). Einfache Erklärungen für unterschiedlichste Patienten, mit sehr originellen Grafiken, die dabei unterstützen, chronische Schmerzen und deren Behandlung besser zu verstehen. Geschrieben von zwei Experten zu diesem Thema.
   - *Echtzeit-FMRT in der Schmerztherapie* (Chapin, 2012). Auf der Grundlage von Gehirnscans mit fMRI zeigt diese Studie, wie sehr sich das Gehirn von Patienten mit chronischen Schmerzen von dem normal-gesunder Menschen unterscheidet, welche Gehirnbereiche betroffen sind und wie sich diese Bereiche wieder normalisieren, wenn die Patienten genesen sind. Die Studie zeigt auch Behandlungsmöglichkeiten für chronische Schmerzen auf und erwähnt, dass Hypnose bei einer Reihe von chronischen Schmerzzuständen sehr wirksam ist, obwohl sie laut Studie vor allem bei Menschen wirkt, die in hohem Maße hypnotisierbar sind.
   - *Distinct Brain Systems Mediate the Effects of Nociceptive Input and Self-Regulation on Pain* (Woo, 2015). Choo-Wan und seine Mitarbeiter entdeckten, dass es neben dem nozizeptiven Signalweg einen weiteren neuronalen Weg gibt, der am Prozess der Schmerzerfahrung beteiligt ist. An diesem zweiten Pfad sind Gehirnzentren beteiligt, die mit Emotionen, Motivation und Belohnung assoziiert sind und die das Schmerzerleben stark beeinflussen können.
2. Studien und wissenschaftliche Erkenntnisse über die Veränderbarkeit und Modifizierbarkeit der Schmerzerfahrung:
   - *Fibromyalgie-Schmerz und seine Modulation durch hypnotische und nicht-hypnotische Suggestion: eine fMRI-Analyse* (Derbyshire, 2008). Die Studie demonstriert die signifikante Wirkung einfacher Hypnose-Suggestionen, bei denen die Versuchspersonen aufgefordert werden, sich eine Skala vorzustellen, die ihr Schmerzniveau repräsentiert, und diese in ihrem Kopf zu verändern, um dann subjektiv auf Veränderungen des Schmerzes zu achten und die an der Schmerzverarbeitung beteiligten Hirnareale mit einem fMRT-Scanner zu überwachen (Derbyshire, 2008).
   - Kontrolle über Gehirnaktivierung und Schmerz durch funktionelle Echtzeit-MRT (deCharms, 2005). Eine sehr interessante Studie über Echtzeit-Biofeedback solcher Hirnregionen, die an der Schmerzverarbeitung beteiligt sind. Unter Verwendung eines fMRT-Scanners wird gezeigt, wie eine Person lernen kann, die Aktivität des Anterioren Cingulären Cortex (ACC) – einer Schlüs-

selregion des Gehirns bei der Schmerzverarbeitung – zu kontrollieren, indem der Schmerz auf einem Bildschirm als Flamme dargestellt wird. Wenn die Versuchspersonen lernen, die Intensität der Flamme, d. h. also die ACC-Aktivität, zu verändern, verändern sie den wahrgenommenen Schmerz, aber die Veränderung anderer Hirnregionen hat keinen signifikanten Einfluss auf den Schmerz.

3. Klinische Fälle: Das Erzählen der Fälle von anderen Patienten, die ein ähnliches Schmerzleiden erfolgreich überwunden haben, kann sehr motivierend sein und dem Patienten helfen, positive Erwartungen aufzubauen und besser auf die hypnotischen Suggestionen zu reagieren. Es ist sehr empfehlenswert, einige anekdotische oder kuriose Aspekte der Fälle zu erwähnen, da diese die Aufmerksamkeit der Patienten fesseln, um den Einfluss des *critical factor* zu minimieren und so die Wirkung der hypnotherapeutischen Behandlung zu steigern.

Abschließend ist hervorzuheben, dass nicht nur die Erwartungen und Überzeugungen der Patienten den Erfolg der Behandlung beeinflussen, sondern auch das Vertrauen des Therapeuten in die Fähigkeit seiner Patienten, ihre Schmerzen zu kontrollieren. Was der Therapeut dem Patienten unbewusst vermittelt, hat einen großen Einfluss auf die Mobilisierung von Ressourcen. Dieser Einfluss wird im hypnotischen Zustand noch deutlicher, da, wie Erickson zu betonen pflegte, die Einstellung und die Erwartungen des Therapeuten gegenüber seinem Patienten dessen Reaktionen bestimmen. Dies demonstrierte er wiederholt in seinen Seminaren und experimentell mit seinen Studenten. Bei Letzteren pflegte er in ihren Hypnoseübungen zu prädisponieren, indem er einer Gruppe sagte, dass die Versuchsperson, mit der sie üben sollten, ein ausgezeichnetes hypnotisches Subjekt sei, aber ein bestimmtes hypnotisches Phänomen (visuelle Halluzinationen, auditive Halluzinationen, Analgesie oder Anästhesie) nicht entwickeln könne, und einer anderen Gruppe dasselbe sagte, aber mit einem anderen hypnotischen Phänomen. Wie er erwartet hatte, waren die Ergebnisse, die die verschiedenen Gruppen mit demselben Probanden erzielten, unterschiedlich und entsprachen den Reaktionserwartungen, die Erickson für sie geschaffen hatte (Erickson, 1980).

Wenn wir als Therapeuten unseren Patienten Vorschläge unterbreiten, müssen wir davon überzeugt sein, dass sie diese auch umsetzen werden, dass es im Bereich ihrer Möglichkeiten liegt. Dies ist besonders wichtig für die Behandlung von Patienten mit chronischen Schmerzen. Therapeuten können dieses Vertrauen aufbauen, indem sie ihr Wissen über Schmerzen und deren Kontrollierbarkeit erweitern, sich an ihre eigenen Erfahrungen mit Schmerzen erinnern und sich selbst Affirmationen vorsagen, wie »Ich weiß, dass dieser Patient eine Analgesie entwickeln kann. Ich weiß, dass dieser Patient eine Anästhesie entwickeln kann. Ich weiß, dass dieser Patient eine Amnesie entwickeln kann« (Erickson, 1983, S. 125).

5.3 Aufmerksamkeit

Die Realität, die uns umgibt, besteht aus einer Vielzahl äußerer und innerer Reize, die ständig unser Gehirn erreichen, und wir sind uns nur einer sehr kleinen Anzahl dieser Reize bewusst, nämlich derjenigen, auf die wir unsere Aufmerksamkeit lenken. Wenn es uns gelingt, unsere volle Aufmerksamkeit auf etwas anderes als den Schmerz zu richten, werden wir keinen Schmerz empfinden. Aufmerksamkeit ist ein Schlüsselelement bei der Bewältigung von Schmerzen, und die gute Nachricht ist, dass sie trainiert werden kann und Hypnose ein großartiges Instrument ist, um dieses Ziel zu erreichen.

Schmerz verlangt Aufmerksamkeit. Es ist nicht sehr schwierig, sich für kurze Zeit abzulenken, vor allem, wenn der Schmerz nicht besonders intensiv ist. Wenn die Schmerzintensität indessen hoch ist, ist es oftmals nicht leicht, die Aufmerksamkeit vom Schmerz abzulenken. Andererseits trägt die ständige Beschäftigung mit dem Schmerz dazu bei, das Schmerzempfinden zu verstärken und damit einen Teufelskreis in Gang zu setzen.

Um die Aufmerksamkeit so lange wie möglich von den Schmerzen abzulenken, ist es im Allgemeinen sinnvoll, Aktivitäten zu finden, die die Ablenkung erleichtern. Patienten mit chronischen Schmerzen gehen häufig Aktivitäten des täglichen Lebens nach, bei denen sie sich ihrer Schmerzen nicht oder weniger bewusst sind. Einer der Fälle des Autors war ein 60-jähriger Mann, der nach einem Motorradunfall, bei dem ihm der Arm amputiert und später chirurgisch wieder angenäht wurde, seit mehr als 15 Jahren unter sehr starken und anhaltenden Schmerzen in einer Hand litt. Er hatte seine Beweglichkeit und Sensibilität im Arm und in der Hand vollständig verloren. Wenn er jedoch sein Auto wusch, vergaß er immer die Schmerzen. Das linderte seine Schmerzen so effektiv, dass er darüber nachdachte, in der Autowäsche zu arbeiten. Tatsächlich kann jede Tätigkeit sehr fesselnd sein, wenn wir sie in irgendeiner Weise aufmerksamkeitsintensiv gestalten.

Um die Aufmerksamkeit zu trainieren, können Patienten bei jeder Aktivität des täglichen Lebens volle Aufmerksamkeit oder Achtsamkeit üben. Sie können versuchen, ihre volle Aufmerksamkeit auf verschiedene Aspekte und Sinnesmodalitäten der aktuellen Erfahrung zu richten oder die Aktivität anspruchsvoller zu gestalten. Zum Beispiel:

- Schälen Sie einen Apfel und versuchen Sie dabei, die Schale in einem durchgehenden Streifen zu lösen, ohne dass sie bricht und ohne dass Fleisch an der Schale bleibt. Achten Sie auf die Beschaffenheit der Apfelschale, den Druck des Messers auf den Fingern, das Geräusch des Schnitts, den Geruch, usw.
- Falten oder hängen Sie ein Kleidungsstück und achten Sie dabei darauf, dass es so gut wie möglich ausgerichtet ist und notieren Sie Textur, Farben, Gewicht, Geruch usw.
- Beim Gehen auf der Straße oder beim Autofahren halten wir einen genauen Abstand zu dem Fußgänger oder dem Auto vor uns, während wir eine erweiterte Aufmerksamkeit in unserem visuellen, auditiven und taktilen Bereich (Pedale, Lenkrad, Sitz, Bewegungen usw.) praktizieren.

Bei chronischen Schmerzpatienten ist es nicht einfach, eine Trance einzuleiten und dabei den Patienten aufzufordern, seine Aufmerksamkeit auf etwas anderes, als den Schmerz zu richten, insbesondere dann, wenn der Schmerz allgegenwärtig und intensiv ist. Stattdessen ist es »effektiver, den Schmerz des Patienten anzuerkennen, ihn zu zentrieren und zu bestätigen« (Erickson, 1983, S. 103). Im nächsten Schritt können wir Patienten dazu auffordern zu beobachten, inwieweit sich die aktuellen Empfindungen von denen des Wohlbefindens in diesem Körperteil unterscheiden. Dadurch, dass frühere angenehme Empfindungen thematisiert werden, wird zwischen diesen und dem gegenwärtigen Schmerz eine Verbindung aufgebaut. Gleichzeitig wird durch dieses Vorgehen, Widerstand vermieden. Bei einem Patienten mit chronischen stechenden Schmerzen im Ellbogen können wir zum Beispiel damit beginnen, zu sagen:

> Der Schmerz ist wirklich stark, vor allem im Ellbogen, das Stechen ist unerträglich, als würde man ständig mit einem Messer zustechen [gleiche Worte des Patienten]. Wie anders waren die Empfindungen in diesem Arm, als er noch in Ordnung war, vor dem Unfall, als Sie in jenem Sommer in den schönen Bergen spazieren gegangen sind ...

Ein weiteres prinzipielles Beispiel für den Beginn einer Induktion mit Schwerpunkt auf Schmerzempfindungen:

> Wenn Sie die Augen schließen, ist es schwer, diesen Schmerz, dieses Gefühl X, [hier eine Beschreibung der Empfindungen mit den Worten des Patienten einfügen] nicht zu bemerken, das immer da ist und Ihre Aufmerksamkeit fordert. Sie brauchen diesem Gefühl, das Ihre Aufmerksamkeit immer wieder auf sich zieht, nicht wirklich zu entkommen. Sie können es einfach da sein lassen und anfangen, sich zu entspannen, und Sie werden feststellen, dass Sie jedes Mal, wenn Sie einen Muskel entspannen, selbst einen winzigen Muskel in einem Finger oder in einem Zeh oder einen Muskel in Ihrem Gesicht, auf eine andere Art und Weise tiefer in diese Empfindung hineingleiten. Und Sie können Ihre ganze Aufmerksamkeit auf diese Empfindung lenken und bemerken, wie sie sich verändert, wo genau sie am intensivsten ist und wie sie weicher wird, wenn Sie sich von diesem Punkt entfernen. Und je weiter Sie sich von diesem Punkt entfernen, desto weicher wird die Empfindung, und es fällt Ihnen leichter, sich an die angenehmen Momente zu erinnern, als Sie am Strand von Y [vom Patienten gewählter Ort], diesem schönen Sommerort, spazieren gegangen sind und die frische Luft, die Wärme der Sonne auf Ihrer Haut, die Farbe des Himmels, ... wahrgenommen haben.

Wir können die Patienten auch bitten, ihre Schmerzempfindungen sehr detailliert zu beschreiben, und zwar mit ihren eigenen Worten, indem wir sie bitten, ihre Schmerzen zu verstärken, unter dem Vorwand, dass sie dann ihre Empfindungen genauer beschreiben können. Chronische Schmerzpatienten haben in der Regel das Gefühl, dass sie ihre Schmerzen leicht verstärken können, wenn sie sich nur darauf konzentrieren. Sie realisieren dabei oft nicht, dass sie, wenn sie in der Lage sind, den

Schmerz zu verstärken, auch in der Lage sind, seine Intensität zu verringern. Darüber hinaus wird diese hohe Aufmerksamkeit auf Details der Schmerzempfindung wahrscheinlich einen leichten Trancezustand erzeugen, der die Akzeptanz von Ideen und Vorschlägen zur Veränderung bestimmter Aspekte des Schmerzes erhöht.

Direkte posthypnotische Suggestionen, die darauf abzielen, dem Schmerz immer weniger Aufmerksamkeit zu schenken und sich stattdessen auf interessante und angenehme Aktivitäten zu konzentrieren, sind in der Regel sehr wirksam. Zum Beispiel:

> Sie werden vielleicht überrascht sein, dass Sie den Empfindungen, die Sie stören, immer weniger Aufmerksamkeit schenken und sich mehr und mehr anderen angenehmen und interessanten Aktivitäten und Reizen widmen, und je mehr Zeit Sie mit diesen angenehmen Aktivitäten verbringen, desto weniger Zeit werden sie den Empfindungen widmen, die Sie stören. Und je weniger Aufmerksamkeit Sie diesen Gefühlen schenken, desto weniger scheinen sie Sie zu stören. Und es ist so schön, sich wieder an den Aktivitäten zu erfreuen, die man so gerne macht …

Bedeutung von Schmerz

Es ist bekannt, dass das nozizeptive Signal auf einer zentralen Ebene unter Beteiligung verschiedener Hirnareale verarbeitet und interpretiert wird. Diese Komplexität macht die Schmerzerfahrung auch auf unterschiedliche Weise veränderbar, wie die Forschung zeigt. Eine der ersten Studien wurde von dem jungen Anästhesisten Henry Beecher Ende 1946 veröffentlicht (Beecher, 1946), in der er seine Beobachtungen an mehr als 200 Soldaten sammelte, die auf dem Schlachtfeld schwere Verletzungen erlitten hatten, deren Schmerzempfinden nicht proportional zur Schwere ihrer Verletzungen zu sein schien und die kein Morphium benötigten. Beecher interpretierte diesen Sachverhalt so, dass der Rückgang des Schmerzempfindens auf die positive Bedeutung zurückzuführen war, die diese Verletzungen für die Soldaten darstellten, nämlich die Entfernung von der Schlachtfront und der Aufenthalt in der Sicherheit des Krankenhauses.

Seit der Antike ist bekannt, dass Schmerzen besser ertragen werden, wenn sie einen Sinn haben, der sie subjektiv rechtfertigt oder der sie in anderer Weise positiv erscheinen lässt, so wie bei Märtyrern oder bei Menschen, die für ihre Ideen gefoltert wurden und die lieber extremes Leid ertragen haben, als ihre Überzeugungen aufzugeben. In der gesamten Menschheitsgeschichte finden wir Beispiele für schmerzhafte freiwillige Opfer, um Gottes Segen oder eine Heilung zu erbitten. Diese Art von schmerzhaften Opfern gibt es auch heute noch in unserer Welt, z. B. in einigen christlichen Gemeinschaften bei den Prozessionen in der Karwoche, bei denen einige Büßer schwere Holzkreuze auf den Schultern tragen oder mehrere Kilometer auf den Knien gehen. Auch im Sport gibt es Fälle von Sportlern mit schweren Verletzungen – einschließlich Knochenbrüchen – bei denen die Heftigkeit des Schmerzes erst nach dem Wettkampf bemerkt wird.

Ein viel zitiertes anekdotisches Beispiel dafür, wie die kognitive Interpretation das Schmerzerlebnis beeinflusst, wurde 1995 im British Medical Journal veröffentlicht (Fisher, 1995). Es ging um den Fall eines Bauarbeiters, der gestürzt war und sich einen Nagel in den Fuß gebohrt hatte, der ihm unerträgliche Schmerzen bereitete. Niemand wagte es, den Nagel herauszuziehen oder den Schuh zu entfernen, aus Angst, noch mehr Schaden anzurichten. Als man im Krankenhaus den Stiefel aufschnitt, um ihn zu entfernen, entdeckte man, dass der Nagel zwischen zwei Zehen hindurchgegangen war, ohne den Fuß zu verletzen. In diesem Moment verschwanden die schrecklichen Schmerzen, die er empfand, und es zeigte sich, dass der Schmerz, den er empfunden hatte, proportional zu dem Schaden war, den der Nagel seiner Meinung nach verursacht hatte.

In einer Studie aus dem Jahr 2015 entdeckten Choong-Wan Woo und sein Team, dass es zwei verschiedene Wege im Gehirn gibt, die zur Schmerzerfahrung beitragen (Woo, 2015). Der erste Weg ist der des nozizeptiven Signals durch das Rückenmark, das verschiedene Hirnareale erreicht, wie den Anterioren Cingulären Cortex, die üblicherweise mit der Schmerzwahrnehmung in Verbindung gebracht werden. Ein zweiter Weg führt über verschiedene Hirnareale wie den medialen präfrontalen Kortex und den Nucleus Accumbens, der offenbar für die kognitive Regulierung des Schmerzes zuständig ist und der gleichzeitig mit Emotionen, Motivation und Belohnung in Verbindung gebracht wird.

Die einfache Tatsache, dass die Studienteilnehmer aufgefordert wurden, sich vorzustellen, dass der schmerzhafte Reiz, der ihnen in Form von Wärme zugeführt wurde, entweder ihre Haut schädigt oder im Falle, dass es draußen sehr kalt ist, ein angenehmes Wärmeerlebnis darstellt, hatte signifikante Unterschiede bezogen auf das Schmerzerlebnis zur Folge.

Ein Beispiel aus dem Sportbereich für eine wirksame Schmerzbewältigung durch kognitive Selbstregulierung ist Christopher Bergland, Ultra-Ausdauersportler und Guinness-Weltrekordhalter für das Laufen von 153,76 Meilen in 24 Stunden auf einem Laufband. Er erzählt von seiner Erfahrung bei einem Ultramarathon, die ein sehr gutes Beispiel dafür ist, wie sich die Bedeutung von Schmerz in etwas verwandelt, das ihm sehr geholfen hat. Er erzählt, dass er bei einem Badwaters-Ultramarathon im kalifornischen Death Valley etwa 100 Meilen gelaufen war und noch mehr als 30 Meilen bis zum Ziel vor sich hatte, als die Temperaturen 120°F (*entspricht etwa 49 Grad Celsius*) erreichten. Die letzten 35 Meilen bergauf konnte er nur überstehen, indem er sich vorstellte, dass jeder Schmerzstoß beim Aufsetzen auf dem Boden ein elektrischer Schlag war, der in seinen Körper eindrang, und indem er sich vorstellte, dass seine Füße Energie aus der Erde aufnahmen, die ihm half, weiterzulaufen. So verrückt es auch klingt, es funktionierte und half ihm, das Rennen auf einem der vorderen Plätzen zu beenden (Bergland, 2015).

Es lohnt sich, mit den Patienten nach einer positiven Bedeutung ihrer Schmerzen zu suchen. Es könnte sich um eine Botschaft aus dem Unbewussten handeln oder um die Folge eines Ereignisses aus einem früheren Leben (sofern der Patient an Reinkarnation glaubt) usw. Wenn der Patient z. B. die Vermutung akzeptiert, dass Schmerzen eine Form der Kommunikation mit dem Unbewussten sind, ist es sehr wahrscheinlich, dass Schmerzen verändert werden können, wenn unbewusste Anforderungen oder Bedürfnisse angesprochen werden.

In der Hypnose können Sie ideomotorische Signale nutzen, um eine Hypnoanalyse durchzuführen und herauszufinden, was der Schmerz bedeutet oder bewirkt (Ewin & Eimer, 2006). Nachfolgend ein kurzes Beispiel für die Verwendung von ideomotorischen Signalen in der Hypnoanalyse bei einer Frau in den Vierzigern mit chronischen Beckenschmerzen.

[Nach Festlegung der Fingersignale: »Ja« durch Erheben des rechten Zeigefingers; »Nein« mit dem rechten Mittelfinger; »Weiß nicht« mit dem rechten Daumen]
Manchmal ist Schmerz ein Weg, auf dem Ihr Unterbewusstsein versucht, Ihnen etwas mitzuteilen, etwas, das Sie tun oder ändern müssen oder bei dem Sie vorsichtig sein müssen ...
Gibt es etwas, das Ihnen Ihr Unterbewusstsein durch Ihren Schmerz mitteilen möchte?
Patientin: [Ja].
Ist es etwas, das Sie tun oder ändern müssen?
Patientin: [Ja]
Ist es etwas, das mit Ihrem Körper zu tun hat?
Patientin: [Nein]
Ist es etwas, das mit einer anderen Person zu tun hat?
Patientin: [Ja]
Ist es etwas mit Ihrem Mann?
Patientin: [Ja]

Diese Befragung dauerte an, bis klar wurde, dass die Patientin sehr unglücklich mit ihrem Mann war und sich scheiden lassen wollte, sich aber nicht traute, diesen Schritt zu tun.

5.4 Ängste

Angst verstärkt schmerzhafte Empfindungen und Leiden, wodurch die Fähigkeit des Patienten zur kognitiven Selbstregulierung reduziert wird und gleichzeitig weniger adaptive Verhaltensweisen zunehmen (Inaktivität, Anxiolytika, Opioide usw.).

Frühere Misserfolge bei der Behandlung erzeugen Gefühle der Hoffnungslosigkeit, die negative Zukunftserwartungen schüren. Aufgrund früherer Erfahrungen befürchten die Patienten, dass die Schmerzen auch in Zukunft anhalten werden, wodurch die Schmerzen bedrohlicher werden und die Angst steigt.

Eine ganze Reihe von Patienten finden mit Anxiolytika oder Antidepressiva mehr Schmerzlinderung als mit Schmerzmitteln. Diese Patienten profitieren besonders von Hypnose, weil es ihnen dabei hilft sich zu entspannen, und weil es gleichzeitig deren Aufmerksamkeit und aktive Beteiligung erfordert, wie z. B. Atemkontrolle durchzuführen.

Es gibt verschiedene Strategien und Techniken zur Bewältigung von Ängsten, sowohl physiologischer als auch kognitiver Art, die je nach Fähigkeiten, Interessen und Schmerzcharakteristiken des Patienten ausgewählt werden sollten. Eine einfache und wirksame Methode ist die Verwendung einer langsamen, tiefen Atmung in Kombination mit Entspannung (Busch, 2012). Im Allgemeinen wirkt jedes Atemmuster, bei dem die Ausatmungszeit länger ist als die Einatmungszeit, entspannend und umgekehrt. Und wenn es mit einer Art mentalem Zählen verbunden wird, lenkt es die Aufmerksamkeit stärker vom Schmerz weg.

Der Autor verwendet sehr oft ein Herzfrequenzvariabilitätsmessgerät, um das entspannendste Atemmuster für jeden Patienten zu finden. Diese Art von Geräten weist oftmals interessante Grafiken und interessante Anwendungsmöglichkeiten auf, die es Patienten ermöglichen, ihren aktuellen Aktivierungs-/Entspannungszustand zu überprüfen, was deren Motivation und Engagement in der Behandlung zusätzlich erhöht. Außerdem stellt die HRV-Messung eine hervorragende Vorbereitung für die Hypnoseinduktion dar.

Ein einfaches und sehr entspannendes Atemmuster, das ohne Überwachungsgerät verwendet werden kann, ist das folgende:

1. Atmen Sie vollständig durch die Nase ein und zählen Sie dabei bis drei.
2. Atmen Sie dann passiv durch den Mund aus, während Sie bis drei zählen und steigern Sie das Zählen bis 6 oder mehr, wenn Sie sich entspannter fühlen und es Ihnen leichter fällt.

Dieses Atemtraining kann mehrmals am Tag für zwei bis drei Minuten durchgeführt werden.

5.5 Hypnotische Sprache außerhalb der Hypnose verwenden

Die Worte, die wir verwenden, beeinflussen unser Denken und die Art, wie wir mit anderen Menschen kommunizieren. Sie aktivieren in unserem Geist Erinnerungen, verbunden mit den dazugehörigen sensorischen und emotionalen Modalitäten, und zwar sowohl auf der bewussten als auch auf unbewusster Ebene. Als einmal Erickson gefragt wurde, wie oft er bei seinen Patienten eine formale hypnotische Trance einsetzte, sagte er, dass dies bei etwa einem von vier oder fünf Patienten der Fall sei, dass er aber *immer* hypnotische Sprache benutze.

Die Kommunikation innerhalb und außerhalb der Hypnose ist ein wichtiges Instrument in jedem therapeutischen Prozess. Bei chronischen Schmerzen ist sie sogar noch wichtiger, um Verhaltensweisen und Gefühle des Wohlbefindens zu fördern und negative Erwartungen und Überzeugungen zu modulieren.

Auch das Gegenteil kann eintreten: Worte können Schmerzen verursachen oder verstärken. Wenn wir mit Patienten sprechen, ob im Wach- oder im Trancezustand, sollten wir vermeiden, ihnen die Vorstellung zu vermitteln, dass Schmerz etwas ist, das passiv wahrgenommen und nicht aktiv erzeugt wird. Anstatt zu sagen »... wenn Sie Schmerzen verspüren ...« oder »... wenn Sie Schmerzen haben ...«, ist es besser von *Schmerzempfindungen* zu sprechen oder von *Schmerzerfahrung* oder »wenn Schmerzen vom Gehirn erzeugt werden, [geschieht das] normalerweise in einem Versuch, Sie zu schützen« (Jensen, 2018, S. 143–144).

Wenn wir uns auf Schmerzen beziehen, werden automatisch schmerzhafte Erinnerungen wachgerufen, bewusst und unbewusst, mit all ihren Empfindungen und Gefühlen, wie bei jeder anderen Erinnerung auch. Und der erinnerte Schmerz ist nicht leicht vom aktuellen Schmerz zu unterscheiden. Daher ist es ratsam, die Erwähnung des Wortes Schmerz zu vermeiden oder so weit wie möglich einzuschränken und vermehrt positive Begriffe wie Wohlbefinden, Entspannung, Gelassenheit, positive Zukunft usw. zu verwenden, um positive Assoziationen zu aktivieren.

Zum Beispiel:

> Und sich gut zu fühlen ist etwas, das so weit weg zu sein scheint. Es kommt nicht oft vor, dass Sie sich jetzt wohlfühlen können oder dass Sie sogar vergessen können, dass Sie sich gut fühlen wollen, so dass Sie Ihre volle Aufmerksamkeit auf das richten können, was Sie im Moment tun. Denn wenn Sie daran denken, sich gut zu fühlen, vergleichen Sie sich in Wirklichkeit mit Ihrem jetzigen Zustand, und dieser Vergleich tut Ihnen nicht gut.
>
> Wenn ich Patienten frage, wie sie sich gerne fühlen würden, sagen sie in der Regel, dass sie gerne »keine Schmerzen« hätten. Und wenn ich sie frage, welche Art von Gefühlen sie konkret empfinden möchten, sagen sie mir in der Regel, dass sie sich »normal« fühlen möchten. Und ich frage mich, ob Sie sich jetzt vorstellen können, wie sich dieser Teil Ihres Körpers normal anfühlen würde, so wie andere Teile, die sich jetzt gut anfühlen.

Lesern, die mit der hypnotischen Sprache vertraut sind, wird die Verwendung von eingebetteten Befehlen (*embedded commands*) in diesem Skriptauszug aufgefallen sein, die, wenn sie richtig mit dem Sprachrhythmus oder der Intonation markiert sind, eine sehr nützliche verdeckte Technik darstellen, mit deren Hilfe unbewusste Reaktionen hervorgerufen werden können (Bandler & Grinder, 1975).

5.6 In Hypnose

Wenn ein Patient eine hypnotische Behandlung für seine chronischen Schmerzen in Anspruch nimmt, ist es wahrscheinlich, dass er sich seit langem erfolglos verschiedenen medizinischen Behandlungen unterzogen hat, was seine Hoffnungslosigkeit und den Glauben, dass seine Schmerzen für immer bleiben werden, noch weiter intensiviert. Hinzu kommt, wie schon weiter oben bemerkt, dass die Patienten in der Regel erwarten, dass eine Behandlung sofortige Ergebnisse bringt, wie dies bei Schmerzmitteln für akute Schmerzen der Fall ist. Daher ist es ratsam, nicht damit zu beginnen, den Schmerz direkt in der Hypnose anzusprechen, da dies ein Weg ist, der wahrscheinlicher zum Scheitern verurteilt ist.

Sicherer und erfolgreicher ist es, die Hypnose als einen Lernprozess einzuführen, in dem die Patienten Fähigkeiten entwickeln können, mit physiologischen und psychologischen Reaktionen, wie z. B. Schmerzen, besser umzugehen. Dies wird einige Zeit in Anspruch nehmen, die je nach der hypnotischen Reaktionsfähigkeit der Person variieren kann. Therapeuten sollten die hypnotische Strategie an die Reaktionsmerkmale der Patienten angleichen und schrittweise untersuchen, welche hypnotischen Phänomene auf welche Art und Weise hervorgerufen werden können, um über diesen Weg die Erfolgserlebnisse allmählich zu steigern und das Gefühl der Selbstwirksamkeit zu stärken. Erst dann sollten Schmerzerfahrungen bearbeitet werden.

Einige allgemeine Empfehlungen zur Behandlung chronischer Schmerzen mit Hypnose:

1. Hypnose ist ein Lernprozess, und die hypnotische Reaktion ist sehr variabel und kann trainiert werden. Daher ist es ratsam, sich schrittweise vorzuarbeiten, um ein Gefühl der Wirksamkeit und des Vertrauens zu schaffen, das bei der Behandlung chronischer Schmerzen sowohl beim Patienten als auch beim Therapeuten notwendig ist.
2. Erforschen Sie, welche hypnotischen Phänomene der Patient am ehesten hervorrufen kann (Dissoziation, Altersregression, Altersprogression, zeitliche Verzerrung, Levitation, Katalepsie, Amnesie, Analgesie, Hyperalgesie usw.), statt zu versuchen, Schmerzen oder den betroffenen Körperteil zu behandeln. Sobald eine konsistente hypnotische Reaktion erreicht ist, können wir mit größerer Sicherheit fortfahren.
3. Beginnen Sie damit, sich auf ein weniger wichtiges Merkmal oder eine weniger wichtige Qualität der schmerzhaften Empfindung zu konzentrieren, bis ein kleiner Erfolg bei der Schmerzmodifikation erzielt wurde. Wenn der Patient zum Beispiel den Schmerz in seinem Arm als stechend beschrieben hat, kann er gebeten werden, sich ein weniger scharfes, stumpfes Messer vorzustellen, das ihn sticht.

Und Sie können sich ein Messer vorstellen, das sich immer und immer wieder in Ihren Arm bohrt [Worte des Patienten]. Und vielleicht können Sie sehen, wie die Spitze dieses Messers stumpfer, runder wird. Ich frage mich, wie sich dieses Messer mit der abgerundeten Spitze anfühlt. Ist es wie Druck? Spüren Sie ihn in einem größeren Bereich? Ist das Gefühl eher diffus?

4. Die Wiederholung der Suggestionen verbessert ihre Wirkung, auch empfiehlt der Autor, jede Suggestion auf verschiedene Weisen und mit unterschiedlichen Worten zu wiederholen, verbunden mit der Überzeugung, dass Sie früher oder später das gewünschte Resultat erzielen werden.
5. Wenn in der Hypnose eine gewisse Schmerzkontrolle erreicht wurde, ist es wahrscheinlicher, dass posthypnotische Suggestionen wirksamer sind. Diese Suggestionen können verschiedene Bereiche des Problems abdecken, z. B. Suggestionen, die darauf abzielen, die Aufmerksamkeit für den Schmerz zu verringern, die Schmerzempfindung zu verringern oder ein Taubheitsgefühl zu verstärken, die Selbsthypnose zu erleichtern, das Wohlbefinden zu steigern und die Rückkehr zu einem normalen Leben zu ermöglichen usw. Wenn posthypnotische Suggestionen mit bestimmten Situationen oder Ereignissen in Verbindung gebracht werden, z. B. mit einer Unbehaglichkeitsschwelle für Schmerzempfindungen, ist die Wahrscheinlichkeit höher, dass sie ausgeführt werden.

Zur Behandlung chronischer Schmerzen können mehrere hypnotische Strategien eingesetzt werden (Jensen 2018; Erickson 1983; Hammond, 1990). Ihre Wahl sollte auf Ihre Patienten zugeschnitten sein, basierend auf den Informationen, die Sie außerhalb und während der Hypnose von ihnen sammeln. Gute Ergebnisse können auch erzielt werden, ohne den Schmerz direkt zu behandeln, daher kann es eine gute Option und ein *ausfallsicherer* Ansatz sein, den Patienten in eine Zeit vor dem Schmerzereignis, in der er sich gut fühlte, zurückgehen zu lassen. Das ist besonders dann zu empfehlen, wenn der Patient Widerstand zeigt oder geringe Erfolgserwartungen an den Ausgang der Behandlung hat.

Eine andere Strategie, die der Autor in den ersten Hypnosesitzungen häufig anwendet, besteht darin, die Patienten lernen zu lassen, in einem Teil ihres Körpers Taubheit und in einem anderen Teil (Körperteile, die nicht von Schmerzen betroffen sind) eine höhere Empfindlichkeit zu erzeugen und dann den einen und den anderen Teil mit einer chirurgischen Pinzette zu kneifen, damit sie den Unterschied bemerken können. Auf diese Weise lernen die Patienten, dass sie Schmerzen in Hypnose verändern können. Dies stärkt ihr Selbstvertrauen, was wiederum die Empfänglichkeit für Suggestionen zur Bewältigung des Zielschmerzes erhöht.

Es folgt der Fall eines Mannes in den späten Sechzigern mit sehr starken und anhaltenden Schmerzen in beiden Füßen und mit akuten Schmerzanfällen alle 4 bis 5 Stunden. Die Schmerzen begannen nach einer komplizierten Operation an einem anderen Teil seines Körpers. Seitdem hatte er sich mehreren medizinischen und pharmakologischen Behandlungen, einschließlich chirurgischer Eingriffe, unterzogen ohne Erfolg. Das Einzige, was seine Schmerzen einigermaßen lindern konnte, waren hohe Tagesdosen von Fentanyl, deren Einnahme die empfohlenen Höchstmengen weit überstieg.

In der ersten Hypnosesitzung wurden keine direkten Schmerzsuggestionen gegeben, sondern nur ein Strandspaziergang, weil dies eine sehr angenehme Erinnerung aus seiner Jugend war, mit dem verdeckten Ziel, ihn auch an die angenehmen Empfindungen seiner Füße beim Gehen auf dem Sand zu erinnern. Als er aus der Trance erwachte, war der Schmerz völlig abgeklungen. Er sagte sehr bewegt und mit Tränen in den Augen, dass er zum ersten Mal seit mehr als vier Jahren seine Füße wieder richtig gespürt habe. Er ging dann mehr als eine halbe Stunde im Garten um das Büro herum, um dieses Gefühl zu genießen. Er war einige Tage lang schmerzfrei, dann traten die Schmerzen wieder auf, jedoch in erträglichem Ausmaß, und verschwanden schließlich nach einigen Wochen ganz.

5.7 Hypnose-Skript

[Nach Einleitung der Hypnose mit einer Augenfixationsmethode]
Und du kannst dich mit jedem Ausatmen ein wenig mehr entspannen, und du kannst deinen Geist frei schweben lassen wie einen körperlosen Geist, schwebend in der Zeit, schwebend im Raum mit dem angenehmen Rhythmus deines Atems, wie der Rhythmus der Wellen am Strand an einem sonnigen und ruhigen Tag, und es ist so schön, am Strand zu sein, auf diese Unermesslichkeit des Meeres zu schauen und du kannst die Farben und die Lichtreflexe auf dem Wasser sehen, und die Farbe des Himmels, und die Wärme der Sonne auf der Haut spüren und die kühle Brise und den salzigen Geruch, und du hörst das Rauschen der Wellen, und es ist so schön, das Gefühl des Sandes an den nackten Füßen zu spüren, und dieses Gefühl des Sandes an den nackten Füßen bringt wahrscheinlich Erinnerungen zurück, sogar längst vergessene Erinnerungen …
[Pause]
Und ich möchte, dass du einen Spaziergang am Strand machst, am Ufer entlang, einen besonderen Spaziergang, bei dem du mit einem Fuß über den nassen Sand gehst und mit dem anderen Fuß auf dem trockeneren Sand, wo das Wasser nicht hinkommt, und du nimmst die unterschiedlichen Empfindungen in beiden Füßen wahr und du bemerkst, welcher Fuß tiefer in den Sand einsinkt und du nimmst das Gefühl des Sandes zwischen deinen Zehen wahr, den nassen Sand und den weniger nassen Sand, und du spürst das Gefühl der Berührung des Wassers am Fuß und kannst das entspannende Geräusch der Wellen hören, und vielleicht auch andere Geräusche, vielleicht einige Vögel, die in der Nähe fliegen, und du fängst an, ein Gefühl der Freiheit wahrzunehmen, ein Gefühl des Wohlbefindens, das sich in deinem ganzen Körper ausbreitet.
[Pause]
Und vielleicht kannst du ein paar weiße Wolken über dem Meer sehen, diese Wolken, die wie Baumwolle aussehen, und du gehst weiter und spürst die sanfte Massage des Sandes an deinen Füßen und das sanfte Streicheln des Wassers, wenn die Wellen deinen Fuß erreichen, und du hörst das Rauschen der Wellen, und vielleicht spürst du ein Gefühl der Leichtigkeit, ein Gefühl der Freiheit.
   Und vielleicht tauchen auch andere Erinnerungen auf, andere schöne Momente am Strand oder am Meer. Es ist so schön, gute Erinnerungen wieder aufleben zu lassen, zu sehen, was du gesehen hast, zu hören, was du gehört hast, zu fühlen, was du gefühlt hast, jetzt, wo du auf die Details achtest, die verschiedenen Farben, die Formen und die Dinge, die hervorstechen, die Dinge, die du mehr genießt, die Geräusche und die angenehmen Empfindungen, die diese Momente in dir auslösen.
[Pause]

Und während diese guten Erinnerungen in dir aufsteigen, kannst du ein Bad im Meer nehmen. Beginne ins Wasser zu steigen und spüre das Gefühl des kühlen Wassers, das von den Füßen bis hin zu den Knöcheln aufsteigt, während du bemerkst, wie der Sand hier weicher wird als am Ufer, wenn du darauf gehst. Das Gefühl der Frische steigt bis zu den Knien ... und zu den Oberschenkeln ... und zur Taille ... und du kannst jetzt einfach so weitergehen oder deinen Körper ins Meer eintauchen. Und du kannst diese Langsamkeit bemerken, wenn du dich im Wasser bewegst, ein Gefühl von angenehmem Druck, wie eine sanfte Massage, ein Gefühl des Schwebens, der Ruhe, das erfrischende Gefühl des Wassers.

Und nachdem du dieses erfrischende Bad im Meer genossen haben, kannst du aus dem Wasser steigen und zurück auf den trockenen Sand gehen und ruhst dich dort aus. Während du es genießt, am Meer zu sein, kannst du wieder die Wärme der Sonne auf deiner Haut spüren und die kühle Brise, und diesen Geruch des Meeres, des Salzes und du kannst die Farben des Meeres sehen und den entspannenden Rhythmus der Wellen spüren und ein Gefühl der Freiheit, des Wohlbefindens.

Und wie leicht es ist, sich an andere angenehme Momente zu erinnern, während du immer bequemer in diesen besonderen, sehr entspannten Zustand von Geist und Körper sinkst. Erlaube deinem Geist, frei zu schweben, wie ein Geist ohne Körper, in Zeit und Raum zu schweben, dorthin, wo es dir am besten gefällt.
[Pause]
Und in den nächsten Tagen wirst du vielleicht überrascht feststellen, dass du solchen Empfindungen, die dich gestört haben, immer weniger Aufmerksamkeit schenkst und dich mehr und mehr anderen angenehmen und interessanten Aktivitäten und Reizen zuwendest, und je mehr Zeit du mit diesen angenehmen Aktivitäten verbringst, desto weniger wichtig werden die Empfindungen, die dich gestört haben. Und je weniger Aufmerksamkeit du diesen Gefühlen schenkst, desto weniger scheinen sie dich zu stören. Und es ist so schön, wieder diese angenehmen Empfindungen am ganzen Körper zu spüren.

Und du wirst überrascht sein, dass dir in den nächsten Stunden und Tagen und Wochen immer häufiger angenehme Erinnerungen und Empfindungen, sogar längst vergessene Erinnerungen, in den Sinn kommen werden. Und die Zeit des Wohlbefindens wird immer länger, immer angenehmer werden. Und es ist möglich, dass dir Bilder vom Strand in den Sinn kommen, oder das Rauschen der Wellen, oder die Empfindungen von Wärme oder Frische, die dir ein gutes Gefühl geben.
[Pause]
Und nun werde ich in wenigen Augenblicken von 5 bis 1 zählen, und du wirst dich hier und jetzt neu orientieren und dich ausgeruht und erfrischt und mit einem angenehmen Wohlgefühl erleben. Und du kannst diese angenehmen Gefühle und Empfindungen mitnehmen, die du immer mehr und immer länger spüren wirst.

Und du wirst es vielleicht merkwürdig finden, wie sich störende Empfindungen, die du empfandest, in den nächsten Tagen verändern, weniger störend werden und du ihnen weniger Aufmerksamkeit schenkst, während du anderen, interessanteren Dingen in deinem Leben mehr Aufmerksamkeit schenkst. Und eines Tages wirst du vielleicht überrascht feststellen, dass du eine Zeit lang an ganz andere Dinge gedacht hast und dann wirst du wissen, dass du das nicht mehr fühlen musst, es ist vorbei, schneller als du erwartet hast, aber nicht so schnell, wie du es dir gewünscht hättest.

5 – beginne, dich im Hier und Jetzt neu zu orientieren … 4 – du fühlst dich erfrischt und ausgeruht … 3 – du bemerkst, wie normale Empfindungen in deine Hände und Arme zurückkehren … 2 – wie normale Empfindungen in deinen ganzen Körper zurückkehren … 1 – du bist völlig aufmerksam, erfrischt und ausgeruht.

Literatur

Bandler, R. & Grinder, J. (1975). Patterns of the Hypnotic Techniques of Milton H. Erickson, M.D. Vol 1. Ed Grinder & Associates.

Beecher, H. K. (1946). Pain in men wounded in battle. *Annals of Surgery* 1946 Jan; 123(1): 96–105.

Bergland, C. (2015, January 13). Neuroscientists Identify How Mindset Alters Pain Perceptions. *Psychology Today*, https://www.psychologytoday.com/intl/blog/the-athletes-way/201501/neuroscientists-identify-how-mindset-alters-pain-perceptions (Zugriff am 02.05.2024).

Busch, V., Magerl, W., Kern, U. et al. (2012). The effect of deep and slow breathing on pain perception, autonomic activity, and mood processing—an experimental study. *Pain Medicine*, 13(2), 215–228.

Butler, D. S., & Moseley, G. L. (2013). *Explain Pain* 2nd Ed. Noigroup publications.

Chapin, H., Bagarinao, E., & Mackey, S. (2012). Real-time fMRI applied to pain management. *Neuroscience letters*, 520(2), 174–181.

DeCharms, R. C., Maeda, F., Glover, G. H., et al. (2005). Control over brain activation and pain learned by using real-time functional MRI. *Proceedings of the National Academy of Sciences*, 102(51), 18626–18631.

Erickson, M. H. (1980). Hypnotic alteration of sensory, perceptual and psychophysical processes. In *Hypnotic alteration of sensory, perceptual and psychophysical processes* (pp. vol-II).

Erickson, M. H. (1983). Experiential learnings: The basis for hypnotic behavior. In: M.H. Erickson. *Healing in hypnosis: The seminars. workshops and lectures of Milton H. Erickson.* Irvington Publishers Inc.

Erickson, M. H. (1966). The interspersal hypnotic technique for symptom correction and pain control. *American Journal of Clinical Hypnosis*, 8(5), 198–209.

Ewin, D. M., & Elmer, B. N. (2006). *Ideomotor signals for rapid hypnoanalysis: A How-to-manual*. Charles C Thomas Publisher.

Fisher, J. P., Hassan, D. T., & O'Connor, N. (1995). Minerva (Emergency Department Case Study). *BMJ*.

Hammond, D. C. (Ed.). (1990). *Handbook of hypnotic suggestions and metaphors*. WW Norton & Company.

Jensen, M.P. (2018). *Hypnotic Techniques for Chronic Pain Management: Favorite Methods of Master Clinicians (Voices of Experience)*. Denny Creek Press.

Moseley, G. L. (2007). Reconceptualising pain according to modern pain science. *Physical therapy reviews*, 12(3), 169–178.

Moseley, G. L., & Butler, D. S. (2015). Fifteen years of explaining pain: the past, present, and future. *The Journal of Pain*, 16(9), 80–813.

Zhang, Q., Manders, T., Tong, A. P. et al. (2017). Chronic pain induces generalized enhancement of aversion. *Elife*, 6, e25302.

Woo, C. W., Roy, M., Buhle, J. T. et al. (2015). Distinct brain systems mediate the effects of nociceptive input and self-regulation on pain. *PLoS biology*, 13(1), e1002036.

6 Der Yager-Code – Hilfe auch bei hartnäckigen Erkrankungen

Norbert Preetz

6.1 Einleitung

Hypnosetherapeuten arbeiten gezielt mit dem Unterbewusstsein. Dadurch können Sie therapeutische Erfolge erzielen, die teilweise weit über den Erge bnissen rein gesprächs- oder verhaltensorientierter Behandlungen liegen. Wie wäre es aber, wenn es eben dem Unterbewusstsein noch eine weitere nicht bewusste Instanz in uns gäbe? Wie wäre es, wenn man mit den Ressourcen und Fähigkeiten dieser Instanz auch dann helfen könnte, wenn es mit bisherigen Methoden schwierig oder nicht möglich war?

In diesem Artikel wird der Yager-Code vorgestellt. Er ist eine hocheffektive Methode der Kurzzeittherapie und eine enorme Bereicherung für den Werkzeugkasten für psychotherapeutische und medizinische Behandlungen. Er öffnet Therapeuten, Ärzten und auch Coaches Möglichkeiten, die teilweise weit über die von konventionellen Behandlungsmethoden hinausgehen.

6.2 Allgemeines

6.2.1 Aussprache des Namens »Yager«

Die Vorfahren von Dr. Yager kamen aus Deutschland. Die Schreibweise des Namens »Jäger« wurde so geändert, dass er von englischsprachigen Lesern korrekt, also als »Jäger« ausgesprochen wird. Die korrekte deutsche Aussprache der Methode lautet »Jäger-Code«.

6.2.2 Begriffsbestimmung

Bei der von Dr. Yager entwickelten Behandlungsmethode läuft das therapeutische Geschehen weitestgehend unbemerkt vom Bewusstsein ab. Aus diesem Grund nannte er sie zunächst »Subliminaltherapie« (Subliminal Therapie). Weil dem Begriff »subliminal« jedoch durch subliminale Manipulation, beispielsweise in der Werbung, eine negative Konnotation anhaftet, wurde die Methode in »Yager-Therapie« (Yagerian Therapy) umbenannt. Im deutschsprachigen Raum ist sie unter dem Namen »Yager-Code« bekannt.

Die Termini »Subliminaltherapie«, »Yager-Therapie« und »Yager-Code« sind unterschiedliche Bezeichnungen für die gleiche Methode. Daher werden nachfolgend die Begriffe »Yager-Therapie« und »Yager-Code« synonym verwendet.

6.2.3   Wer war Dr. Yager?

Dr. Edwin Yager wurde 1925 geboren und verstarb 2019 im Alter von 93 Jahren. Bis zu seinem 50. Lebensjahr arbeitete er als Elektroingenieur. Dann studierte er Psychologie, promovierte und entwickelte die »Yager-Therapie« (Yagerian Therapy).

Über mehr als 40 Jahre lehrte er als klinischer Professor die klinische Anwendung der Hypnose sowie die von ihm entwickelte Yager-Therapie an der medizinischen Fakultät der UCSD (University of California in San Diego). In seiner Privatpraxis in San Diego, die er bis in sein 93. Lebensjahr führte, behandelte er tausende Patienten mit Hypnose und Yager-Therapie.

Er war Autor wissenschaftlicher Publikationen sowie Autor der Bücher »Yagerian Therapy – Using the Mind to Heal« und »Foundations of Clinical Hypnosis – From Theory to Practice«.

6.2.4   Die wichtigsten Errungenschaften von Dr. Yager

»Einfachheit ist die höchste Stufe der Vollendung.« (Leonardo da Vinci)
Die Einfachheit des Yager-Codes darf also nicht darüber hinwegtäuschen, dass es einiger genialer Einfälle und Schlussfolgerungen bedurfte, diese einfache und dennoch hoch wirksame Methode zu entwickeln.

An erster Stelle stand die Erkenntnis, dass es eine höhere innere Intelligenz in jedem Menschen geben muss, die über außergewöhnliche Fähigkeiten verfügt. Dann schlussfolgerte er, dass es möglich sein müsste, mit dieser höheren Intelligenz in Kontakt zu treten und ihre außergewöhnlichen Fähigkeiten zu nutzen, um die Therapieziele der Patienten leichter und schneller zu erreichen. Dr. Yager fand einen einfachen Weg, mit dieser höheren inneren Intelligenz, die er »Zentrum« nannte, zu kommunizieren.

Darüber hinaus identifizierte Dr. Yager einen grundlegenden Mechanismus, wie psychische und emotionale Prozesse zur Entstehung von Symptomen und Krankheiten führen. Daraus leitete er eine Methode ab, die ursächlichen Anteile zu identifizieren und deren krankheitsauslösende Wirkung zu neutralisieren. Aus all seinen Erkenntnissen synthetisierte Dr. Yager eine in sich geschlossene einfache und hoch wirksame Behandlungsmethode.

6.3 Was ist der Yager-Code?

Der Yager-Code ist eine psychotherapeutische Methode, welche die höhere innere Intelligenz der Patienten für die Erreichung ihrer therapeutischen Zielen nutzt. Mit Hilfe der außergewöhnlichen Fähigkeiten von Zentrum wird es möglich, sowohl bei mentalen, emotionalen als auch bei körperlichen Beschwerden und Erkrankungen eine hohe therapeutische Wirkung zu erreichen.

Der Yager-Code beruht auf der Annahme, dass es drei Ebenen des Geistes gibt: das Bewusstsein, das Unterbewusstsein und einen überbewussten Bereich. Diesen nannte Dr. Yager »Zentrum«. Die wichtigsten Grundannahmen des Yager-Codes sind:

- Es existiert in jedem Menschen eine höhere innere Intelligenz, die über Fähigkeiten verfügt, die weit über die Fähigkeiten des Bewusstseins hinausgehen.
- Menschen sind durch ihre Erfahrungen konditioniert, die das Resultat prägender Lebenserfahrungen sind. Neben der klassischen Konditionierung spielt in diesem Zusammenhang auch die operante Konditionierung eine wichtige Rolle.
- Das Unterbewusstsein ist kein in sich geschlossenes Ganzes. Es besteht vielmehr aus zahlreichen »Teilen«. Teile sind innere Repräsentationen von Konditionierungen aus der Vergangenheit. Nach ihrer Entstehung wirken die Teile auch dann weiter, wenn sich die Lebenssituation geändert hat und ihr Wirken in der Gegenwart für das heutige Leben nachteilig ist. Denn die betreffenden Teile verfügen nur über den Wissensstand aus der Zeit, in der sie entstanden sind. Sie verhalten sich heute noch so, als wäre die Situation genauso wie zur Zeit ihrer Entstehung. Das, was zu dieser Zeit richtig und angemessen war, kann jedoch später im Leben zu Problemen und auch zu Erkrankungen führen. Wenn beispielsweise ein kleines Kind aufgrund eines Hundebisses gelernt hat, Angst vor Hunden zu haben, ist diese ursprünglich schützende Angst vor allen Hunden im Erwachsenenalter nicht mehr sinnvoll.
- Zentrum ist in der Lage, die fehlerhaften unbewussten Teile zu erkennen, mit ihnen zu kommunizieren und diese neu zu konditionieren. Durch diese Rekonditionierung verlieren sie ihren krankmachenden Einfluss. Eine effektive und ursachenorientierte Therapie sollte daher darauf abzielen, diese unbewussten Teile zu identifizieren und deren schädlichen Einfluss zu neutralisieren. Zentrum verfügt nicht nur über die Fähigkeit, problemverursachende Teile zu identifizieren. Es kann ihnen auch fehlendes Wissen über die aktuelle Lebenssituation vermitteln und diese Teile somit rekonditionieren.

6.4 Ablauf einer Yager-Code-Behandlung

6.4.1 Vorgespräch

Am Anfang der Yager-Code-Behandlung stehen die Anamnese und das Vorgespräch. Wie bei jeder anderen Therapiemethode entscheidet das Vorgespräch in einem hohen Maße darüber, ob die Behandlung erfolgreich sein wird oder nicht.

Neben den offensichtlichen Gesprächsinhalten, wie Problem- und Zielbeschreibung dient das Vorgespräch jedoch auch anderen Zielen wie dem Aufbau einer tragfähigen therapeutischen Beziehung. Die Patienten finden Antworten auf unausgesprochene Fragen wie »Vertraue ich dem Therapeuten?«, »Ist er kompetent?«, »Stimmt die Chemie«?

Falls erforderlich muss im Vorgespräch auch ein psychosomatisches Krankheitsverständnis vermittelt werden, damit die Patienten sich auf eine psychotherapeutische Behandlung ihrer körperlichen Beschwerden einlassen können.

Darüber hinaus werden die Grundannahmen des Yager-Codes vermittelt sowie die Konzepte »Konditionierung«, »Teile« und »Zentrum« (▶ Kap. 6.3 »Was ist der Yager-Code«).

Diese Informationen dienen dem Ziel, sowohl dem bewussten Patienten als auch seiner höheren inneren Instanz (Zentrum) alle notwendigen Konzepte zu vermitteln, die Zentrum benötigt, um die therapeutische Arbeit ausführen zu können.

Dann werden die Patienten angeleitet, die Kommunikation mit ihrem Zentrum herzustellen. (Die Schritte dazu werden im weiteren Verlauf beschrieben.)

Am Ende des Vorgesprächs werden die wichtigsten Punkte noch einmal zusammengefasst: Was ist das Therapieziel? Was ist die Aufgabe des Therapeuten? Was ist die Aufgabe des Patienten? Die Aufgabe der Therapeuten besteht darin, Zentrum anzuleiten und die therapeutischen Schritte auszuführen. Die Aufgabe der Patienten besteht darin, die Antworten von Zentrum dem Therapeuten mitzuteilen.

Ein wichtiger Schritt im Vorgespräch ist das Herstellen der Kommunikation mit Zentrum. Hier hat Dr. Yager eine genial einfache Möglichkeit gefunden. In einem ersten Schritt werden die Patienten gebeten, die Augen zu schließen und sich eine Tafel vorzustellen. Dies gelingt meistens bereits im ersten Anlauf sehr leicht. Wenn sich jemand keine Tafel vorstellen kann, wird er gebeten, sich etwas anderes vorzustellen, worauf man schreiben kann. Das könnte ein Whiteboard sein, ein Blatt Papier, ein Flip-Chart, ein Computer-Bildschirm, der Sand am Strand eines Sees oder etwas anderes. Weil die meisten Patienten sich leicht eine Tafel vorstellen können, bleiben wir bei diesem Beispiel.

Jetzt wird Zentrum gebeten, ein »Ja« auf die Tafel zu schreiben, wenn es bereit ist, mit dem Therapeuten zu kommunizieren. Wenn dieses »Ja« von dem bewussten Patienten kam, ist dieser auch in der Lage, es wegzuwischen. Wenn es von seinem Zentrum kam, hat Zentrum die Kontrolle über das »Ja« und lässt es sich in aller Regel nicht von dem bewussten Patienten wegwischen. Dieser Test dient dem Zweck, die Patienten erleben zu lassen, dass ein nicht bewusster Teil von ihnen über die Tafel kommuniziert. Als einen zweiten Test kann man bei Bedarf ein Überraschungswort auftauchen lassen.

Nachdem die Kommunikation mit Zentrum hergestellt wurde, kann die Behandlung beginnen. Patienten, die bis jetzt noch keine Kommunikation mit Zentrum etabliert haben, werden angeleitet, ihr Zentrum zu bitten, ihnen ein Ja- und einen Nein-Signal zu geben. Diese erfolgen häufig über Körperempfindungen, Farben oder auch über andere Kommunikationswege, wie eine innere Stimme oder über intuitive Antworten. Die meisten Patienten haben an diesem Punkt eine Kommunikation mit Zentrum hergestellt. Falls nicht, gibt es weitere Möglichkeiten, die jedoch den Rahmen dieses Beitrages sprengen würden.

6.4.2 Therapie

Die Therapie erfolgt beim Yager-Code in vier einfachen Schritten, von denen die Schritte drei und vier so lange wiederholt werden, bis die gesamte therapeutische Arbeit geleistet wurde. Zu Beginn werden die einzelnen Schritte in der ersten Sitzung ausführlich erklärt und das Verständnis von Zentrum sowie der Erfolg der Ausführung überprüft. Zentrum ist lernfähig. Nach einigen Wiederholungen können Arbeitsschritte zusammengefasst werden. Am Anfang ist es aber sinnvoll, in kleinen Schritten vorzugehen und jeweils den Erfolg zu überprüfen.

Der erste Schritt in der Therapie ist die Therapievereinbarung mit Zentrum, um dessen Kooperation für das Erreichen des Therapieziels sicherzustellen. Dazu werden Zentrum drei Fragen gestellt:

- Ist dir das Problem bekannt, welches behandelt werden soll?
- Ist dir das Ziel der Behandlung bekannt?
- Bist du bereit, an der Erreichung des Therapieziels mitzuarbeiten?

Wenn Zentrum alle drei Fragen mit »Ja« beantwortet, wird es im zweiten Behandlungsschritt gebeten, herauszufinden, wann und wie das Problem entstanden ist und warum es immer noch besteht. Im dritten Schritt wird Zentrum aufgefordert, problemverursachende Teile zu suchen und die Anzahl der gefundenen Teile auf die Tafel zu schreiben. Im vierten Schritt soll Zentrum die gefundenen Teile rekonditionieren.

Dazu muss es den Wissensstand und die positive Absicht der Teile herausfinden und diese dann auf den aktuellen Wissensstand bringen.
Anmerkung: Die Teile haben immer eine positive Absicht. Das, was sie tun, basiert auf einem veralteten Wissensstand. Wenn Teile in diesen zwei Schritten rekonditioniert wurden, tragen sie nicht mehr zur Entstehung und Aufrechterhaltung des Problems bei. Wenn alle problemverursachenden Teile rekonditioniert wurden, ist die therapeutische Arbeit beendet.

6.5 Ist der Yager-Code eine hypnotische Methode?

Dr. Yager hat mir mehrfach persönlich erzählt, dass er die Yager-Therapie als hypnotische Methode versteht. Gleichzeitig distanzierte er sich jedoch von einer Hypnosetherapie, die nur an den Symptomen arbeitet und nicht an den Ursachen. Die nach ihm benannte Behandlungsmethode entwickelte Dr. Yager während seines Studiums der Hypnose. Ebenso wie die Hypnose nutzt die Yager-Therapie außerbewusste Kapazitäten des menschlichen Geistes. Sowohl bei der Hypnose als auch beim Yager-Code erfolgen die Informationsgewinnung wie auch die Veränderungsarbeit auf der außerbewussten Ebene. Patienten werden bei der Arbeit mit dem Yager-Code auch gezielt angeleitet, ihre bewussten Aktivitäten zu reduzieren und nur die Antworten von Zentrum zu kommunizieren. Beim Yager-Code findet keine formale Tranceinduktion statt. Dennoch gehen viele Patienten ohne formale Trance-Einleitung spontan in eine hypnotische Trance. Dr. Yager hat auch jedem seiner Patienten angeboten, die Selbsthypnose zu erlernen und die Behandlung in einer formalen Trance durchzuführen.

6.6 Die wichtigsten Vorzüge des Yager-Codes

6.6.1 Einfach und doch hoch erfolgreich

Ein erster großer Vorzug des Yager-Codes besteht darin, dass die Arbeit einfach und dennoch sehr erfolgreich ist. Um es metaphorisch auszudrücken: Zentrum ist wie der Dschinn aus Aladins Wunderlampe. Er ist ein dienstbarer Geist, der nur erscheint, wenn er gerufen wird. Mit Hilfe der von Dr. Yager entwickelten Methode wird es möglich, mit diesem inneren Dschinn zu kommunizieren und ihn anzuleiten, die heilende Veränderungsarbeit zu erledigen.

6.6.2 Möglichkeit, tief verwurzelte Probleme zu lösen

Zentrum verfügt über außergewöhnliche Fähigkeiten. Es ist in der Lage, in alle Erinnerungen des Lebens zu schauen und auch tief verborgene und weit verdrängte Ursachen zu identifizieren und aufzulösen. Dazu gibt der Therapeut dem Dschinn einfach den Suchauftrag, die problemverursachenden Teile zu suchen und zu identifizieren. Anschließend erteilt er Zentrum den Auftrag, diese verursachenden Teile zu korrigieren (zu rekonditionieren).

6.6.3 Helfen, ohne das Problem zu benennen

Manche Patienten können, wollen oder dürfen nicht über ihr Problem sprechen, wollen es aber dennoch überwinden. Beispielsweise dürfen Polizeibeamte, Mitarbeiter von Ministerien oder Führungskräfte von Firmen interne Strukturen, Geheimnisse, Belastungen und Konflikte nicht nach außen tragen. Mit Hilfe des Yager-Codes ist es möglich, diesen Patienten zu helfen, ohne dass diese ihr Problem benennen müssen. Es wird einfach geprüft, ob Zentrum »das Problem« und auch das Ziel der Behandlung kennt und ob es bereit ist, an der Erreichung dieses Ziels mitzuarbeiten.

6.6.4 Heilen, ohne das Trauma noch einmal wieder zu erleben

Bei der hypnotischen Regressionstherapie müssen sich die Patienten die zu bearbeitende traumatische Situation der Vergangenheit für eine kurze Zeit noch einmal vergegenwärtigen. Mit dem Yager-Code ist es jedoch möglich, traumatische Erfahrungen zu lösen, ohne die belastenden Erlebnisse noch einmal wachzurufen. Dies ist sehr vorteilhaft für Patienten, die die Hintergründe ihres Leidens nicht erfahren wollen oder auch für Patienten, die emotional nicht belastet werden sollten.

Im erstgenannten Fall haben die betreffenden Patienten Angst, die belastenden Gefühle noch einmal erleben zu müssen oder Angst, mit den Erkenntnissen nicht klarzukommen.

Im zweitgenannten Fall könnte es sich um Menschen handeln, für die es aufgrund ihrer seelischen und körperlichen Verfassung oder auch aufgrund einer Schwangerschaft nicht ratsam ist, starke Emotionen wachzurufen.

Auch in diesen Fällen bietet der Yager-Code eine Alternative, diese Menschen in den Genuss einer ursachenorientierten Behandlung kommen zu lassen. Weil beim Yager-Code ein Großteil der therapeutischen Prozesse unbewusst abläuft, geschieht die Therapie sehr oft mit geringen oder auch völlig ohne belastende Emotionen.

Grundsätzlich gibt es beim Yager-Code drei Ebenen des Erkenntnisgewinns:

- Viele Patienten wissen nicht, an welchen Themen Zentrum gearbeitet hat.
- Manche Patienten bekommen keine Informationen zu den problemrelevanten Themen. Sie spüren aber Körperempfindungen, anhand derer sie erkennen, dass es in ihnen arbeitet.
- Bei manchen Patienten tauchen Bilder oder Erinnerungen auf, welche Situationen mit dem Problem im Zusammenhang stehen.

6.6.5 Patienten, die nicht oder nicht tief genug in Hypnose gehen

Hypnosetherapeuten kennen das Problem, dass manche Patienten sich nicht oder nicht tief genug in die Hypnose einlassen können. Insbesondere bei der Hypnoanalyse kann dies die aufdeckende Arbeit erschweren oder auch ganz verhindern. Mit dem Yager-Code ist es möglich, auch diesen Patienten eine ursachenorientierte Behandlung angedeihen zu lassen, ohne zuvor ein längeres Trancetraining durchführen zu müssen.

6.6.6 Hypnose ist aus religiösen Gründen tabu

Es kommt immer wieder vor, dass Patienten abwehrend die Hände heben, wenn ihre Therapeuten ihnen eine Hypnosetherapie vorschlagen. In manchen Fällen liegt das daran, dass ihnen ihre Religion vermittelt hat, dass Hypnose das Werk des Teufels wäre. Das Argument, dass der Papst die Hypnose bereits 1958 anerkannt hat, geht ins Leere, denn derartige tiefe religiöse Überzeugungen können nicht so einfach mit Argumenten geändert werden. Mit Hilfe des Yager-Codes ist es jedoch möglich, auch diesen Menschen die Kraft einer ursachenorientierten Behandlung zugutekommen zu lassen.

6.6.7 Fernbehandlung mit dem Yager-Code

Es gibt Patienten, die dringend Hilfe benötigen, die aber aus gesundheitlichen oder anderen Gründen keine therapeutische Praxis aufsuchen können. In der Zeit der Corona-Pandemie haben viele Patienten oder Therapeuten die Behandlungstermine abgesagt.

Es gibt auch Patienten, die nach einer zunächst erfolgreichen Behandlung kurzfristig eine zusätzliche Sitzung benötigt, weil das Problem noch einmal aufgeflackert ist. Vielleicht ist aber der Anfahrtsweg sehr lang oder sie sind gerade im Urlaub oder auf Dienstreise.

In Zeiten, in denen unsere Patienten dringend Hilfe benötigen, ihre Therapeuten jedoch nicht erreichen können, wäre es gut, wenn man über die Ferne eine wirksame Behandlung durchführen könnte. So könnte ihnen geholfen werden, wo sonst keine Behandlung möglich wäre. Hier bietet der Yager-Code eine einfache Lösung an. Mit dieser Methode kann man per Telefon oder noch besser via Skype, Zoom, Teams etc. sehr erfolgreich arbeiten. Von dieser Möglichkeit haben gerade in der Corona-Zeit viele Patienten und auch Therapeuten profitiert.

6.6.8 Selbstbehandlung

Der Autor wende seit Jahrzehnten jeden Tag mehrfach die Selbsthypnose an. Dies sollte jeder Mensch tun. Er ist überzeugt, dass jemand, der die Selbsthypnose nicht täglich nutzt, eine Unterlassungssünde an seiner Gesundheit und seine Zukunft begeht. Die vielfältigen positiven Wirkungen der Selbsthypnose würden ganze Listen füllen. Allerdings hat die Selbsthypnose eine Schwäche. Es ist nicht leicht, mit ihr die verborgenen Ursachen von Problemen und Erkrankungen aufzudecken. Dies gelingt nur relativ wenigen Menschen.

Ein großer Vorteil des Yager-Codes ist die Möglichkeit der ursachenorientierten Selbstbehandlung. Der Yager-Code kann die Selbsthypnose nicht ersetzen, aber in diesem Punkt sinnvoll ergänzen. Allein angewendet ist der Yager-Code bereits eine sehr wirksame Methode der Selbsthilfe. Gemeinsam mit der Selbsthypnose ergeben 1 + 1 = 3 und manchmal auch 5. Weil die therapeutische Arbeit von Zentrum durchgeführt wird, ist der Yager-Code auch als Selbstbehandlung leicht anzuwenden.

Wenn man selbst eine oder mehrere Sitzungen mit dem Yager-Code erlebt hat, ist es extrem einfach, mit der Selbstbehandlung zu beginnen. Man kennt die Abläufe und muss Zentrum nur fragen, ob es damit einverstanden ist, dass man selbst mit Zentrum kommuniziert und es anleitet.

6.7 Anwendungsgebiete

Der Yager-Code erweist sich als eine hocheffektive Behandlungsmethode für eine breite Palette von Beschwerden und Erkrankungen. Das liegt darin begründet, dass viele Probleme entweder psychisch verursacht oder durch psychologische Faktoren aufrechterhalten bzw. verstärkt werden.

Die drei wichtigsten klinischen Anwendungsbereiche des Yager-Codes sind psychische Erkrankungen, psychisch bedingte körperliche Erkrankungen und körperliche Erkrankungen, die durch psychische Faktoren verstärkt werden. Der Yager-Code hat aber auch einen hohen Wert für viele nichtklinische Anwendungsbereiche in Beratung und Coaching.

6.7.1 Psychische Probleme

Zu den psychischen Problemen, die mit dem Yager-Code behandelt werden können, gehören Ängste und Phobien, Depressionen, Schlafstörungen, Traumatisierungen, Zwangserkrankungen, dissoziative Störungen, Persönlichkeitsstörungen oder auch stoffgebundene und nicht-stoffgebundene Süchte.

6.7.2 Psychosomatische Erkrankungen

Ein weiterer wichtiger Anwendungsbereich des Yager-Codes sind psychosomatische Erkrankungen, also körperliche Erkrankungen mit psychologischem Ursprung. Der klassische Katalog der psychosomatischen Erkrankungen, der 1950 von dem amerikanischen Arzt und Psychoanalytiker Franz Alexander beschrieben wurde, beinhaltet sieben Krankheitsbilder. Bei diesen »Holy Seven« handelte es sich um folgende Erkrankungen:

- Asthma bronchiale (eine chronische Erkrankung der Atemwege)
- Rheumatische Arthritis (eine entzündliche Gelenkserkrankung)
- Essenzielle Hypertonie (Bluthochdruck)
- Neurodermitis (eine chronisch entzündliche Hauterkrankung)
- Ulcus ventriculi (Magengeschwür) und Ulcus duodeni (Zwölffingerdarmgeschwür)
- Colitis Ulcerosa & Morbus Crohn (chronisch-entzündliche Darmerkrankungen)
- Hyperthyreose (eine krankhafte Schilddrüsenüberfunktion)

Heute weiß man, dass die Psyche bei der Entstehung nahezu aller Krankheiten eine Rolle spielen kann. In seinem Diathese-Stress-Modell vertritt Hans Selye die Auffassung, dass eine Prädisposition für eine Erkrankung (Diathese) nicht ausreicht, um eine Krankheit zum Ausbruch zu bringen. Erst wenn ein Stressor dazukommt, wird das System so weit geschwächt, dass die Anlage sich in einer Krankheit manifestiert.

Es gibt ganze medizinische Fachgebiete, wie die Psychosomatik, die Psychoneuroimmunologie, die Psychoonkologie oder die Epigenetik, die sich dem Studium psychischer Faktoren bei der Entstehung, Aufrechterhaltung und Behandlung von Krankheiten widmen.

Wir wissen heute, dass bei der Entstehung vieler körperlicher Beschwerden und Erkrankungen unbewusste Konflikte, belastende Emotionen oder unverarbeitete Traumatisierungen eine Rolle spielen. Für eine bestmögliche Genesung ist es wichtig, nicht nur die Symptome zu behandeln, sondern immer auch deren emotionale Ursachen. Hierbei hat sich der Yager-Code als sehr effektiv erwiesen.

6.7.3 Körperliche Erkrankungen

Es gibt eine Reihe rein körperlichen Erkrankungen, die (scheinbar) ausschließlich durch Krankheitserreger (z.B. Viren und Bakterien), Schadstoffbelastung (z.B. Schwermetalle, Pestizide), Mangelernährung oder als Folge von Unfällen entstehen. Dennoch werden einige Menschen unter vergleichbaren Bedingungen krank, andere jedoch nicht. Woran liegt das?

Vom Diathese-Stress-Modell wissen wir, dass psychische Stressoren bei der Entstehung dieser Krankheiten eine Rolle spielen können. Organische Beschwerden und Erkrankungen können aber nicht nur durch psychische Faktoren ausgelöst, sondern auch verstärkt werden. Psychische Faktoren können die Heilung erschweren bzw. ganz verhindern.

Emotionen können vielfältige körperliche Reaktionen auslösen, die wiederum zu einer Verstärkung einer organisch bedingten Symptomatik führen können. Wenn herzkranke Patienten beispielsweise Angst vor einem Herzinfarkt entwickeln oder zusätzlich unter einer Angststörung leiden, erhöhen sich durch die Angst die Herzfrequenz und der Blutdruck. Dies verstärkt nicht nur die ursprüngliche Symptomatik, sondern erhöht auch die Gefahr, dass es zu einem Herzinfarkt kommt.

Bei Patienten mit chronischen Schmerzen führen Ängste unter anderem auch zu körperlichen Spannungen, die wiederum die Schmerzen verstärken. Hier kann ein

Teufelskreis aus Schmerz und Angst entstehen. Belastende Gefühle bewirken auch, dass Schmerzpatienten ihre Schmerzen stärker und unangenehmer erleben. Aus diesem Grund kann man mit dem Yager-Code auch Menschen helfen, deren organische Erkrankung durch psychische Faktoren verstärkt wird.

Niemand wird infrage stellen, dass MS, Parkinson und Bechterew organisch bedingte Erkrankungen sind. Und dennoch hat der Autor mehrere dieser Patienten behandelt und teilweise eine deutliche Verminderung der Symptomatik und auch der Schübe erreichen können.

Dr. Yager selbst litt im hohen Alter unter Symptomen einer Alzheimererkrankung. Diese äußerte sich unter anderem im Verlust von Handlungswissen bei Alltagshandlungen. Beim Händewaschen wusste er plötzlich nicht mehr, was er als Nächstes tun muss. Er verlor auch teilweise sein Orientierungsvermögen. In der Nähe seines Hauses, in dem er schon seit Jahrzehnten lebte, wusste er nicht mehr, wie er nach Hause kommt. Bei einem seiner Besuche bei der Familie Yager führte der Autor mit ihm eine Behandlung mit dem Yager-Code durch. Nach zwei Sitzungen verschwanden all diese Symptome und sind bis zu seinem Tod nie wieder aufgetaucht.

Wie kann der Yager-Code bei solchen organisch bedingten Erkrankungen helfen? Mit seiner Hilfe ist es möglich, die emotionalen Belastungen zu lösen, die zum Ausbruch oder zu einer Verstärkung der Erkrankung geführt haben.

6.8 Was kann mit dem Yager-Code erreicht werden?

Man hört und liest immer wieder Erfolgsgeschichten von der Behandlung mit dem Yager-Code, bei denen man denken könnte: »Das kann doch gar nicht sein!« Es stellt sich die Frage: Was ist möglich bei der Behandlung mit dem Yager-Code?

Durch mein Verständnis der Psychosomatik und meine praktischen Erfahrungen mit der Regressions-Hypnosetherapie war mir schon lange bewusst, dass prinzipiell jede Erkrankung auch einen seelischen Anteil hat. Dies bedeutet, dass man den meisten Patienten Linderung verschaffen oder den Krankheitsverlauf positiv beeinflussen kann. Durch die von mir durchgeführten Yager-Code-Seminare hat sich mein Verständnis der Psychosomatik aber noch einmal deutlich erweitert.

Dies hat damit zu tun, dass der Autor im Rahmen seiner Yager-Code-Ausbildungen Therapie-Demonstrationen durchführt, bei denen gesundheitliche Probleme behandelt werden, mit denen bisher niemand seine Praxis aufgesucht hat. Um an einer Demonstration teilzunehmen, müssen drei Kriterien erfüllt sein:

1. Das Problem muss stark ausgeprägt sein. Auf einer Skala von null bis zehn sollte die Intensität mindestens sieben sein.
2. Das Problem muss chronifiziert sein, also seit vielen Jahren bestehen.
3. Der Erfolg der Behandlung muss vor Ort überprüfbar sein.

Aufgrund dieser Bedingungen melden sich natürlich viele Seminarteilnehmer, die unter starken körperlichen Beschwerden leiden, die der Autor noch nie oder nur höchst selten in seiner Praxis behandelt hat. Beschwerden, bei denen kaum jemand eine Besserung durch Psychotherapie erwarten würde.

In dem Buch »Das Yager-Code-Kompendium« wurden mehr als 100 Fallberichte von Anwendern des Yager-Codes beschrieben, die dessen hohe Wirksamkeit dokumentieren. Deutliche Verbesserungen konnten beispielsweise erreicht werden bei Lähmungserscheinungen, orthopädischen Beschwerden, chronischen Schmerzen, Sehproblemen, MS, Morbus Bechterew. Chronische Blasenentzündungen konnten vollständig geheilt werden.

Durch Selbstbehandlung verschwand beispielsweise nach sehr kurzer Zeit eine Bakerzyste. Auch ein Fersensporn und ein Überbein an der Hand waren nach einer Selbstbehandlung nicht mehr nachweisbar.

Aufgrund seiner Erfahrung gerade auch bei der Behandlung von körperlichen Erkrankungen ist der Autor überzeugt, dass mit Hilfe des Yager-Codes (ggf. auch unter zusätzlicher Nutzung der Hypnose) in vielen Fällen eine deutliche Linderung erreicht werden kann. Dies ist für viele Patienten und auch für Ärzte und Therapeuten kaum vorstellbar. »Kann es wirklich sein, dass der Geist des Menschen in der Lage ist, schwere körperliche Erkrankungen auszulösen oder auch zu heilen?«

Bei der Beantwortung dieser Frage hilft die Placeboforschung weiter, die in hunderten Studien erstaunliche Ergebnisse erbracht hat. Egal welche Erkrankungen man untersucht hat, ein Placebo bewirkte in allen Studien bei ca. 25–30 Prozent der Patienten eine Heilung oder Besserung. Placebos waren in der Lage, den Blutdruck, den Blutzucker und auch den Cholesterinspiegel zu senken, Haare wachsen zu lassen, Nierensteine und Plaques der Herzkranzgefäße aufzulösen. Sie konnten sogar Tumore schrumpfen lassen oder sie ganz zum Verschwinden bringen.

War es wirklich die Zuckerpille, die geheilt hat? Oder war diese nur der Auslöser für die Heilungskräfte, die in den betroffenen Menschen geschlummert haben? In Studien wurde nachgewiesen, dass Scheinoperationen bei Kniebeschwerden die gleichen Erfolge erbracht haben wie reale Operationen. Es sind auch Fälle bekannt, bei denen die Krankenakten von Patienten vertauscht wurden. Patienten, die von der Prognose her hätten überleben müssen, sind verstorben. Todkranke Patienten, die von der Prognose her nicht hätten überleben dürfen, wurden wieder gesund.

Haben die Worte der Ärzte die betreffenden Patienten getötet bzw. überleben lassen oder haben die Worte nur die Heilungskräfte der Patienten wachgerufen?

Aufgrund der genannten Fakten kann man es als bewiesen erachten, dass der Geist grundsätzlich in der Lage ist, auch körperliche Erkrankungen zu heilen. Mit Hilfe der Hypnose oder des Yager-Codes wird es möglich, diese inneren Kräfte in unseren Patienten gezielt anzusprechen.

6.8.1 Effektivität und Effizienz

Die Wirksamkeit einer Methode wird durch deren Effektivität und Effizienz bestimmt. Die Effektivität beschreibt, wie hoch die therapeutische Wirkung einer Methode ist. Tritt nur eine leichte Besserung ein oder eine starke? Die Effizienz hingegen wird dadurch bestimmt, wie schnell die therapeutische Wirkung erreicht wird.

In der von Dr. Yager durchgeführten Studie (Yager, 2018) betrug die durchschnittliche Behandlungsdauer vier Sitzungen (von je einer Stunde Dauer). In durchschnittlich vier Stunden konnte Dr. Yager bei seinen Patienten eine Verbesserung von durchschnittlich mehr als 80 Prozent erreichen. Die Erfahrungen des Autors und die Erfahrungen vieler Anwender bestätigen die hohe Effektivität und Effizienz des Yager-Codes.

6.8.2 Was sind die Grenzen des Yager-Codes?

Jede therapeutische Methode hat ihre Grenzen, so auch der Yager-Code. Denn der Erfolg einer Behandlung hängt von verschiedenen Faktoren ab und nicht nur von der Therapiemethode.

Es gibt immer wieder Patienten, die trotz des Yager-Codes entweder keine oder nur kurzfristige Fortschritte machen. Einer der Gründe kann darin bestehen, dass es eine organische Krankheitsursache gibt, die noch nicht gefunden wurde. Ein anderer Grund besteht darin, dass manche Menschen sich nicht auf diese Behandlungsmethode einlassen können (was jedoch nur sehr selten geschieht).

Anderen Patienten fehlt die Veränderungsmotivation. Diese basiert häufig auf fehlender Krankheitseinsicht und/oder fehlendem Leidensdruck. Eine andere Ursache für fehlende Veränderungsmotivation kann in einem sekundären Krankheitsgewinn bestehen. Aufgrund ihrer Erkrankung erhalten die betreffenden Patienten beispielsweise Geld, soziale Zuwendung oder die Befreiung von Anforderungen.

Darüber hinaus ist es möglich, dass es aufrechterhaltende Faktoren gibt, die alle therapeutischen Bemühungen zunichtemachen können. Ein Beispiel sind Alkoholiker, die nach dem Entzug und während der Therapie weiter in ihrem Alkohol konsumierenden Umfeld leben. Ein anderes Beispiel sind Kinder, die nach einer stationären Diätkur wieder in ihre Familien zurückkehren, in denen sich weder die Koch- noch die Essensgewohnheiten verändert haben.

Dann gibt es Patienten mit sehr komplexen Störungsbildern, wie der Borderline-Erkrankung. Hier erwarten wir keine Heilung. Wir können aber auch diesen Patienten helfen, Ängste, Depressionen, Schmerzen u. a. zu lindern und somit ihre Lebensqualität zu erhöhen.

Zusammenfassend kann gesagt werden, dass auch der Yager-Code kein Allheilmittel ist. Er ist jedoch eine bewährte Methode dafür, tief verborgene emotionale Ursachen von psychischen und körperlichen Beschwerden aufzudecken und zu heilen. Er stellt eine wertvolle Ergänzung für den Werkzeugkasten jedes Hypnosetherapeuten und Arztes dar.

6.9 Fallbericht Knieschmerzen und knackender Innenmeniskus

6.9.1 Problembeschreibung

Mario (Name geändert), ein 59-jähriger Teilnehmer des Yager-Code-Vertiefungsseminars gab an, seit knapp zwei Monaten unter starken Knieschmerzen links zu leiden. Beim Laufen hätte er keine Beschwerden. Er schlafe aber generell mit angewinkelten Beinen. Wenn er wach werde und seine Beine wieder strecke, hätte er im linken Bein Schmerzen mit einer Intensität von acht bis neun (auf einer Skala von null bis zehn). Bei seinen häufigen Flugreisen wäre das gleiche Problem aufgetreten. Der Schmerz sei immer nur kurzzeitig, wie ein Blitz, aber sehr intensiv.

Wenn er zehn Minuten sitze und dann sein Bein wieder über einen gewissen Schmerzpunkt strecke oder wenn er eine Treppe hinunter gehe, würde es laut knacken. Die Ursache wäre der Innenmeniskus. Ein Operationstermin sei bereits vereinbart. Der behandelnde Professor hätte gesagt: »Es muss operiert werden oder es bleibt so.«

6.9.2 Vorgespräch

Zunächst besprachen wir, dass es eine reale Chance für eine Verbesserung gibt. Trotz offensichtlicher organischer Ursachen spielen bei chronischen Schmerzen psychische Aspekte immer eine Rolle. Mario, der selbst ein erfahrener Therapeut ist, sagte, dass ihm dies bekannt sei. Er selbst wendet bei seinen Patienten den Yager-Code täglich in Kombination mit Hypnose in seiner Praxis an und erziele sehr häufig tolle Ergebnisse.

Wir besprachen, dass der Yager-Code für die Schmerztherapie wahrscheinlich ausreicht. Dennoch würde der Therapeut es dem Autor gerne offen halten, zusätzlich eine kurze Hypnose durchzuführen, um die Heilung auf körperlicher Ebene zu unterstützen. Weil es sich um ein Dreitagesseminar handle, könnten wir insgesamt drei Sitzungen im Rahmen der Behandlungsdemonstrationen durchführen.

Weil Mario selbst den Yager-Code täglich anwendet, konnte das Vorgespräch auf ein Minimum reduziert werden. Von einer möglichen psychogenen Komponente musste er nicht überzeugt werden, weil er selbst häufig Besserungen bei Patienten mit scheinbar rein organischen Beschwerden beobachten kann.

6.9.3 Behandlung

Erste Sitzung

Zu Beginn der Sitzung gab er den Schmerz mit einer Intensität von Neun an. Die erste Sitzung dauerte einschließlich des Vor- und Nachgesprächs und einer kurzen Hypnose am Ende knapp 34 Minuten.

Mario konnte sich spontan eine Tafel vorstellen, über die sein Zentrum kommunizierte. Zentrum kannte das Problem, das Behandlungsziel und war bereit, gemeinsam mit dem Autor an der Erreichung des vereinbarten Ziels zu arbeiten. Daraufhin bat der Therapeut Zentrum, das Problem zu untersuchen und herauszufinden, wann und wie das Problem entstanden ist und warum es immer noch besteht.

In der ersten Suche fand Zentrum einen problemverursachenden Teil. Nachdem dieser Teil von Zentrum rekonditioniert wurde, fand Zentrum weitere fünf Teile. Vor der Rekonditionierung des ersten dieser fünf Teile fragte der Therapeut in welchem Lebensalter dieser Teil entstanden ist. Zentrum gab an, dass dieser Teil aus dem sechsten Lebensjahr stammte. In den anschließenden Suchrunden fand Zentrum noch einen und dann keine Teile mehr.

Jetzt bat der Therapeut Mario, die Augen zu öffnen und die Intensität des Schmerzes zu testen. Diese hatte sich auf sechs verringert. Danach wiederholten wir die Suche. Zentrum fand nacheinander folgende Anzahl von Teilen: erst einen, dann zwei, vier, zwei und zum Schluss noch einen. Hier ließ der Therapeut Zentrum die Teile bereits selbständig rekonditionieren. Dann bat der Therapeut Zentrum, Teile zu suchen und gleich zu rekonditionieren. Nach zwei Runden fand Zentrum keinen Teil mehr.

Der Test ergab, dass das Knie beim Strecken noch immer knackte. Die Schmerzintensität hatte sich jedoch weiter vermindert. Dann bat der Therapeut Zentrum erneut nach problemverursachenden Teilen zu suchen und diese zu rekonditionieren. Diesen Prozess sollte Zentrum so lange wiederholen, bis es keine Teile mehr findet. Nach dem Test sagte Mario: »Wenn es so bleiben würde, das wäre gut.« Die Schmerzintensität gab er mit Eins an.

Weil es immer noch einen leichten Schmerz gab, bat der Therapeut Zentrum Suche und Rekonditionierung erneut so lange zu wiederholen, bis es keinen Teil mehr gefunden hat. Nachdem er Mario anschließend gebeten hatte, für den Test die Augen wieder zu öffnen, sagte dieser spontan: »Es ist unglaublich, was alles kommt (Erinnerungen und Einsichten). Ich hätte nie gedacht, dass das damit zu tun hat. Nachdem er sein Bein wiederholt zum Testen gestreckt hat, sagte er schmunzelnd: »Jetzt kann ich damit Fußball spielen.«

Nun besprach der Therapeut mit Mario, dass sich nicht nur der Schmerz vermindert hat, sondern dass jetzt Heilungsprozesse einsetzen. Um diese Prozesse zu verstärken, führte er eine kurze Hypnose durch. Die Induktion erfolgte mittels Blitzhypnose. Dann testete der Therapeut die Tiefe zunächst mit einem Augen- und Armkatalepsietest. Anschließend ließ der Therapeut die Arme rotieren mit der Suggestion, dass er diese bewusst nicht anhalten kann. Auch dieser Test funktionierte sehr gut. Während sich die Arme selbständig bewegten, gab der Therapeut ihm Suggestion der Heilung, Reparatur und Regeneration, die er an die automatischen Bewegungen seiner Arme koppelte. Dazu regte der Therapeut an, dass sich Mario ein inneres Bild der Heilung vergegenwärtigen sollte.

Dann induzierte der Therapeut erneut eine starre Armkatalepsie. Dazu gab er die Suggestion, dass sich der Arm erst dann vollständig absenkt und den Oberschenkel berührt, wenn sein Unterbewusstsein genügend Zeit hatte, diesen initialen Heilungsprozess durchzuführen. Nachdem sich der Arm abgesenkt hatte, beendete der

Therapeut die Hypnose mit der Suggestion, dass Mario lächeln müsse. Er solle versuchen, das Lächeln zu unterdrücken, aber das würde ihm nicht gelingen. Auch dieser Test einer posthypnotischen Suggestion war erfolgreich.

Zum Abschluss der Sitzung besprachen wir, dass wir an den Seminartagen zwei und drei noch weitere Sitzungen durchführen werden.

Zweite Sitzung

Die zweite Sitzung dauerte insgesamt 18 Minuten. Zu Beginn der Sitzung berichtete Mario: »Nach der Sitzung war ich megahappy. Es war alles gut. Aber seit der Nacht sind die Schmerzen in voller Ausprägung wieder da.«

Zentrum fand in einer ersten Suche neun Teile. Der Therapeut bat es, zunächst einen Teil zu rekonditionieren. Danach berichtete Mario spontan eine Einsicht: »Dieses System macht uns Unternehmern das Leben schwer und zwingt uns in die Knie. Es war eine extreme Belastung, dass ich in der Corona-Zeit nicht mehr frei handeln konnte, wie ich es gewohnt bin. Das System zwingt mich in die Knie. Gerade mich, das ist pervers. Ich habe jetzt eine richtige Wut.« Für die Wut nannte er eine Intensität von Neun.

Jetzt bat der Therapeut Zentrum, Teile zu finden, die die Wut verursachen. Es wurden zwei Teile gefunden und rekonditioniert. Jetzt korrigierte Mario: »Es ist mehr die Machtlosigkeit als die Wut.« Zentrum fand 11 Teile, die das Gefühl der Machtlosigkeit verursachten. Diese ließ der Therapeut der Therapeut von Zentrum wieder selbstständig rekonditionieren. Dann fand Zentrum fünf und drei Teile. Anschließend bat er Zentrum, den Prozess von Suche und Rekonditionierung zu wiederholen, bis es keinen Teil mehr gefunden hat. Daraufhin konnte Mario keine Wut und Hilflosigkeit mehr bei sich finden.

Zentrum fand nur noch einen Teil, der in Opposition gegangen ist, der aber sehr schnell rekonditioniert werden konnte. Danach fand Zentrum keine Teile mehr und Mario sagte spontan: »Es ist verrückt, jetzt werden *beide* Knie warm.« Der Test ergab keinen Schmerz mehr, aber das Knie hat beim Strecken noch geknackt. Dann meinte er »Oh, da war Dampf dahinter, das gibt's überhaupt nicht.«

Dritte Sitzung

Als sich Mario zu Beginn der dritten Sitzung auf seinen Behandlungsstuhl setzte, beugte und streckte er wiederholt grinsend sein linkes Bein, ohne dass es knackte. Einer der Seminarteilnehmer fragte: »Wie war die Nacht?« Seine Antwort lautete: »Die Nacht war geil. Es war die erste Nacht seit Monaten, in der ich sechseinhalb bis sieben Stunden geschlafen habe. Ich habe das in der Nacht noch ein-, zweimal gehabt, aber der Schmerz war nicht mal ansatzweise so, wie er vorher war.«

Dann ergänzte er: »Ich schäme mich fast ein bisschen dafür, weil ich das selber jeden Tag anwende. Ich hätte nicht gedacht, dass du das hinkriegst.« Die Antwort des Therapeuten: »Du hast dich nicht geirrt. Ich hab's auch nicht hingekriegt. Es war *dein* Zentrum.«

Dann bat der Therapeut Zentrum, die Suche nach problemverursachenden Teilen fortzusetzen. Zunächst fand es neun, dann zwei, drei und null Teile.

Zum Abschluss überprüfte der Therapeut, ob es innere Widerstände gegen die Heilung gibt. Dies war nicht der Fall. Beim Thema »Selbstanwendung« stimmte Zentrum zu, dass Mario jetzt direkt mit ihm kommunizieren kann. Es wurde besprochen, dass ein mögliches Wiederauftreten von Beschwerden bedeutet, dass es noch problemverursachende Teile gibt, die bisher noch nicht gefunden wurden. In diesem Fall ist es notwendig, dass noch weitere Sitzungen durchgeführt werden.

Zum Abschluss der Sitzung führte der Therapeut noch eine kurze Hypnose durch und gab erneut Heilungssuggestionen. Insgesamt dauerte diese Sitzung mit Vor- und Nachgespräch und der Hypnose 13 Minuten.

Katamnese

Drei Wochen nach der letzten Sitzung (kurz vor dem Einreichen dieses Artikels) hat der Therapeut Mario angerufen und ihn gefragt, wie es ihm geht. Dies war seine Antwort: »Ich habe gestern Abend den Professor angeschrieben und den Operationstermin abgesagt. Es ist noch was da, aber nicht einmal im Ansatz vergleichbar, wie es vorher war.« Als Intensität nannte er »Eins«. Dann ergänzte er: »Ich bin jetzt im Urlaub und laufe 15 Kilometer mit dem Knie, das ist einfach nur top. Alles super.«

6.9.4 Diskussion

Dieser Fallbericht beschreibt einen typischen Verlauf, der durch eine graduelle Besserung charakterisiert ist, verbunden mit einer Zunahme der beschwerdefreien Zeiten.

Im Rahmen dieser Behandlung tauchten neue Erkenntnisse und zuvor nicht bewusst wahrnehmbare Gefühle auf, die ausgedrückt und gelöst werden konnten. Viele Behandlungen mit dem Yager-Code verlaufen jedoch so, dass bei den Patienten keine Bilder, Gefühle oder Einsichten auftauchen. Die Beschwerden verschwinden einfach, weil die therapeutische Arbeit subliminal, also unbemerkt vom Bewusstsein erfolgt ist. Bei anderen Patienten tauchen ebenfalls keine Bilder, Gefühle oder Einsichten auf. Sie nehmen jedoch wahr, dass es im Körper arbeitet, können aber nicht sagen, womit dies zu tun hat. Diese Beispiele zeigen, dass es für einen langfristigen Heilungserfolg nicht zwingend notwendig ist, dass bewusstes Verständnis über die emotionalen Hintergründe gewonnen wird.

Aufgrund der in diesem Fall nur dreiwöchigen Nachkontrolle kann keine sichere Aussage über den Langzeitverlauf getroffen werden. Aufgrund der Erfahrung des Autors mit zahlreichen Behandlungen von Patienten mit orthopädischen Beschwerden geht der Therapeut jedoch davon aus, dass Mario eine langfristige Beschwerdenlinderung erfahren wird. Jeder Anwender des Yager-Codes kann und wird vergleichbare Erfahrungen bei der Behandlung seiner Patienten machen.

Die beiden zusätzlich durchgeführten Hypnosen waren für einen langfristigen Erfolg nicht notwendig, aber zusätzlich hilfreich. Das Entscheidende für den Therapieerfolg war das Aufarbeiten der emotionalen Ursachen mittels Yager-Code. Die Hypnose hat jedoch den Heilungsverlauf zusätzlich unterstützt.

6.10 Zusammenfassung

Der Mensch verfügt über riesige mentale Kapazitäten, von denen ein Großteil in der nicht bewussten Domäne des Geistes residiert. Hypnosetherapeuten können aufgrund ihrer Arbeit mit dem Unterbewusstsein therapeutische Erfolge erzielen, die teilweise weit über denen liegen, die mit rein gesprächs- oder verhaltensorientierten Behandlungsmethoden erreicht werden können.

Neben dem Unterbewusstsein gibt es jedoch noch eine weitere nicht bewusste Instanz, das sog. höhere Bewusstsein. Dr. Yager fand einen einfachen Weg, mit dieser höheren inneren Intelligenz, die er »Zentrum« nannte, zu kommunizieren. Er identifizierte einen grundlegenden Mechanismus, wie psychische Prozesse zur Entstehung von Erkrankungen führen und entwickelte eine einfache und hochwirksame Behandlungsmethode – den Yager-Code.

Der Yager-Code ist eine hocheffektive Methode der Kurzzeittherapie. Er erweist sich nicht nur für die Behandlung von psychischen Beschwerden und Erkrankungen als wertvoll. Mit seiner Hilfe ist es auch möglich, bei vielen körperlichen Erkrankungen eine enorme Linderung der Beschwerden zu erreichen. Weil der Yager-Code die seelischen Ursachen der psychischen und körperlichen Erkrankungen behandelt, werden dauerhafte Besserung oder auch Heilungen möglich.

Der Yager-Code ist leicht lehr- und erlernbar und kann in der Praxis leicht angewendet werden. Er ist effektiv und effizient und ermöglicht es, Therapieziele oft innerhalb von wenigen Sitzungen zu erreichen. Die Resultate der Behandlungen sind nicht selten selbst für erfahrene Therapeuten erstaunlich.

Aufgrund seiner Einfachheit, Wirksamkeit und Effektivität wird der Yager-Code von vielen Ärzten und Therapeuten als Quantensprung im Bereich der Psychotherapie und Psychosomatik erlebt. Er besitzt das Potenzial, die Psychotherapie zu revolutionieren. Der Yager-Code ist eine Methode, die jeder Therapeut, Arzt und Coach kennen sollte.

Literatur

Bierman, S. (2020). Healing beyond Pills & Potions. Core Principles for Helpers & Healers. Gyro Press International.

Preetz, N. (2012). Nie wieder Angst – So lösen Sie Ängste in Minuten. Verlag Erfolg und Gesundheit.

Preetz, N. (2022). Das Yager-Code-Kompendium. Verlag Erfolg und Gesundheit.
Yager, E. K. (1985). Subliminal Therapy aka Yagerian Therapy – An Introduction for Patients. Self-Published.
Yager, E. K. (1987). Subliminal Therapy: Utilizing the unconscious mind. *Journal of the American Academy of Medical Hypnoanalysts, 11(4),* 156–60.
Yager, E. K. (2018). Yagerian Therapy, using the mind to heal. Independently Published.
Yager E. K. (2019). Die Yager-Therapie. Verlag Erfolg und Gesundheit.

7 Aversionstherapie 2.0 – Hypnotherapie bei schädlichem Gebrauch von Alkohol

Christoph Sollmann

7.1 Überblick

Nachdem im Abschnitt Methoden und Grundlagen (▶ Kap. 4) die Wirkprinzipien der Methode des verdeckten Ankerns diskutiert wurden, wird in diesem Abschnitt die Anwendung dieser Methode im Mittelpunkt stehen. Genauer betrachten wir die aversionstherapeutische Variante des verdeckten Ankerns (Sollmann, 2016a,b). Zunächst aber wird auf die Hintergründe der Aversionstherapie und ihre Rolle in der Psychotherapie der zurückliegenden Jahrzehnte eingegangen. Hier stellt sich wiederum die Frage, welchen Stellenwert die Enkelgeneration der heutigen Psychotherapeuten der Aversionstherapie zuschreibt und wie, eingebettet in ein hypnotherapeutisches Behandlungsdesign, die Aversionstherapie modifiziert wurde. Es wird diskutiert, wie das Prinzip der Aversionstherapie in einem hypnotherapeutischen Setting ohne die Darbietung von *Strafreizen* umgesetzt werden kann und wie diese Methode vom Autor für die hypnotherapeutische Anwendung modifiziert wurde. Mithin wird auch die Bedeutung und Funktion der sog. *Strafreize* zu überdenken sein. Nach unserer Erfahrung ist die Darbietung von Strafreizen, wie z. B. Schmerz, tatsächlich überholt, und ihre Anwendung im therapeutischen Setting ist auch im Blick auf ethische Gesichtspunkte abzulehnen. Wenn wir hier vom Prinzip der *Aversionstherapie* sprechen, dann steht in unserem Behandlungsdesign das Evozieren von Ekelgefühlen gegenüber alkoholischen Getränken im Vordergrund. In ähnlicher Form, das sei hier einleitend erwähnt, kommt die hypnotherapeutische Aversionstherapie auch bei anderen Süchten (z. B. bei Tabakkonsum) zum Einsatz. Wir sehen in der Anwendung der Aversionstherapie die Möglichkeit, einen Beitrag zu Gesundheit und Prävention als gesellschaftlichem Auftrag zu leisten. Schon deshalb erscheint es uns sinnvoll, die Aversionstherapie nicht von vorneherein aus dem therapeutischen Werkzeugkasten auszuklammern. Gerade im hypnotherapeutischen Setting und auf der Grundlage der Methode des verdeckten Ankerns wird die Anwendung der Aversionstherapie den Anforderungen der heutigen Zeit gerecht. Die in diesem Kapitel diskutierten Unterschiede haben den Autor dazu veranlasst, von der modernen Aversionstherapie oder von der *Aversionstherapie 2.0* zu sprechen. Dieser neue Begriff dient der Unterscheidung von früheren Formen der Aversionstherapie.

Dieses Kapitel befasst sich schwerpunktmäßig mit der praktischen Anwendung der Aversionstherapie 2.0. Vorgestellt wird das Aversionsprotokoll und dessen Handhabung in seinem sechsstufigen Ablauf. Auf das therapeutische Vorgehen beim schädlichen Gebrauch von Alkohol wird ebenfalls eingegangen. Außerdem wird die Katamnese zu der vorgestellten Fallvignette ausführlich besprochen und diskutiert.

7.2 Definition und Vorbereitung der Behandlung

Die hier beschriebene Methode des verdeckten Ankerns wurde als Erweiterung – oder Ergänzung – des hypnotherapeutischen Behandlungsplans entwickelt (Sollmann, 2017). Sie wurde aber auch als alleinige Behandlungsmethode erprobt. Die Methode besteht darin, eine therapeutische Suggestion, den sog. *Kernsatz*, im Unterbewusstsein so zu implementieren, dass ein bestimmter Reiz oder Impuls (z. B. das Wort »Bier«) eine bestimmte Reaktion (Übelkeit) hervorruft. Verdecktes Ankern als Kombination aus Hypnose, NLP und Aversionstherapie wurde im Jahr 2013 als aversionstherapeutische Methode entwickelt (Sollmann, 2016a). Das Behandlungsspektrum wurde seitdem laufend erweitert, so dass neben dem Aversionsprotokoll inzwischen Erfahrungen mit anderen Symptomatiken vorliegen (Sollmann, 2018, 2019). Hierzu sei auf das Kapitel über die Kombination von Hypnose und EMDR verwiesen.

Bislang wurde das Aversionsprotokoll in der Behandlung von schädlichem Alkoholkonsum und als Raucherentwöhnungsmethode mit Erfolg eingesetzt. Seltener erfolgt die Behandlung bei Störungen des Essverhaltens, wie zum Beispiel bei ungesunden Essgewohnheiten, hierunter fällt unkontrollierter Konsum von Süßigkeiten. Ferner erfolgte der Einsatz des Aversionsprotokolls auch bei hartnäckigen Gewohnheiten, wie z. B. Nägelkauen (Sollmann, 2016b).

Wie bereits im Kapitel über die Wirkfaktoren des verdeckten Ankerns erwähnt, ist die Anwendung der Methode als Solo-Verfahren möglich. Darunter ist zu verstehen, dass in Zusammenhang mit der Behandlung eines Symptoms bzw. Symptomenkomplexes nur *eine* Methode, in diesem Fall das verdeckte Ankern, eingesetzt wird. Darüber hinaus wird diese Methode zur Komplettierung des hypnotherapeutischen Behandlungsplans, also in Kombination mit anderen hypnotherapeutischen Methoden, eingesetzt. Auch im verhaltenstherapeutischen Behandlungsplan erscheint die Anwendung des verdeckten Ankerns möglich, etwa zur Unterstützung der kognitiven Umstrukturierung. Hierzu liegen bislang zu wenige Daten vor. Weitere Forschungsbemühungen sind nötig.

Die Vorbereitung der Behandlung mit der hier vorgestellten Methode erfordert gründliche Vorbereitung einschließlich Anamnese, Diagnostik und Behandlungsplanung. Auf die Diskussion der Kriterien, die zum Ausschluss von der Behandlung führen, wird in diesem Kapitel noch eigegangen. Neben den erwähnten Punkten gilt es, die Aufklärungspflicht im Blick zu halten. Dazu gehört, die Klienten oder Patienten über die Ziele der Behandlung und das prinzipielle Vorgehen der Aversionstherapie zu informieren. Hierzu wird ein Aufklärungsbogen ausgehändigt und besprochen.

Die Anwendung der Methode erfordert über das Gesagte hinaus fortgeschrittene Kenntnisse in der Anwendung hypnotherapeutischer Verfahren. Es versteht sich, dass Klienten auf das Erreichen einer mindestens mittleren Entspannungstiefe vorbereitet werden, und es ist unabdingbar, dass Therapeuten über gute Kenntnisse und Erfahrung in der Hypnotherapie verfügen.

Um die Methode des verdeckten Ankerns und die unterschiedlichen Protokolle der Methode des verdeckten Ankerns sicher anwenden zu können, wird die Teilnahme an einem Zertifizierungsseminar empfohlen, damit die Akkreditierung (und damit die sichere Handhabung der Methode) erlangt werden kann.
Die Anwendung der Methode ist in sechs Abschnitte unterteilt.

Die Stufen sind:

1. Anker etablieren,
2. Kernsatz bilden,
3. Neutrale Geschichte entwickeln und den Kernsatz einweben,
4. Darbietung der neutralen Geschichte inklusive des Kernsatzes,
5. Anker auslösen, verdeckte Information (Kernsatz) einweben,
6. Zeitprojektion in die Zukunft und posthypnotische Suggestion.

Zur Erläuterung der Umsetzung dieser sechs Stufen in den Therapieprozess wird eine Fallvignette präsentiert und diskutiert. Das therapeutische Vorgehen im Falle eines Klienten, der wegen seines exzessiven Alkoholkonsums zur Behandlung kommt, wird vorgestellt. Die Behandlung mit der Methode des verdeckten Ankerns wird anhand dieses Fallbeispiels beschrieben.

7.3 Diagnostik

Wenn in diesem Kapitel von *Suchtverhalten* die Rede ist, dann ist darunter hoher und bisweilen schädlicher Gebrauch von Alkohol zu verstehen. Wir orientieren uns für die Eingangsdiagnostik im Falle des Alkoholkonsums an dem Diagnoseschema von Scheurich und Brokate (2009). Für ein erstes Screening des Alkoholkonsums sind im Vorgespräch zunächst folgende Eckdaten relevant, die wir im Erstkontakt mit dem Klienten überprüfen: Die diagnostische Relevanz bezieht sich neben der *Menge* des konsumierten Alkohols auf die *Funktion* des Konsums (etwa: Trinken um zu entspannen) und *situative* Faktoren (alleine Alkohol konsumieren vs. Trinken im sozialen Gefüge, am Wochenende »feiern«). Ferner werden die *Häufigkeit* des Konsums (täglich, wöchentlich usw.) sowie die *Entwicklung* des Alkoholkonsums im zeitlichen Verlauf (innerhalb der letzten 12 Monate) erhoben. Um den schädlichen Gebrauch von Alkohol (gemäß ICD-10 F10.1) von der Alkoholabhängigkeit (ICD-10 F10.2) abzugrenzen, überprüfen wir folgende Kriterien gemäß dem ICD-10/Diagnoseschema nach Scheurich und Brokate (2009):

1. Starker Wunsch oder Zwang, Alkohol zu konsumieren,
2. Verminderte Kontrollfähigkeit, z. B. hinsichtlich der Menge des konsumierten Alkohols,
3. Alkoholtoleranz,
4. Fortschreitende Vernachlässigung anderer Vergnügungen oder sozialer Kontakte zugunsten des Alkoholkonsums, erhöhter Zeitaufwand, um den Alkohol zu konsumieren oder sich von den Folgen des Alkoholkonsums zu erholen,
5. Anhaltender Alkoholkonsum trotz vorliegenden Nachweises schädlicher Folgen, wie z. B. Leberschädigung, depressiver Zustände, kognitiver Defizite durch den Alkoholkonsum;
6. Darüber hinaus werden die Klienten nach *Symptomen* befragt, die mit dem Entzugssyndrom (ICD-10 F10.3) in Zusammenhang stehen können, z. B. Tremor, psychomotorische Unruhe, Übelkeit usw.

Als Grundgerüst für das Diagnosegespräch dienen Elemente des *Motivational Interviewing*, modifiziert nach Lindenmeyer (2016). Neurologische und internistische Untersuchung bzw. Mitbehandlung von Beginn und im Verlauf der Aversionsbehandlung wird vorausgesetzt.

Bei Klienten mit diagnostizierter Alkoholabhängigkeit (ICD-10 F10.2) verweisen wir auf die Notwendigkeit des stationären Entzugs und eine stationäre, spezifisch suchtorientierte Entwöhnung mit anschließender ambulanter Nachsorge.

Bei hohem Alkoholkonsum und Anzeichen von schädlichem Gebrauch (ICD-10 F10.1) bieten wir Klienten eine Probebehandlung im ambulanten Setting an. In der Probebehandlung überprüfen wir die aversionstherapeutische Wirksamkeit von Triggern, die Ekelgefühle auslösen, d. h., die affektive Reaktion auf die Konfrontation mit unangenehmen Stoffen und Gerüchen (in sensu und gelegentlich in vivo) wird überprüft. Starke Gefühle von Ekel, hervorgerufen durch Riechen (z. B. faule Eier) oder durch den Anblick von ekelerregenden Stoffen (verdorbene Lebensmittel), werden auf hohe Ladung (▶ Kap. 4) überprüft. Starke Ekelgefühle, die als hohe affektive Ladung definiert sind, sind grundlegend für die Indikation zur Behandlung mit dieser aversiven Behandlungsmethode.

7.4 Grundlagen der Aversionstherapie

Caspar (2014) beschreibt die Aversionstherapie als Methode, die »aversive Reize als therapeutisches Mittel einsetzt, um unerwünschte Verhaltensweisen und Reaktionen zu hemmen«. Die Aversionstherapie wird als Bestandteil der Verhaltenstherapie definiert (Sandler, 2011). Letztere geht davon aus, dass Verhaltensänderungen Lern- und Konditionierungsprozesse zugrunde liegen. Im Sinne des Modells der operanten (vgl. Skinner, 1953) lernt der Klient durch die Kopplung des unerwünschten Verhaltens (Suchtverhalten) mit einem aversiven Reiz, negative Konsequenzen mit dem unerwünschten Verhalten zu verbinden. Entsprechend dem Konzept der

7 Aversionstherapie 2.0 – Hypnotherapie bei schädlichem Gebrauch von Alkohol

Aversionstherapie werden unerwünschte oder deviante Verhaltensweisen mit unangenehmen Reizen auf solche Weise verbunden, dass ein ursprünglich lustvoll erlebtes Verhalten nun als unangenehm empfunden wird. Die Anwendung der Aversionsbehandlung wird grundsätzlich im Bereich von Suchtkrankheiten und allgemein bei deviantem und Impulsverhalten, z. B. bei Selbstverletzung, gesehen (Sandler, 2011).

Als Spektrum der »unangenehmen Reize«, die hauptsächlich in der frühen Aversionsbehandlung zum Zuge kamen, wurde die Exposition mit Schmerzreizen assoziiert, die etwa mittels elektrischer Schläge oder auch durch die Gabe von Brechmitteln appliziert wurden. Diese martialisch anmutenden Prozeduren werden auch heute noch gerne in populärwissenschaftlichen Dokumentationen zitiert und prägen seit längerem das Bild der Aversionstherapie in der Öffentlichkeit. Auch unter Psychotherapeuten besteht, in der Tendenz, eher Zurückhaltung gegenüber der Anwendung aversiver Behandlungsmethoden. Diese Zurückhaltung kommt nicht von ungefähr, gab es denn in der Vergangenheit auch immer wieder Berichte über missbräuchliche Anwendung der Aversionstherapie, etwa bei der Durchführung von Ritualen des Exorzismus[20] und in der »Behandlung« der Homosexualität. Nach Berichten von Opfern dieser Formen der Körperverletzung und des Missbrauchs wurde ausdrücklich gegen den Willen der auf diese Weise traktierten Menschen vorgegangen. Erst 2020 wurde im Deutschen Bundestag ein Gesetzesentwurf gegen die sog. Konversionsbehandlung angenommen.[21] Eine Reform der Aversionstherapie und eine Abgrenzung gegen Gewaltformen, die fälschlich als »Therapie« betitelt werden, und Straftaten auf diese Weise zu tarnen versuchen, war daher dringend angezeigt.

Diese Form von einer *Behandlung* entspricht nicht der Ethik psychotherapeutischer und medizinischer Behandlung (Keith-Spiegel & Koocher, 1985), noch handelt es sich dabei um Psychotherapie im Sinne der Definition als Heilverfahren und die Ansätze sind überdies mit Zielen psychologischer Therapien (Grawe, 2004) unvereinbar. Das gilt ohne Abstriche für die Haltung der Hypnotherapie (Stone, 2010) gegenüber missbräuchlicher Anwendung.

Bei dieser Diskussion soll jedoch gleichzeitig daran gedacht werden, dass missbräuchliche Anwendung nicht durch die Therapieform geschieht, sondern durch selbsternannte Behandler, die ihr psychologisches oder medizinisches Wissen gegen die Ethik und gegen die Menschenwürde einsetzen. Es dürfte tätigen Psychotherapeuten gleichzeitig auch klar sein, dass der Verzicht auf die Aversionstherapie bedeutet, wichtige und wirksame psychotherapeutische Behandlungsansätze außer Acht zu lassen. Die Diskussion um die Reform und Neudefinition der Aversionstherapie wird unter dem Begriff *Aversionstherapie 2.0* geführt.

In diesem Zusammenhang ist auch über das verdeckte (covert) Vorgehen im Zusammenhang mit der Anwendung der Methode des verdeckten Ankerns zu sprechen. Der Terminus ›verdeckt‹ bezieht sich keineswegs auf verdeckte Behand-

---

20 Auszug aus https://welt.de/vermischtes/article 2014775/Exorzismus-wird-in-Deutschland-haeufig-praktiziert.html, abgerufen am 18. 2. 2023
21 Auszug aus https://www.bundestag.de/dokumente/textarchiv/2020/kw19-de-Konversions behandlung-692676, abgerufen am 18. 2. 2023

lungsziele oder -methoden. Wie bereits im Kapitel über die Wirkprinzipien des verdeckten Ankerns (▶ Kap. 4) beschrieben, bezieht sich ›verdeckt‹ nicht darauf, dass das therapeutische Agieren den Klienten verheimlicht würde – die Aufklärung über das therapeutische Prozedere erfolgt völlig transparent. Der Terminus ›verdeckt‹ bezieht sich darauf, dass die Verbindung zwischen der Suggestion und dem Auslösen des Ankers für das Bewusstsein des Klienten unbemerkt verläuft. Dieser Vorgang ist, wie an anderer Stelle beschrieben, durch Limitierungen des Arbeitsspeichers bedingt und nicht etwa einer intransparenten Behandlungsintention geschuldet.

Auch die Abgrenzung von anderen Begrifflichkeiten ist im Zusammenhang mit der Aversionstherapie noch einmal in diesem Zusammenhang zu betonen. Hier ist etwa die verdeckte Konditionierung (engl.: covert conditioning) zu nennen, welche hauptsächlich mit Cautela (1967) in Verbindung gebracht wird. Der Terminus ›verdeckt‹ bezieht sich in diesem Kontext darauf, dass die Verbindung zwischen dem aversiven, unangenehmen Reiz und dem Problemverhalten nicht in vivo, sondern ausschließlich in der Vorstellung hergestellt wird. Diese imaginative Assoziation (Kopplung) zwischen aversivem Reiz und dem Problemverhalten wird auch als verdeckte Sensibilisierung (engl.: covert sensitization) bezeichnet.

Nach Roth (2011) wird die verdeckte Sensibilisierung so benannt, »weil im Gegensatz zur systematischen Desensibilisierung nicht der Ab-, sondern der Aufbau einer Vermeidungsreaktion gegenüber dem unerwünschten Stimulus im Vordergrund steht« (ebd., S. 319). Der Klient wird bei der Anwendung der Methode angeleitet, so dass er die verdeckte Sensibilisierung selbständig durchführen kann. Er trainiert, zunächst unter Anleitung des Therapeuten, die unerwünschten Folgen des eigenen Verhaltens so lange in der Vorstellung zu wiederholen, bis das unerwünschte Verhalten gelöscht ist oder seiner bewussten Kontrolle unterliegt.

Die zentrale Methode der *verdeckten Sensibilisierung*, sensu Cautela, besteht demnach in der Imagination negativer Konsequenzen (Cautela & Kearny, 1986, S. 10). Auch in der Hypnotherapie wird häufig Imagination eingesetzt. Das gilt ebenso für die Methode des verdeckten Ankerns.

Wie bereits an anderer Stelle (▶ Kap. 11) beschrieben, hat die Methode des verdeckten Ankerns eine Reihe von Weiterentwicklungen erfahren und wird inzwischen bei einer Vielzahl von Störungsbildern und Symptomatiken angewandt. Gemeinsam ist allen heutigen Varianten des verdeckten Ankerns, dass sie die gleichen Signalebenen nutzen. Wir stellen diese im Folgenden zusammen.

7.5 Unterschiedliche Signalebenen für das Ankern

Der grundlegende Vorgang des Ankerns kann als Reiz-Reaktionsverknüpfung oder -kopplung (Foppa, 1966) verstanden werden. Wie an anderer Stelle in diesem Buch ausgeführt wurde, handelt es sich bei der Reiz-Reaktions-Verknüpfung um eine starke Vereinfachung. Diese Vereinfachung hat Vorteile, wie hier, wenn es darum geht, die unterschiedlichen Ebenen des Ankerns und ihre Verbindungen zu den verschiedenen Sinneskanälen zu beschreiben. In den meisten Fallbeispielen werden Berührungs-Anker gesetzt. Jedoch sind die Möglichkeiten, Anker zu etablieren und sie auszulösen, unter Einbeziehung der unterschiedlichen Wahrnehmungsebenen (Signalebenen) gegeben (Sollmann, 2016).

Nach dem Reiz-Reaktions-Schema besteht der Vorgang des Ankerns darin, einen neutralen Reiz (z. B. die Berührung der Hand) mit einer gelernten Reaktion zu verbinden. Die gelernte Reaktion kann positive (»Belohnung«) oder negative (»Bestrafung«) Folgen haben. Grundsätzlich sind fünf Signalebenen zu unterscheiden, die sowohl zur Kopplung aversiver als auch positiver, z. B. ressourcenaktivierender, Erfahrungen genutzt werden können: Anker können auf der kinästhetischen, der visuellen, der akustischen, der chemischen und der physikalische Ebene etabliert und ausgelöst werden. Eine sechste Signalebene besteht aus Kombinationen der zuvor genannten Ebenen.

1. Die *kinästhetische Signalebene* wird von Therapeuten wohl am häufigsten eingesetzt, um einen Anker zu etablieren, z. B. durch Berührung des Armes, des Handrückens oder auch eines Fingerknöchels. Hierfür sind praktische Gründe ausschlaggebend. Wenn Therapeuten seitlich zu den Klienten sitzen oder stehen, dann sind diese Körperstellen für Therapeuten während der Instruktionen einfach zu erreichen, so dass ein exaktes Timing beim Setzen des Ankers möglich ist. Klienten sind im Zuge der Erläuterung des therapeutischen Vorgehens darüber zu informieren, dass sie im Verlauf der therapeutischen Prozedur an bestimmten Stellen des Armes oder der Hand berührt werden.
2. Als *visuelle Anker* können Symbole (»ein Tier«), geschriebene Worte (»Entspannung«) oder Farben (»rot«) fungieren. Ebenso können bestimmte Gesten, wie das Heben der Hand, als visuelle Anker etabliert werden. Auch mittels eines bestimmten Gesichtsausdrucks, z. B. durch das Anheben einer Augenbraue, kann ein visueller Anker etabliert und in der Folge ausgelöst werden. Gesten und Gesichtsausdruck (Mimik) als visuelle Anker sind der nonverbalen Signalebene zuzuordnen. Eine mit einem Anker belegte spezielle Farbe kann auch als Teil eines geschriebenen Textes auftauchen, und die durch die Konditionierung herbeigeführte Reaktion mit der Farbe bewirkt wiederum, dass der visuelle Anker »stumm« ausgelöst wird.
3. *Akustische Anker* können zum einen in Form von akustischen Signalen, Tönen bzw. Geräuschen, dargeboten werden. Zum anderen sind hierunter gesprochene (hörbare) verbale Anker, also Schlüsselwörter oder Begriffe, zu subsumieren, durch die ein neutraler Reiz mit der gelernten Reaktion verbunden wird. Zu dieser Kategorie gehören vokale Anker, also solche, die durch die Variation der Lautstärke oder Intonation der Stimme bzw. eines gesprochenen Wortes ihre besondere Bedeutung als Auslöser einer Reaktion bekommen.
4. Auch können *chemische Substanzen* eine Ankerfunktion erlangen, etwa dann, wenn unmittelbar in Zusammenhang mit einem unerwünschten Verhalten (z. B. dem Trinken von Alkohol) eine bestimmte Substanz verabreicht wird, welche ein negatives Reiz-Reaktions-Muster zwischen dem Alkohol und der Medikamentenwirkung erzeugt. Die Kopplung von Alkohol und der Wirkung des Medikaments wird zum Auslöser für negative Gefühle. Der Konsum von Alkohol oder

schon der bloße Gedanke daran (Cautela & Kearny, 1986) sind in diesem Fall dazu angetan, Übelkeit auszulösen. Im Unterschied zur ursprünglichen Reiz-Reaktions-Kopplung, bei der ein *neutraler* Reiz mit einer gelernten Reaktion verbunden wird, wird auf der hier beschriebenen chemischen Signalebene ein ehemals *positiver*, in diesem Fall ein mit Entspannung assoziierter Reiz (z. B. das Trinken alkoholhaltiger Getränke), mit der neu gelernten Reaktion (Übelkeit, Erbrechen) verbunden. Die Wirkung, die die Kopplung erzeugt, ist jetzt Übelkeit statt Entspannung.
5. *Physikalische Reize* bilden eine weitere Signalebene; Reize wie Hitze oder Kälte können als Anker fungieren. Die Reiz-Reaktions-Kopplung erfolgt ähnlich wie auf der chemischen Signalebene (s. o.).
6. Theoretisch ist jede *Kombination der fünf Signalebenen* möglich. Ein Ton oder ein bestimmtes Geräusch (akustische Signalebene) kann mit einem visuellen Anker und dieser wiederum mit einem kinästhetischen Anker kombiniert werden. Ob diese Kombinationen in der Praxis wirklich zur Anwendung kommen, hängt von der Kreativität der Therapeuten, den Möglichkeiten oder Einschränkungen der Klienten (z. B. bei Einschränkungen des Hör- oder Sehvermögens) und situativen Besonderheiten (technische und räumliche Möglichkeiten in der Praxis) ab. Bislang konnten in der praktischen Anwendung keine substantiellen Unterschiede hinsichtlich etwaiger Unterschiede in der Signalstärke in Abhängigkeit von der verwendeten Signalebene festgestellt werden. Ob Kombinationen verschiedener Signalebenen gegenüber der Verankerung auf einer einzelnen Signalebene überlegen sind, konnte in der praktischen Erprobung bislang nicht überprüft werden. Hier könnten weitere Untersuchungen ansetzen, um die Unterschiede der Signalebenen oder Unterschiede, die durch die Kombination von Signalebenen entstehen, festzustellen.

Unabhängig von der Signalebene ist für die Funktionalität des Ankers das Timing entscheidend. Wenn in oder mit Hilfe der Hypnose ein bestimmter Gefühlszustand hervorgerufen und verstärkt werden soll, dann kommt es darauf an, dass der Anker im richtigen Augenblick etabliert wird. Im Falle der aversionstherapeutischen Settings ist das dann der Fall, wenn Klienten evozierte Gefühle in maximaler Ausprägung und Intensität erleben. Da das innere Erleben der Klienten für Therapeuten meist eine Black Box darstellt, ist für das richtige Timing entscheidend, die Körpersignale (nonverbale Signale) der Klienten während der Evokation des Zielzustands genau zu beobachten. Der genauen Beobachtung der nonverbalen Reaktionen der Klienten kommt in dieser Phase eine Schlüsselfunktion zu. Dazu gehören Veränderungen wie beispielsweise Hautfärbung, Atemrhythmus, Bewegungsmuster der Augen, Muskeltonus oder Schluckbewegungen (Yapko, 2012, S. 173 f).

7.6 Die Anwendung der Methode: 6 Stufen des verdeckten Ankerns

Im folgenden Abschnitt wird die Vorgehensweise der Methode des verdeckten Ankerns beschrieben. Für die Durchführung hat es sich als günstig erwiesen, diesen Ablauf Schritt für Schritt durchzugehen. In der Praxis kann eine gewisse Flexibilität von Vorteil sein, für die Demonstration ist der Aufbau in sechs Stufen aber durchaus sinnvoll. Gründliche Vorbereitung der Intervention ist sowohl dem therapeutischen Novizen als auch dem erfahrenen Anwender zu empfehlen. Sorgfältige Diagnostik ist überdies unabdingbar, um das Verfahren wirksam anwenden zu können. Bestimmte Gegenindikationen sind im Vorfeld abzuklären. Die Liste der Gegenindikationen ist keinesfalls als vollständig zu bezeichnen; sie umfasst zum gegenwärtigen Zeitpunkt eine Reihe von Ausschlüssen. Diese gelten, nach bisherigem Kenntnisstand, nur dann, wenn das verdeckte Ankern mit aversiven Elementen kombiniert wird. Dann sind folgende Gegenindikationen zu beachten: bestehende Schwangerschaft, akute Psychosen, posttraumatische Belastungsstörungen, Emetophobie, Migräne und Impuls-Kontroll-Störungen.

Die Methode des verdeckten Ankerns ist in sechs Schritte unterteilt. Die einzelnen Schritte der Methode sind folgende:

7.6.1 Anker etablieren

Zur Vorbereitung sind Klienten in einer Entspannungsmethode (z. B. der Progressiven Muskelrelaxation) unterwiesen worden. Sie werden daraufhin darin angeleitet, ein emotional-aversives Szenario aufzubauen. Dazu imaginieren sie in Trance einen Ort, z. B. ein Labor, in welchem ekelerregende Substanzen dargeboten werden. Diese werden mit dem Suchtmittel (in diesem Fall mit einem alkoholischen Getränk) kombiniert. Dadurch wird eine Kopplung zwischen dem Ekelgefühl und dem zu reduzierenden Genussmittel erzeugt. Wenn das Ekelgefühl ein Maximum erreicht hat (10 auf einer Skala von 1 bis 10), wird der Anker etabliert, meist durch das Berühren eines Fingerknöchels, und zwar für die Dauer von ein bis zwei Sekunden. Das Vorgehen kann durch die Anwendung ideomotorischer Fingersignale (vgl. Rossi & Cheek, 1988) unterstützt werden; dies ist jedoch nicht Bedingung.

Instruktionsbeispiel für das Laborszenario

»Du befindest dich nun in einem Labor und vor dir stehen zwei Reagenzgläser, die ziemlich eindeutig unangenehme, ekelhafte, stinkende, schleimige Flüssigkeiten enthalten. Daneben steht ein weiteres Glas, halb gefüllt mit deinem alkoholischen Lieblingsgetränk. In dieses Glas wird nun etwas von der ekelhaften, schleimigen Flüssigkeit des ersten Reagenzglases hineingegossen. Sieh genau hin, wie sich die schleimige, inhomogene, halbflüssige, halb-faserige Masse allmählich mit deinem Lieblingsgetränk vermischt. Dann gießen wir aus dem zweiten Reagenzglas etwas in das Glas mit deinem Lieblingsgetränk und du siehst dabei zu, wie sich dieser grün-braune Schleim allmählich mit der ersten Substanz und deinem Lieblingsgetränk zu einer unangenehm riechenden, schmutzig braunen, faserigen Masse vermischt ...«

Instruktionsbeispiel für die Variante mit dem ideomotorischen Fingersignal

»... ich bitte das Innerste von [Name der Klienten], mir ein Signal mit dem Finger, dessen Knöchel ich hier berühre, zu geben, wenn das Ekelgefühl ein Maximum erreicht hat ...«

Bei der Instruktion des Laborszenarios kommt es darauf an, dass die Therapeuten durch die Instruktion die Authentizität der erlebten Situation unterstreichen und durch Betonung und die Wirkung der Stimme das Ekelgefühl bei den Klienten steigern. Das einfache, ton- und emotionslose Ablesen der Instruktionen verfehlt meist das Ziel. Wirken Therapeuten distanziert, können auch die Klienten eine emotionale Distanz zu der Laborsituation aufbauen. Das würde die Wirkung des Szenarios mindern. Im Kapitel über die Wirkfaktoren des verdeckten Ankerns (▶ Kap. 4) wird auf die in diesem Zusammenhang gegebene Notwendigkeit hoher emotionaler Ladung eingegangen.

7.6.2 Kernsatz bilden

Ist der Anker etabliert, werden die Klienten aufgefordert, das imaginierte Labor zu verlassen. Die Vorstellung des Labors bis hin zur Evokation des Ekelgefühls wird vom Klienten meist als anstrengend erlebt. Deshalb werden Klienten jetzt, mit Hilfe der therapeutischen Instruktion, in der Vorstellung an einen neutralen Ort geführt und dann, während sie sich dort erholen, tiefer in die Trance geführt. Klienten können zu diesem Zeitpunkt, noch in Trance, dazu befragt werden, was sie nun neu lernen möchten und welcher Kernsatz dazu am besten passt. Der Kernsatz besteht aus einer Reihe von Schlüsselwörtern, die die Klienten mit einer Verhaltensänderung, in diesem Fall verbunden mit der Reduktion des Alkoholkonsums oder gar der Alkoholabstinenz, assoziieren. Es empfiehlt sich, einen solchen Satz möglichst schon im Zuge des Vorgesprächs zu notieren und den Klienten jetzt zu bitten, die Stimmigkeit des Kernsatzes zu überprüfen. Ziel der erneuten Abfrage ist die Validierung des Kernsatzes und dessen Feinschliff. Im aversiven Setting haben wir es häufig mit Kernsätzen zu tun, die z. B. so lauten: »*Mir wird übel, wenn ich ein Bier trinke!*« Oder: »*Bei dem Gedanken an ein Glas Bier wird mir schlecht!*« Oder: »*Bei dem Gedanken an eine Zigarette wird mir schlecht.*« Einige Klienten bevorzugen »entschärfte« Varianten von Kernsätzen, d. h. sie ziehen es vor, die Übelkeit zu vermeiden. Klienten, die befürchten, dass sie sich übergeben könnten, bilden lieber Kernsätze, die dann so lauten: »*Wein ist mir vollkommen egal.*« Oder: »*Bier ist mir gleichgültig.*«

Bei dem Kernsatz handelt es sich um eine kurze, prägnante Aussage, die aus nicht mehr als acht bis zehn Schlüsselwörtern bestehen sollte. Es ist auch Aufgabe von

Therapeuten, Klienten darauf hinzuweisen, wenn eine Formulierung unangebracht ist. Zum Beispiel sollte davon abgeraten werden, einen Schlüsselwortsatz wie »ich übergebe mich, wenn ich Alkohol trinke« zu verwenden. Dieser Satz könnte zu peinlichen Situationen in der Öffentlichkeit führen.

7.6.3 Neutrale Geschichte entwickeln und den Kernsatz einweben

Therapeuten haben in diesem Schritt idealerweise schon eine neutrale Geschichte vorformuliert, der den Schlüsselwortsatz (Kernsatz) enthält. Sind Therapeuten in der Entwicklung einer solchen Geschichte noch nicht firm, kann an dieser Stelle ein weiterer Termin zwischen Klienten und Therapeuten vereinbart werden. Wir empfehlen jedoch, den kompletten Ablauf in eine Sitzung zu fassen. Im Bedarfsfall, z. B., falls die Kopplung noch nicht stark genug ist, kann der komplette Ablauf in der Folgesitzung wiederholt werden.

Bei der zu entwickelnden neutralen Geschichte ist ein, bezogen auf den Aufbau des Aversionsszenarios, neutrales oder zur Entspannung einladendes Szenario zu gestalten, z. B. ist ein Ort in der Natur (Wiese, Wald, Strand o. ä.) auszuwählen und zu konstruieren. Es handelt sich hierbei in aller Regel nicht um die aus der Traumatherapie bekannte Methode des *sicheren Ortes*. Dieser ist als Rückzugsort anzusehen, z. B. für den Fall, dass unangenehme Erinnerungen oder belastende Ereignisse ins Bewusstsein gelangen. Die neutrale Geschichte wird allein aus dem einen Grund konstruiert: Sie ist der Träger des Kernsatzes. Da der Kernsatz bereits in die Geschichte eingewoben wurde, werden im Zuge der Instruktion der neutralen Geschichte die Anker gefeuert. Die Kommunikation erfolgt nun auf zwei Ebenen: Die erste, vordergründige Ebene ist die »neutrale Geschichte«, die die Oberfläche bildet. Darin eingewoben sind die einzelnen Schlüsselwörter des Kernsatzes.

7.6.4 Darbietung der neutralen Geschichte inklusive des Kernsatzes

Die »neutrale Geschichte«, in die der Kernsatz eingewoben ist, wird dem Klienten nun dargeboten. Bei jedem Schlüsselwort des Kernsatzes wird der etablierte Anker ausgelöst, beispielsweise durch Berührung eines Fingerknöchels (kinästhetische Signalebene).

Es wird ein Beispiel für eine mögliche Form der Gestaltung der neutralen Geschichte (Ausschnitt) gegeben. Deren inhaltliche Gestaltung kann Elemente aus der Natur aufgreifen (Wald, See, Meer, Wiese, Berge usw.). Redundanz und Ausschmückung gehören dazu, damit der Arbeitsspeicher wirksam überlastet wird (▶ Kap. 4).

> **Beispiel**
>
> »… und du nimmst *dir* eine Auszeit und dir *wird* klar, dass es dir so *schlecht* nicht geht und mit jedem Schritt erholst du dich mehr und mehr und *wenn* dich deine Gedanken tragen, gelangst *du* an eine Quelle reinsten Wassers, das wie *Wein* fließt und dich erfrischt, wenn du von dieser Quelle *trinkst*, erfrischt es dich und du genießt das Gefühl, hellwach, frisch und klar zu sein …«

In diesem Ausschnitt einer möglichen Ausgestaltung einer neutralen Geschichte ist der Kernsatz eingewoben. Dieser Kernsatz, der in die neutrale Geschichte in diesem Beispiel eingewoben ist, ist zur besseren Erkennung durch Kursivschreibung gekennzeichnet. Er lautet: »Dir wird schlecht, wenn du Wein trinkst«. Der Kernsatz wird analog markiert, indem bei jedem Wort des Kernsatzes der kinästhetische Anker (z. B. der Fingerknöchel) berührt und dadurch der Anker ausgelöst wird, der zuvor mit hoher emotionaler Ladung etabliert wurde.

Leser erkennen, dass die neutrale Geschichte einfach gestrickt ist. Die Geschichte besteht aus redundanten Elementen, die von Klienten als »blumig« bis »entspannend« erlebt werden. Einige Klienten fanden den Titel »Phantasiereise« für die Darbietung der neutralen Geschichte passend. Auf Nachfragen wurde von Klienten geäußert, dass sie an der neutralen Geschichte nichts Auffälliges feststellen konnten, obgleich sie im Vorgespräch auf das therapeutische Prinzip des verdeckten Ankerns hingewiesen worden waren.

7.6.5 Anker auslösen, verdeckte Information (Kernsatz) einweben

Während der Darbietung der neutralen Geschichte dargeboten wird, wie gerade ausgeführt, der Anker ausgelöst. Das Auslösen des Ankers erfolgt zeitgleich mit jedem Schlüsselwort des eingewobenen Kernsatzes, das während der Darbietung der Geschichte genannt wird.

Nach unserer bisherigen Erfahrung gelingt es den Klienten nicht, den Zusammenhang zwischen den Schlüsselwörtern und dem Auslösen des Ankers bewusst zu registrieren und zu benennen. Das ist zu betonen, weil nach den oben zitierten neuropsychologischen Befunden (▶ Kap. 4) die emotionale Veränderungsarbeit gerade subkortikal und unter Ausblendung bewusster Funktionen des Gehirns möglich und, nach neueren Untersuchungen zu urteilen, besonders effektiv ist. Den Ergebnissen dieser Studien zufolge sollte auch eine Referenzreaktion im Gehirn ableitbar sein, die auf die Evokation des Ekelgefühl hinweist.

Soweit bislang festgestellt wurde, gibt es keinen wahrnehmbaren Unterschied zwischen einer Fremdsuggestion (z. B. »Dir wird übel, wenn du …«) und der Ich-Suggestion (»Ich fühle mich krank, wenn ich …«). Es kann deshalb wohl davon ausgegangen werden, dass die Entscheidung für die eine oder andere Form aus der hypnotischen Erfahrung oder der Gewohnheitsbildung der Therapeuten resultiert. Schließlich kann auch die Reaktionsstärke im Vorgespräch getestet oder im Anamnesegespräch (»Welche Form fühlt sich für Sie realistischer/nachdrücklicher/verbindlicher/echter an …?«) ermittelt werden.

7.6.6 Zeitprojektion in die Zukunft und posthypnotische Suggestion

Vorrangig um die Nachhaltigkeit der gerade vorgestellten Intervention zu fördern, dient der Ausblick auf den Verhaltensfortschritt in der nahen Zukunft der Klienten (Zeitprojektion). Die intendierte Veränderung soll die Sinneserfahrungen der Klienten aktivieren: Das neue Verhalten soll visuell, auditiv, olfaktorisch und gustatorisch auf möglichst vielen Ebenen erlebbar sein. Es wird eine Perspektive entwickelt, die die positiven Aspekte in der nahen Zukunft ohne Alkohol (oder Tabak) thematisiert und diese Zukunft emotional so fokussiert, dass Klienten einen motivierenden Zukunftsentwurf entwickeln und möglichst erlebnisnah vorwegnehmen. Die Unterstützung durch die Therapeuten kann darin bestehen, positive motivationale Elemente durch die Suggestion (»Du fühlst dich wach, du spürst deine Lebensenergie …«) anzubieten. Zusätzlich kann eine posthypnotische Suggestion in den Abschluss der Sitzung integriert werden (»Auf einer Party bietet dir jemand ein Glas Sekt an und du hörst dich sagen: ›Nein, danke, ich trinke keinen Alkohol.‹«). Die posthypnotische Suggestion wiederum kann einfach gehalten sein und, um in der Diktion des verdeckten Ankerns zu bleiben, sie kann non-covert erfolgen: »Von jetzt an bist du Nichtraucher« (oder: »Du lehnst Alkohol ab, wenn er dir angeboten wird«). Die posthypnotischen Suggestionen sollen sich eng an der Lebenswirklichkeit der Klienten orientieren.

7.7 Fallvignette Herr T.

7.7.1 Anamnese

Herr T. ist 42 Jahre alt, Angestellter, lebt in einer Kreisstadt. Er arbeitet im kaufmännischen Bereich. Sein Arbeitsort liegt in einer ca. 40 Kilometer entfernten Großstadt. Er kam nach einer Tumorerkrankung zur Therapie. Da auch die Schwester zuvor an Krebs erkrankt war, fühlte sich Herr T. bei der Vorstellung an seine Krebserkrankung unter starkem psychischem Druck und gab das als Grund für seinen gesteigerten Alkoholkonsum an. Zum Zeitpunkt des Erstgesprächs berichtete Herr T. über depressive Stimmungen. Er könne infolgedessen nicht mehr wie gewohnt am normalen Leben teilnehmen. Der Klient meinte, er selbst beobachte den zunehmenden Rückzug und seine Absagen bei Verabredungen und Treffen mit Freunden mit wachsender Sorge. Er berichtete auch über vermehrt auftretende negative Gedanken und Selbstzweifel. Seine berufliche Tätigkeit unterfordere ihn zumeist, was ihn zusätzlich frustriere. Als er feststellte, dass er immer häufiger zur

Flasche griff, beschloss er, nur noch bei Gelegenheiten, z. B. an Geburtstagen, zu trinken und nicht mehr, wenn er allein sei. Seine Mutter sei Alkoholikerin gewesen und er sei schon allein deshalb der Ansicht, dass ihn das in besonderer Weise für eine Alkoholabhängigkeit prädestiniere. Als Therapieziel formulierte Herr T., dass er »das System des Alkohols« (i. e. Funktion des Alkoholkonsums), soweit es ihn persönlich betreffe, besser kennenlernen wolle. Seine Fragen, auf die er Antworten suche, und seine Intention für die Behandlung fasste Herr T. wie folgt zusammen: Er wolle herausfinden, ob er Alkohol tatsächlich wegen des Stresses einsetze (1), er wolle seine Fähigkeiten, sich zu entspannen und zu genießen, ohne Alkohol zu trinken, fördern (2), er wolle seine Gedankensteuerung zu verbessern lernen (3) und seinen Arbeitstag und die Freizeit besser zu strukturieren und zu organisieren lernen, z. B. strebe er einen besseren Ausgleich zwischen »stressiger Tätigkeit« und entspannenden Freizeitaktivitäten an (4), und er wolle ausprobieren, ob er mit spezieller Hypnotherapie lernen könne, mehr Distanz zum Alkoholkonsum zu erlangen (5). Der Klient ist sich nicht mit letzter Sicherheit schlüssig darüber, ob er sein Therapieziel besser in der Abstinenz oder im kontrollierten Trinken sehen soll. Der Klient sieht diese Ambivalenz in einer generellen Schwäche begründet, klare Entscheidungen zu treffen. Auf die Aufforderung, das Ziel klar festzulegen, reagiert er zurückhaltend. Er müsse erst ein Gefühl dafür bekommen, wie er nach der Intervention dem Thema Alkohol gegenüber eingestellt sei. Herr T. erkundigt sich nach dem Vorgehen der Aversionstherapie mit der Methode des verdeckten Ankerns und willigt in die Durchführung der Methode schriftlich ein.

7.7.2 Screening (Alkoholkonsum)

Herr T. erfüllt die Kriterien des schädlichen Gebrauchs von Alkohol. Er zeigt Anzeichen einer psychischen Schädigung (depressive Symptome) und darüber hinaus zeigt er körperliche Symptome (Magenprobleme). Die internistische Abklärung ergab jedoch keinen Befund. Das Screening zeigte folgendes Bild im Blick auf die Funktionalität des Trinkens: *situative* Faktoren (alleine Alkohol zu sich nehmen, Freunde treffen, um sich »einen zu genehmigen«), *Häufigkeit* (zu Beginn: ein- bis mehrmals pro Woche), *Entwicklung* des Alkoholkonsums: zunehmend.

Nach dem Diagnoseschema von Scheurich und Brokante (2009) zeigt Herr T. in zwei von sechs Kriterien deutliche Anzeichen einer sich anbahnenden Alkoholabhängigkeit: erhebliche Alkoholtoleranz und fortschreitende Vernachlässigung von als positiv konnotierten Beschäftigungen oder Interessen hinsichtlich des Alkoholkonsums. Das Vorhandensein der anderen Kriterien (s. o.) verneinte er. Da erst ab dem Vorliegen von drei der insgesamt sechs Kriterien eine Alkoholabhängigkeit (nach ICD-10 F10.2) zu diagnostizieren ist, wurde diese Diagnose vorläufig ausgeschlossen. Herr T. verneinte, einen inneren Zwang zu haben, Alkohol zu konsumieren. Ebenso verneinte er die Verminderung der Fähigkeit, sich hinsichtlich des Zeitpunkts (Beginn und Beendigung) und der Menge des Alkoholkonsums zu steuern. Da zwar Anzeichen einer psychischen Schädigung (depressive Entwicklung) erkennbar waren, jedoch gleichzeitig keine körperlichen Symptome innerhalb des zurückliegenden 12-Monats-Zeitraums diagnostiziert worden waren, Herr T. überdies keine sichtbaren Anzeichen eines Entzugssyndroms (ICD-10 F10.3) zeigte und er deren Vorhandensein auf Nachfragen glaubhaft verneinte, wurde sein Konsumverhalten dem schädlichen Gebrauch von Alkohol (ICD-10 F10.1) zugeordnet. Die Krebserkrankung sah er nicht in Zusammenhang mit seinem jahrelangen Konsum alkoholischer Getränke.

Bei hohem Alkoholkonsum und Anzeichen von schädlichem Gebrauch (ICD-10, F10.1) bieten wir Klienten eine Probebehandlung im ambulanten Setting an. In der Probebehandlung ist die aversionstherapeutische Wirksamkeit von Triggern, die Ekelgefühle auslösen, zu überprüfen. Die affektive Reaktion auf die Konfrontation mit unangenehmen Stoffen und Gerüchen wird meist in sensu und gelegentlich auch in vivo getestet. Starke Gefühle von Ekel, hervorgerufen durch Riechen (z. B. faule Eier) oder durch den Anblick ekelerregender Stoffe (z. B. verdorbene Lebensmittel), werden auf hohe emotionale Ladung überprüft. Starke Ekelgefühle, die als hohe affektive Ladung definiert sind, sind Voraussetzung für die Anwendung dieser aversionstherapeutischen Behandlungsmethode. Weitere Einzelheiten (z. B. zum Begriff der emotionalen Ladung) können im Kapitel über die Wirkfaktoren des verdeckten Ankerns nachgelesen werden.

7.7.3 Durchführung

Im Juli 2021 wurde bei Herrn T. die aversionstherapeutische Behandlung mit der Methode des verdeckten Ankerns durchgeführt. Eine Sitzung wurde dafür aufgewendet. Die Behandlung ergab keine Auffälligkeiten. Das Evozieren von Ekelgefühlen war schon zuvor getestet worden. Herr T. beschrieb das Ausmaß seiner Gefühle mit einer 8 auf einer Skala von 0 bis 10, wobei die zehn das maximale Ausmaß des wahrnehmbaren Ekelgefühls beschreibt. In der Durchführung der Behandlungssitzung gelang es ihm, wie schon im Testdurchgang, das Ausmaß des Ekels intensiv zu erleben.

7.7.4 Katamnese

Bei einer Katamnese im August 2021 berichtete Herr T., dass es ihm leichtfallen würde, auf Alkohol zu verzichten. Trotz der aktuellen Trennung von seiner Freundin empfinde er keinen Druck Alkohol zu trinken. Er habe den Eindruck, so meint der Klient, dass die Ekelgefühle wie eine »Software im Hintergrund« seien, die sein Verhalten, bezogen auf seine Abstinenz bzw. die Gleichgültigkeit gegenüber alkoholischen Getränken, steuerten. Im September 2021 berichtete Herr T., dass er seine Abstinenz unterbrochen habe, weil er privaten Stress habe, der mit dem Finden einer neuen Partnerin verbunden sei. Im Oktober 2021 gab er an, dass er wieder zur Abstinenz zurückgekehrt sei. Das berichtete er auch im November 2021. Im April 2022 verabschiedete sich Herr T. und beendet die Therapie, weil er sich stabil fühle und er auch bei beruflichem Stress in den zurückliegenden Monaten nicht zur Flasche gegriffen habe.

Im Februar 2023 hat der Autor Herrn T. angeschrieben und sich nach seiner Erfahrung mit der Abstinenz erkundigt. Der Klient antwortete in einer E-Mail ausführlich und detailliert. Im Folgenden wird aus seinem Antwortschreiben zitiert:

»In den letzten Monaten ging es mir viel besser, ich habe weniger getrunken und Alkohol wurde zu einer gesellschaftlichen Komponente. Ich konnte wenige Biere trinken und dann aufhören ohne zu übertreiben oder gar abzustürzen. Ich bin weiterhin mit meiner Freundin [...] zusammen und wir unternehmen viel gemeinsam. Meine Freizeitgestaltung ist positiver und abwechslungsreicher, dort spielt der Alkohol keine sehr große Rolle. Auch an Tagen, wo meine Partnerin mal ein oder zwei Gläser Wein trinkt, kann ich ohne Probleme darauf verzichten, selbst etwas zu trinken. Bei Feierlichkeiten und Geburtstagen trinke ich dann aber mit, habe es aber sehr gut im Griff, ohne große Anstrengungen meinerseits.

Doch leider hatte ich ... Anfang Februar [2023] einen Rückschlag. Aufgrund von Streitigkeiten in der Beziehung bin ich wieder in eine vorübergehende gedankliche Abwärtsspirale geraten und habe mich in dieser Zeit isoliert und wieder sehr viel getrunken und dabei lange gegrübelt. Meine Selbstreflexion und Bewältigung von Problemen funktionieren leider nicht so optimal und da kommt der Alkohol mir sehr stark in die Quere. Mein Zustand ist derzeit [Anm: 21.02.2023] wieder stabil, selbst über die Karnevalstage war dies in Ordnung, aber bei Sorgen und Problemen schlägt es leider wieder voll durch [...]«.

Herr T. meldete sich nach seinem Schreiben wieder zur Behandlung an, weil er den Eindruck habe, dass er bei Streitigkeiten allzu leicht aus der Bahn geworfen werde und er außerdem beabsichtige, sein Problemlöseverhalten zu verbessern.

Herr T. sieht sich dem Alkohol jedoch *nicht* mehr hilflos ausgeliefert. Das Ziel der Abstinenz erschien ihm zu hoch und widerspricht, wie er selbst sagt, seiner Lebenswirklichkeit. Abstinent zu sein, würde sein soziales Leben einschränken und ihn sozial isolieren. Daher bevorzugt er nun das kontrollierte Trinken. Dieses Resultat wurde, wie bereits festgestellt, in einer Behandlungssitzung erreicht. Ob eine Wiederholung der Aversionstherapie 2.0 für die Zukunft geplant wird, stand zum Zeitpunkt der Niederschreibung dieser Fall-Vignette noch nicht fest. Es kann von diesem Einzelfall nicht auf andere Personen und andere Konstellationen geschlossen werden.

7.8 Diskussion

Obwohl wir die Wirkprinzipien des verdeckten Ankerns an anderer Stelle (▶ Kap. 4) hinreichend ausführlich dargestellt haben, sind eine Reihe von Fragen offen. Diese betreffen die Rolle der Motivation zur Abstinenz bzw. zum kontrollierten Trinken. Im Fall von Herrn T. wurde klar, wie sehr er mit der Entscheidung in dieser Frage mit sich rang, vielleicht auch, um sich ein Schlupfloch aus der Abstinenz offen zu halten. Schließlich fand er über den Weg eines gemäßigteren Konsums dann auch eine Möglichkeit für sich, Alkohol zu konsumieren und der sozialen Isolierung zu entgehen.

Neben der Rolle der Motivation und Entscheidung zum kontrollierten Konsum vs. Abstinenz sind noch viele andere Fragen offen, z.B. die Unterschiede zwischen den Gruppen der Responder und der Non-Responder. Der Autor stellt immer wieder graduelle Unterschiede im »Ansprechverhalten« auf das aversionstherapeutische Paradigma fest. Gehen wir noch einen Schritt weiter zurück, dann finden wir auch Unterschiede auf der Ebene hypnotherapeutischer Interventionen und in der Hypnotisierbarkeit von Personen. Wir führen das z. T. auf psychischen Widerstand zurück.

Auch Herr T. zeigte Anzeichen für psychischen Widerstand, als er sich für unfähig erklärte, eine Entscheidung für Abstinenz oder kontrolliertes Trinken zu treffen. Es war aus dem Abstand heraus betrachtet ein Risiko, ihm dieses Schlupfloch zu lassen, letztlich fand Herr T. aber einen eigenen Umgang mit dem Alkoholkonsum. Es war für ihn bedeutsam, die richtige Balance zwischen sozialen Kontakten und Alkoholkonsum zu finden. Man kann das als problematisch ansehen. Für Herrn S. und sein Umfeld spiegelt sich darin jedoch eine soziale Realität wider, in der sich Alkoholkonsum, zuweilen auch ein sehr hoher, mehr als eine Entscheidung (und ein soziales Schmiermittel) denn als eine Krankheit darstellt. Eine Beschönigung ist das nicht, sondern das Abbild einer bundesdeutschen Realität. Der nach wie vor hohe Alkoholkonsum in Deutschland und z. T. auch in anderen Ländern Europas macht das immer wieder deutlich.

Für uns bleibt die Frage des individuellen Ansprechverhaltens auf die Behandlung essentiell. Als gutes Kriterium für den Erfolg mit der Aversionsmethode hat sich die Hypnotisierbarkeit der Klienten erwiesen. Daher ist die Prä-Testung der Hypnotisierbarkeit eines Interessenten für Hypnotherapie ein wirksames Instrument, um eine erste Prognose des Behandlungsverlaufs und auch des Behandlungserfolgs vornehmen zu können. Auch die Testung der Stärke der emotionalen Ladung, hier also das Ausmaß des empfundenen Ekels, stellt ein gutes Kriterium für die Prognostizierbarkeit des Behandlungserfolgs dar. Diese Kriterien sind recht zuverlässig, um die Wirksamkeit der Behandlung und das »Ansprechverhalten« der Klienten vorherzusagen. Sie beantworten aber nicht die Frage, worin die *Unterschiede* zwischen den beiden Gruppen bestehen. Es wäre aus der Sicht des Autors bedeutsam und interessant, diese Fragestellung im Hinblick auf hirnorganische Substrate zu untersuchen.

Eine weitere wichtige Frage aus der Sicht des Autors betrifft die *Stabilität* des Behandlungserfolgs. In einer Nachbefragung von Herrn T. aus unserer Falldarstellung gibt dieser an, mehrere Rückfälle erlebt zu haben, und das, obwohl er nach den Diagnosekriterien nicht als alkoholabhängig im Sinne der ICD-Kriterien einzustufen war. Auch in ähnlich gelagerten Behandlungsfällen (Förster, 2021) traten Rückfälle auf, auch wenn bei den Klienten »nur« ein bis zwei Kriterien einer Alkoholabhängigkeit zutrafen. Die Auswertung katamnestischer Befragungen führt zu der Empfehlung, eine Rückfallprophylaxe (Marlatt & Gordon, 1985) in die Behandlung einzuarbeiten. Durch systematische Rückfallanalyse (Förster, 2021) werden Klienten darauf vorbereitet, kritische Anzeichen eines Rückfalls frühzeitig zu erkennen und einen individuellen Notfallplan abzuarbeiten (z. B. eine Handlung unterbrechen, jemanden kontaktieren, Atem- und Entspannungstechnik einsetzen).

Auch wenn die Durchführung der Methode des verdeckten Ankerns in einigen von uns untersuchten Einzelfällen einen sehr schnellen Therapieerfolg erzielen konnte, ist die Einbettung in ein hypnotherapeutisches Gesamtkonzept im Blick auf die Stabilität und Nachhaltigkeit des Therapieerfolgs die bessere Wahl und daher unbedingt empfehlenswert.

7.9 Zusammenfassung

In diesem Abschnitt wird die Neuauflage der Aversionstherapie, auch Aversionstherapie 2.0 genannt, vorgestellt. Neben der allgemeinen Definition werden die Vorläufer dieser ursprünglich im verhaltenstherapeutischen Setting angewandten Methode erörtert. Während ursprünglich mit z. T. schmerzhaften Strafreizen hantiert wurde, kommt die Aversionstherapie 2.0 im hypnotherapeutischen Setting weitaus weniger martialisch daher. Man könnte sagen, die Enkelgeneration verdient Lob, weil sie die Aversionstherapie in der ambulanten Praxis wieder »hoffähig« und damit anwendbar macht. Das ist nicht unbedeutend, denn gerade in dem hier vorgestellten Bereich des schädlichen Gebrauchs alkoholischer Getränke gibt es hohen Bedarf nach ambulanter Psychotherapie und niedrigschwelliger Beratung. Die hier präsentierte Methode des verdeckten Ankerns ist mit soliden hypnotherapeutischen Kenntnissen ohne großen technischen oder apparativen Aufwand im ambulanten Setting durchaus umsetzbar. Es wird sich zeigen, ob dieser neue Ansatz dazu beitragen kann, dass diese aversionstherapeutische Behandlungsmethode wieder öfter angewandt wird. Weitere Forschung ist notwendig, um die Einzelfall-Betrachtungen mit randomisierten Untersuchungsmethoden zu unterstützen.

Literatur

Caspar, F. (2014). Aversionstherapie. In M. A. Wirtz (Hrsg.), *Dorsch – Lexikon der Psychologie.* https://portal.hogrefe.com/dorsch/aversionstherapie/ (Zugriff am 22.05.2024).
Cautela, J. R. (1967). Covert Sensitization. *Psychological Report,* 20, 459–468.
Cautela, J. R. & Kearney, A. J. (1986). *The Covert Conditioning Handbook.* Springer Publishing Company.
Förster, J. (2021). Behandlungsstrategien und ihre Erweiterung in der DBT-S. In Zimmermann, P. et al. (Hrsg.), *DBT-Sucht. Dialektisch-Behaviorale Therapie bei Borderline- und Substanzgebrauchsstörungen (DBT-S)* (68–85). Hogrefe: Göttingen.
Foppa, K. (1966). *Lernen Gedächtnis Verhalten. Ergebnisse und Probleme der Lernpsychologie.* 2. Aufl. K&W.
Grawe, K. (2004). *Neuropsychotherapie.* Hogrefe Verlag GmbH & Company KG.
Keith-Spiegel, P., & Koocher, G. P. (1985). *Ethics in psychology: Professional standards and cases.* Crown Publishing Group/Random House.
Lindenmeyer, J. (2016). *Alkoholabhängigkeit* (Vol. 6). Hogrefe Verlag GmbH & Company KG.
Marlatt, G. A. & Gordon, J. R. (1985). Relapse prevention: A self-control strategy for the maintenance of behavior change. Guilford.

Rossi, E. L. & Cheek, D. B. (1988). *Mind Body Therapy. Methods of Ideodynamic Healing in Hypnosis.* W. W. Norton & Company.
Roth, W. L. (2011). Verdeckte Konditionierung (Covert Conditioning, Covert Sensitization). In M. Linden & M. Hautzinger (Hrsg.), *Verhaltenstherapiemanual* (7. Aufl., 319–325). Springer Verlag.
Sandler, J. (2011). Aversionsbehandlung. In M. Linden & M. Hautzinger (Hrsg.), *Verhaltenstherapiemanual* (7. Aufl., 75–77). Springer Verlag.
Scheurich, A., Brokate, B. (2009). Neuropsychologie der Alkoholabhängigkeit. Flor, H. et al. (Hrsg), *Fortschritte der Neuropsychologie* (Bd. 8). Hogrefe.
Skinner, B. F. (1953). *Science and Human Behavior.* The Macmillan Company.
Sollmann, C. (2015). *The Technique of Covert Anchoring in Hypnosis and how it is used in Clinical Practice.* doi:10.13140/RG.2.1.2217.5442
Sollmann, C. (2016a). *The Technique of Covert Anchoring in the Treatment of Addiction.* Paper presented at the NLP-Conference, London, Great Britain. https://www.researchgate.net/publication/289367817_The_Use_of_Covert_Methods:_in_Hypnosis (Zugriff am 22.05.2024).
Sollmann, C. (2016b). Die Methode des verdeckten Ankerns in der Hypnose und wie sie in der klinischen Praxis angewendet wird. *Hypnose-ZHH 11 (1+2)*, October 2016, 1–19.
Sollmann, C. (2017). The Technique of Covert Anchoring in the Treatment of Addiction. *J Psychol Psychotherapy 2017*, 7(3), http://dx.doi.org/10.4172/2161-0487-C1-014.
Sollmann, C. (2018). The Technique of Covert Anchoring in the Treatment of Addiction. Description of The Method and Basic Principles. *EC Psychology and Psychiatry 7(11)*, 772–776.
Sollmann, C. (2019). Covert anchoring. The techniques of covert anchoring in addiction treatment. *Suggestions German Gesellschaft für Hypnose und Hypnotherapie e. V.*, 73–77.
Stone, J. (2010). Professional, Ethical and Legal Issues in Hypnotherapy. *Integrative Hypnotherapy: Complementary Approaches in Clinical Care.* Churchill Livingstone.
Yapko, M. D. (2012). Trancework. An Introduction to the practice of clinical Hypnosis. 4th Edition. Taylor & Francis Group.

8 Quit Smoking – Ein radikal anderer Weg, um durch Selbsthypnose mit dem Rauchen aufzuhören

Patrick McCarthy

Normalerweise werden wir Hypnotherapeuten, indem wir eine Ausbildung in Hypnotherapie absolvieren. Wir erlernen also die Art der Hypnose, indem wir zuhören und praktizieren, was uns von unseren Lehrern als wahr vermittelt wurde. Wahrscheinlich hat man uns über viele Jahrzehnte hinweg viele Dinge beigebracht, von denen wir annehmen, dass sie wahr sind. Von denen wir annehmen, dass sie allgemein akzeptiert und richtig sind. Annahmen wie diese machen uns zu Mini-Versionen unserer Lehrer. Was aber, wenn wir mit unserem Ansatz falsch liegen, weil unsere Lehrer falsch lagen? Was ist, wenn das, was sie uns lehren, einfach das ist, was ihnen von ihren Lehrern beigebracht wurde? Welche Wahrheiten werden wir wiederum unseren eigenen Schülern beibringen? Wahrscheinlich die gleichen alten Binsenweisheiten.

Was könnte auf der anderen Seite passieren, wenn wir Autodidakten sind, wie ich es weitgehend war? Könnten wir sehr unterschiedlich sein? Vielleicht. Manchmal verändern wir im Leben schrittweise oder radikal unseren Ansatz oder Verständnis.

Was ist in der Regel besser? Die Geschichte lehrt uns, dass radikale und erfolgreiche Veränderungen oft vorzuziehen sind. Fragen Sie einfach Galileo, ob sich die Sonne immer noch um die Erde dreht, oder Darwin über die Evolution der Arten oder Dick Fosbury über die beste Art, einen Hochsprung auszuführen. Jeder dieser Denker war radikal und veränderte unser Denken gegenüber dem, was in der Geschichte zuvor gedacht und angenommen wurde. Radikale Veränderung ist radikal und Radikale sind selten.

Was sollte idealerweise in einem Erstgespräch einer Hypnotherapie passieren? Dies ist die wichtigste Sitzung der Therapie und doch ist es die Sitzung, über die in jedem Training, das wir erhalten, am wenigsten gesprochen wird. Nehmen Sie sich ein paar Minuten Zeit, um Ihre Erwartungen an den typischen Inhalt einer solchen Sitzung aufzuschreiben, z. B. für einen Raucher, der zu Ihnen kommt und Hilfe möchte, um mit dem Rauchen aufzuhören und niemals wieder damit anzufangen.

Wie viel schreiben Sie auf? Wie lautet Ihre Eingangsfrage nach dem sie Namen und Adresse erfragt haben? Ist das wichtig? Natürlich ist es wichtig. Fragen bringen Antworten hervor. Historische Fragen liefern historische Antworten. Fragen zu Symptomen liefern Antworten zu Symptomen. Fragen zum Schweregrad liefern Antworten zum Schweregrad.

Wie viel ist vorhersehbar? Wer spricht am meisten? Und warum? Testen Sie die Hypnotisierbarkeit ihrer Klienten? Falls ja, welche Absicht verfolgen Sie damit? Was könnten Sie gewinnen und was könnten Sie verlieren, indem Sie das tun?

Ich teste die Hypnotisierbarkeit meiner Klienten nicht, weil ich davon ausgehe, dass jeder, der zu mir, einem medizinischen Hypnotiseur, kommt, überdurchschnittliche Hypnotisierbarkeit besitzt. Ich gehe davon aus, dass Menschen, die zur Hypnose kommen, in der Regel überdurchschnittlich hypnotisierbar sind, und das ist auch teilweise der Grund, warum sie zu mir kommen. Sie wollen den Zustand der Hypnose erfahren. Daher neigen Sie dazu, hypnotisierbar zu sein. Sie sind eine selbst-selektierte Gruppe und sie alle wollen mit dem Rauchen aufhören. Sie bezahlen mich dafür, dass ich ihnen helfe, dieses Ziel zu erreichen.

Normalerweise schreibe ich nur zwei Worte auf – *Quit Smoking*. Denn das ist ihr erklärtes Ziel.

Damit es als ein Erfolg angesehen werden kann, sollten wir einige Ziele haben, die wir am Ende der ersten Sitzung erreichen wollen. Aber was wollen und brauchen unsere Patienten in der ersten Sitzung? Was sind ihre Ziele? Wie wollen sie sich am Ende der ersten Sitzung fühlen? Wollen sie, dass man ihnen zuhört, oder wollen sie sich verstanden fühlen? Was von beidem ist wichtiger? Ich kann Ihnen sagen, dass es meist das Letztere ist.

Die meisten Therapien können nicht nach dem Erstgespräch erfolgreich abgeschlossen werden, was also ist das Ziel der ersten Sitzung? Was wollen Sie als Therapeut oder Therapeutin am Ende dieser Sitzung erreicht haben? Wenn dies nie angesprochen wird, dann ist die Sitzung nur eine Unterhaltung zwischen zwei Menschen. Unvorhersehbar.

Ist es das beste Ziel des Erstgesprächs, eine detaillierte Anamnese zu erstellen? Nein.
Die Diagnose zu bestätigen? Nein
Den Schweregrad und die Dauer der Symptome festzustellen? Nein
Was ist dann das Ziel?

Meiner Meinung nach besteht das Ziel jedes Erstgesprächs für fast jedes Problem darin, Hoffnung und Erwartung zu wecken, sodass der Patient zur nächsten Sitzung wiederkommt. Das kann nur erreicht werden, wenn wir das Erstgespräch auf eine gewisse Art dominieren. Wenn wir die Kontrolle über das Erstgespräch haben. Wenn es geplant werden kann. Ich kann mir vorstellen, dass einige Leser allein schon bei der Vorstellung, ein Erstgespräch zu planen, entsetzt sind, weil sie keine Erfahrung damit haben. Ihre Erstgespräche sind spontan und unvorhersehbar. In meinen Erstgesprächen für die meisten Probleme übernehme ich mehr als 90 % der Redeanteile. Das ist vielleicht radikal unterschiedlich zu den meisten Therapeuten. Ich weiß bereits das meiste, was ich sagen werde.

Alles beginnt mit meiner typischen Eröffnungsfrage. Welche Frage stellen sie als Erste? Haben Sie überhaupt eine? Nehmen Sie sich ein paar Minuten Zeit, um über Ihre typische Eingangsfrage nachzudenken.

Zum Beispiel könnten Sie beginnen mit:
»Wie kann ich Ihnen helfen?«
»Was führt Sie zu mir?«
»Was ist Ihr Problem?«
»Was kann ich für Sie tun?«

Jede dieser Arten von Fragen gibt dem Patienten die Macht, die nächsten Minuten selbst zu bestimmen und über sein Problem zu sprechen. Warum aber sollten Sie das tun? Ich ziehe es vor, meine typische Frage zu stellen, welche lautet: »Was wollen Sie ändern?«

In der Therapie geht es um Veränderung und Menschen, die zur Therapie kommen, wollen Veränderung, deshalb frage ich nach Veränderung. Ich lade sie ein, über Veränderung zu sprechen, und Veränderung in der Therapie findet immer nur in der Zukunft statt, also sprechen wir in den ersten Momenten der Sitzung über die zukünftige Veränderung.

Ich habe keine Kontrolle darüber, wie sie meine Frage beantworten werden, und ich möchte auch keine haben. Die meisten antworten schließlich: »Ich würde gerne mit dem Rauchen aufhören.« Damit haben wir das Ziel der Therapie bereits in der ersten Minute festgelegt. Erste Aufgabe erfüllt.

Was geschieht als nächstes? Wer spricht? Nach Möglichkeit nicht der Patient. Welche Erwartungen hegen sie? Sollten wir sie erfüllen? Sicherlich nicht. Die beste Therapie sind Worte, die nicht erwartet werden.

Was ist der nächste Kommentar und die nächste Frage des Therapeuten? Erwarten die Patienten meine nächste Frage?
Ich stelle also folgende Frage: Was sind all die guten Seiten des Rauchens?

Die meisten rechnen nicht mit dieser Frage. Sie zeigen sich überrascht. Sie zwingt sie dazu, anders über das Rauchen zu denken. Sie könnten antworten: »Rauchen hat nichts Gutes an sich«. Ich weigere mich, diese Antwort zu akzeptieren und antworte: »Unsinn, es muss etwas Gutes daran sein«.

Andere könnten antworten: »Rauchen hilft mir zu entspannen. Es verschafft mir eine Auszeit, eine Pause, ich nutze es als Belohnung, ich nutze es, um eine Unterbrechung zu den Alltagsaufgaben zu bekommen. Es ist eine Art Freund.« Es gibt viele andere Möglichkeiten.

Also stelle ich die nächste Frage: »Was wäre, wenn ich Ihnen eine Alternative anbieten könnte, die für all diese Dinge viel besser wäre als das Rauchen?« Die Alternativen müssen besser sein als das Original.

Auf diese Idee kam ich, als ich meine dreijährige Tochter beim Spielen mit einem interessanten Spielzeug beobachtete. Ihre zweijährige Schwester kam ins Zimmer und entdeckte das Spielzeug. Sie wollte es unbedingt haben, wusste aber, dass ihre ältere Schwester größer und stärker war und sich nur ungern von dem Spielzeug trennen wollte. Sie sah sich im Zimmer um und bemerkte ein Glas mit bunten Glasmurmeln. Sie hob es auf und sagte: »Wow!« Die ältere Schwester wandte sich ihr zu und fragte: »Was hast du da?« Sie antwortete: »Das ist meins. Es glänzt und funkelt. Willst du damit spielen?« Und bot es an. »Ich lasse dich eine ganze Stunde damit spielen.« Das ältere Kind legte sein Spielzeug weg, nahm das Glas mit den Murmeln und sagte: »Du bist so eine liebe Schwester.« Daraufhin hob die Zweijährige das von ihr begehrte Spielzeug auf und nahm es mit in ihr Zimmer.

Es gab keinen Verdruss über das Abgeben des Spielzeugs, weil die Alternative als viel besser angesehen wurde. Eine bessere »Alternative« führt zu keiner Enttäuschung. Selbsthypnose ist viel besser als Tabakrauchen.

Haben Sie jemanden, den Sie lieben und den sie nie in irgendeiner Art verletzen würden, der die Tatsache hasst, dass Sie rauchen? Sie könnten folgende Antwort erhalten: »Meine Frau und meine Kinder«. Dann fragen Sie nach, woher der Patient das weiß. Die Antwort »Sie sagen es mir.« kann mit dem nachhaken der Häufigkeit kombiniert werden. Meist antworten die Patienten, dass es ihnen viele Male gesagt wird.

Dann halte ich inne, als ob ich intensiv nachdenke. Dann sage ich: Sie lieben ihre Familie und Sie würden nicht im Traum daran denken, sie zu verletzen und dennoch antwortet Ihre Körpersprache ihnen, in dem sie sagt: »F*** you!« (Ich lasse diese F-Bombe fallen, weil es das einzige Wort ist, das eine so starke Gefühlsveränderung auslöst. Niemand hat sich je darüber beschwert, dass ich das tue.)

Ich bitte die Patienten, sich bei ihrer Familie dafür zu entschuldigen, dass sie »ihre Liebe immer wieder ignoriert haben«. Die Entschuldigung gilt nicht dem Rauchen, sondern dem Ignorieren ihrer Liebe zu Ihnen. Sie können Tabak oder Ihre Kinder lieben, aber niemals beides. Was ist Ihre Wahl? Die Menschen entscheiden sich für ihre Kinder und die Entscheidung, für immer mit dem Rauchen aufzuhören, wird in diesem Augenblick getroffen.

Dies ist die wirkungsvollste und erfolgreichste Raucherentwöhnungstherapie der Welt, denn sie steigert ihre Fähigkeiten als Vater (Mutter, Partner, Partnerin) und macht sie zu einem besseren Menschen.

Die Erfolgsquote liegt bei über 80 %.

9 Hypnoanalyse – Das Skalpell der Hypnose. Regressionstherapie als ursachenfokussierte Behandlungsmethode

Norbert Preetz

9.1 Einleitung

Hypnosetherapeuten verfügen über einen großen Vorteil anderen Therapeuten gegenüber. Sie nutzen gezielt die Kraft des Unterbewusstseins. Dadurch können sie Erfolge bei ihren Patienten erreichen, die ohne Einbeziehung des Unterbewusstseins kaum oder auch gar nicht möglich sind. Dennoch stoßen auch Hypno- und Hypnosetherapeuten trotz bewährter Methoden wie lösungsorientiertes Vorgehen, die Mobilisierung von Ressourcen, die Verwendung von Geschichten und Metaphern oder die Nutzung von Wachsuggestionen immer wieder an ihre Grenzen.

Dies kann verschiedene Ursachen haben. Beispiele sind fehlende Veränderungsmotivation, äußere und innere aufrechterhaltende Umstände (wie das Familiensystem oder ein sekundärer Krankheitsgewinn) oder aber noch nicht erkannte organische Ursachen. Die therapeutische Erfahrung zeigt jedoch, dass es in vielen Fällen eine tief verborgene emotionale Ursache gibt, welche die zu behandelnden Probleme verursacht und aufrechterhält. Dies hat zur Folge, dass unsere Patienten ihre Therapieziele nicht erreichen bzw. dass die Fortschritte nur sehr kurzlebig sind.

In dem hier vorliegenden Kapitel wird die Methode der Hypnoanalyse vorgestellt, deren Stärke genau darin besteht tief verdrängte unbewusste emotionale Krankheitsursachen aufzudecken und zu heilen. Sie kann für jeden Therapeuten eine wertvolle Ergänzung des therapeutischen Werkzeugkastens sein. Denn sie ermöglicht es uns, gerade in diesen hartnäckigen Fällen zu helfen, auch wenn andere bewährte therapeutische Methoden und Strategien zu keinem Durchbruch geführt haben.

Anmerkung: Diesen Artikel schreibt der Autor nicht aus akademischer Sicht, sondern aus der Sicht seiner langjährigen Erfahrung in der klinischen Praxis. Es ist ein Artikel aus der Praxis, für die Praxis.

9.2 Begriffsbestimmung

Hypnosetherapie und Hypnotherapie
In diesem Artikel verwendet der Autor die Begriffe »Hypnosetherapie« und »Hypnotherapie«. Den Begriff »Hypnotherapie« benutzt er für hypnotische Methoden,

die im Wesentlichen auf den amerikanischen Psychiater und Hypnotherapeuten Milton Erickson zurückgehen. Hierbei handelt es sich vorwiegend um indirekte und nicht direktive Hypnosestrategien.

Den Begriff »Hypnosetherapie« verwendet der Autor für Hypnosemethoden, die ihren Ursprung in der »klassischen« Hypnose haben. Sie beruhen überwiegend auf direktiven Hypnose-Einleitungen und Behandlungsmethoden.

Synonyme
Die Methode der Hypnoanalyse ist auch unter den Namen »Regressionstherapie«, »Regressionshypnose« oder »hypnotische Regression« bekannt. Diese Begriffe werden nachfolgend synonym verwendet.

Hypnoseinduktion
Die Hypnose- oder Tranceinduktion ist der Prozess, bei dem die Patienten in einen tranceartigen hypnotischen Zustand versetzt werden, um in tiefere Bewusstseinsschichten vorzudringen.

Trance
Hypnotische Trance ist ein veränderter Bewusstseinszustand, bei dem ein Zugang zum Unterbewusstsein möglich wird. Um den Zustand der hypnotischen Trance zu operationalisieren, geht der Autor mit Dr. Steve Bierman konform. Dieser definiert Trance als die Abwesenheit von nicht verordnetem Verhalten (Bierman, 2020).

Somnambulismus
Es gibt zwei verschiedene Definitionen des Somnambulismus. In der klassischen Hypnose wird »Somnambulismus« als die Hypnosetiefe verstanden, in der eine Amnesie suggestiv erzeugt werden kann. Dave Elman spricht von »Somnambulismus«, wenn es dem Hypnotisierten gelingt, im letzten Schritt der Dave-Elman-Induktion, die Zahlen »verschwinden« zu lassen. Somnambulismus nach der klassischen Definition erfordert eine tiefere Trance als nach der Definition von Dave Elman.

Verdrängung
Verdrängung ist ein von der Psychoanalyse geprägter Begriff. Er beschreibt einen Abwehr- bzw. Bewältigungsmechanismus, der bewirkt, dass belastende Erlebnisse, Konflikte und Emotionen »vergessen« werden und dadurch dem bewussten Erleben nicht mehr zugänglich sind.

Widerstand
Unter dem Begriff »Widerstand« ist der (unbewusste) Widerstand eines Menschen gemeint, verdrängte belastende Gefühle, Erinnerungen oder Konflikte bewusst werden zu lassen. Verdrängung und Widerstand wirken »Hand in Hand« mit dem Ziel, emotionale Belastungen des betreffenden Menschen zu vermindern.

Hypnoanalyse
Die Hypnoanalyse ist eine spezielle Form der Hypnosetherapie, die auf psychoana-

lytischen Prinzipien beruht. Sie basiert auf der Idee, dass unser Unterbewusstsein oft traumatische Erfahrungen verdrängt, die zu psychischen und körperlichen Problemen führen können. Diese Erfahrungen sind oft in der Kindheit entstanden und haben zu belastenden Gefühlen, einschränkenden Glaubenssätzen und verschiedenen Abwehrmechanismen geführt. Diese oft unbewussten Faktoren können zur Entstehung von psychischen und körperlichen Symptomen, Beschwerden und Erkrankungen führen.

In der Hypnoanalyse werden Patienten in einen tiefen hypnotischen Zustand versetzt, um Zugang zu ihrem Unterbewusstsein zu erhalten. Mit Hilfe der hypnotischen Regression können die verdrängten traumatischen Erfahrungen aufgedeckt und bearbeitet werden.

Hypnotische Regression
Hypnotische Regression ist die Technik, die es uns ermöglicht, in frühere Lebensphasen zurückzukehren und traumatische Erfahrungen oder unverarbeitete Emotionen aufzudecken. Durch die Regression können wir uns an Dinge erinnern, die wir normalerweise vergessen haben. Wir können uns an traumatische Ereignisse aus unserer Kindheit erinnern, die uns immer noch belasten, oder an vergessene Erlebnisse, die uns helfen können, unsere Probleme zu lösen.

Progression
Hypnotische Progression ist das Gegenstück zur Regression. Während wir bei der Regression unsere Patienten in eine Situation der Vergangenheit führen, lassen wir sie in der Progression eine Situation in der Zukunft erleben.

9.3 Warum Hypnoanalyse und wie wirkt sie?

Warum sollten Hypnose- oder Hypnotherapeuten, die schon sehr erfolgreich mit verschiedenen Hypnosemethoden arbeiten, die Hypnoanalyse als zusätzliches Werkzeug für ihren Werkzeugkasten in Erwägung ziehen? Diese Frage soll anhand von zwei Metaphern verdeutlicht werden.

Jeder Gärtner weiß, dass der Rasenmäher nicht ausreicht, um den Löwenzahn langfristig aus dem Rasen zu entfernen. Es ist sinnvoll, nach der Wurzel zu suchen und diese auszugraben.

Oder schauen wir uns den ambulanten Eingriff eines Chirurgen an. Dieser wird von einem Patienten aufgesucht, der nach einem Unfall trotz zahlreicher verschiedener Behandlungsmethoden immer noch an hartnäckigen Beschwerden leidet. Wie geht der Chirurg vor? Er nimmt den Verband ab, um sich die Wunde anzuschauen. Dabei entdeckt er, dass ein dicker, fingerstarker Holzsplitter in der Wunde steckt. Jetzt weiß der Chirurg, warum die Wunde nicht heilen konnte und warum die bisherigen Behandlungsmethoden nicht oder nur kurzzeitig zur Linderung der Beschwerden geführt haben. Was tut der Chirurg nun als Nächstes? Er zieht den

Pfahl, reinigt und verschließt die Wunde. Jetzt beginnt der Arm von alleine zu heilen. Jetzt werden auch all die anderen bewährten Behandlungsmethoden ihre positive Wirkung auf den Heilungsverlauf ausüben und diesen beschleunigen können.

Die Hypnoanalyse ist bildlich gesprochen das «Skalpell» der Hypnose. Wie bei einer ambulanten Hypnose ist es möglich, nach Entfernung des emotionalen Splitters eine sofortige und dauerhafte Erleichterung zu erreichen. Daher könnte man die Hypnoanalyse als psychologische Präzisionschirurgie verstehen. Mit ihrer Hilfe gelangt man gezielt und in kürzest möglicher Zeit an die verborgene emotionale Ursache der Erkrankung. Die heilenden Interventionen können punktgenau eingesetzt werden, wodurch eine hohe Effektivität und eine hohe Effizienz erreicht werden.

9.4 Anwendungsbereiche der Hypnoanalyse

Sehr viele psychische, seelische und körperliche Beschwerden haben einen emotionalen Hintergrund. Das Aufdecken und Lösen dieser Ursachen ist die Stärke der Hypnoanalyse. Dementsprechend wird die hypnotische Regressionstherapie sehr erfolgreich in den Bereichen Psychotherapie und Psychosomatik eingesetzt. Nachfolgend werden die wichtigsten Anwendungsbereiche der Hypnoanalyse aufgeführt.

9.4.1 Psychotherapie

Die häufigsten Anwendungsgebiete der Hypnoanalyse in der Psychotherapie sind Ängste und Phobien, Depressionen, Schlafstörungen und Zwänge. Über jedes dieser Themen könnte ein eigenes Kapitel geschrieben werden. Der Autor möchte aber an dieser Stelle lediglich seine Erfahrung mitteilen, dass die analytische Regressionstherapie eine der erfolgreichsten Behandlungsmethoden im Bereich der Psychotherapie ist.

9.4.2 Psychosomatische Erkrankungen

Psychosomatische Erkrankungen entstehen auf der Grundlage emotionaler Ursachen wie innere Konflikte oder emotionale Belastungen. Diese sind häufig unbewusster Natur. Auch funktionelle Beschwerden haben oft eine emotionale Komponente. Eine Stärke der hypnotischen Regressionstherapie besteht darin, die hinter den Symptomen stehenden Ursachen zu finden und zu lösen. Demzufolge hat sich diese insbesondere auch im Bereich der psychosomatischen Erkrankungen und der funktionellen Beschwerden als sehr hilfreich erwiesen.

9.4.3 Suchterkrankungen

Bei der Behandlung von Suchterkrankungen spielt neben der körperlichen vor allem auch die psychische Abhängigkeit eine zentrale Rolle. Diese verursacht selbst dann einen Suchtdruck, wenn das Suchtmittel längst vollständig verstoffwechselt wurde und keine Symptome mehr erzeugen kann. Denn es sind vor allem emotionale Themen, die initial zu dem Verlangen geführt haben und dieses immer wieder auslösen. Übergewichtige Menschen essen, auch wenn sie keinen Hunger haben. Sie essen, wenn sie allein sind, traurig, enttäuscht und wütend. Sie essen, um sich etwas Gutes zu tun oder um eine innere Leere auszufüllen. Auch Alkohol, Tabak, Medikamente und Drogen haben für viele Menschen die Funktion, unangenehme Gefühle zu bewältigen. Bei der Behandlung von Süchten sollte immer auch nach den verborgenen emotionalen Ursachen gesucht werden. Hier kann die Hypnoanalyse einen wichtigen Beitrag leisten.

9.4.4 Krisenintervention

Ein weiterer Bereich, in dem sich die Hypnoanalyse sehr bewährt hat, ist die Krisenintervention. Die betroffenen Menschen sind psychisch aus dem Gleichgewicht geraten und berichten gleichzeitig über starke körperliche Begleitsymptome. Der offensichtliche Anlass für die psychische Dekompensation besteht häufig in einer stark emotionalen Belastungssituation oder in einer Kumulierung von Belastungen über die Zeit. Der Auslöser der Krise ist oft nicht der wirkliche Grund, sondern nur der berühmte Tropfen, der das Fass zum Überlaufen gebracht hat. Ähnlich verhält es sich oft mit akuten Lebenskrisen. Es gibt einen äußeren Anlass, der zum Aufbrechen eines alten Traumas führt und damit zur Manifestierung der entsprechenden psychischen und körperlichen Symptomatik. Sowohl als Therapeut als auch als Ausbilder sind mir immer wieder Menschen begegnet, die sich in einer akuten Krise befanden. Eine Regressionssitzung mit dem Aufdecken und Heilen des zugrundeliegenden Traumas hat so gut wie immer eine deutliche Verbesserung der emotionalen und körperlichen Befindlichkeit und zu einer emotionalen Stabilisierung geführt. Die Regressionstherapie kann also insbesondere in der Krisenintervention eine große Hilfe sein.

9.4.5 Posttraumatische Belastungsstörungen

Die hypnotische Regressionstherapie ist nicht nur sehr erfolgreich darin, die traumatischen Erlebnisse aufzudecken, die hinter den psychischen oder körperlichen Beschwerden stehen. Sie beinhaltet gleichzeitig auch eine Methode, diese Traumatisierungen leicht, einfach und dauerhaft zu heilen. In meiner langjährigen therapeutischen Praxis gab es noch kein Trauma, welches sich nicht auflösen beziehungsweise erheblich lindern ließ.

9.4.6 Chronische Schmerzen

Eine Domäne der Hypnose ist die Schmerzkontrolle. Schmerzen können mit Hilfe der Hypnose sehr leicht gelindert oder auch ganz ausgeschaltet werden. Dies demonstriert der Autor immer wieder in seinen Ausbildungen. Akute und chronische Schmerzen sind jedoch zwei verschiedene Paar Schuhe.

Hypnosetherapeuten, die bei ihren Patienten mit akuten Schmerzen leicht eine Schmerzkontrolle erreichen können, beobachten immer wieder, dass dieselben Methoden bei chronischen Schmerzen nicht so zuverlässig wirken. Die Schmerzen bleiben unverändert, kommen wieder oder beginnen zu wandern. Dies hat damit zu tun, dass es bei chronischen Schmerzen grundsätzlich immer auch einen seelisch-emotionalen Hintergrund gibt.

Suggestive Methoden haben sich für die Schmerzbewältigung sehr bewährt. Sie stoßen jedoch immer wieder an Grenzen. Mit Hilfe der Regressionstherapie ist es möglich, auch die emotionalen Ursachen von Schmerzen aufzudecken und zu lösen. Dadurch können noch bessere und längerfristige Erfolge bei der Behandlung von chronischen Schmerzen erreicht werden.

9.4.7 Weitere Anwendungsgebiete

Die Hypnoanalyse sollte immer dann eingesetzt werden, wenn unbewusste Konflikte, emotionale Blockaden oder unbewältigte Emotionen zu Beeinträchtigungen im Leben führen. Aus diesen Gründen findet die analytische Regressionstherapie neben der klinischen Praxis unter anderem auch in folgenden Bereichen Anwendung:

- Verbesserung sportlicher Leistungen
- Verbesserung von Leistungen in Schule und Beruf
- Kreativitätssteigerung
- Stressbewältigung und Verbesserung des allgemeinen Wohlbefindens
- Überwindung von Verhaltensproblemen
- Verbesserung zwischenmenschlicher Beziehungen
- Wiederfinden verlegter Wertsachen

Zusammenfassend lässt sich sagen, dass man die Hypnoanalyse immer dann in Erwägung ziehen sollte, wenn bisherige Behandlungen mit anderen Methoden zu keinen oder zu keinen dauerhaften Erfolgen geführt haben.

9.5 Methoden der hypnotischen Regression

Die Hypnoanalyse ist eine Technik, die es uns Therapeuten ermöglicht, unsere Patienten in frühere Lebensphasen zurückzuführen, um traumatische Erfahrungen oder unverarbeitete Emotionen aufzudecken. Dazu bedient sie sich der hypnotischen Regression. Es gibt verschiedene Methoden, diese Regression zu erreichen. Nachfolgend werden drei verschiedene Zugänge vorgestellt, die Regression über Bilder und Vorstellungen, die Pinpoint-Methode sowie die Affektbrücke.

9.5.1 Regression über Bilder und Vorstellungen

Eine häufig verwendete Methode der Regression ist die Rückführung in frühere Lebensalter über bildliche Vorstellungen. Beispielsweise sollen sich die Patienten einen imaginären Gang mit Türen vorstellen, der zu verschiedenen Erfahrungen und Lebenssituationen führt. An jeder Tür befindet sich ein Schild mit einer Zahl, die das entsprechende Lebensalter repräsentiert. Die höchste Zahl entspricht dem aktuellen Lebensalter. Bei einem 50jährigen Patienten ist das die Zahl 50. Die kleinste Zahl ist die Null. Sie repräsentiert die Zeit im Mutterleib.

Zu Beginn der Regression werden die Patienten aufgefordert, die erste Tür zu öffnen und die Erfahrung oder Situation dahinter zu erleben und detailliert zu beschreiben. Nachdem auch weiter zurückliegende Situationen der Vergangenheit wiedererlebt wurden, kann man sie den Gang noch weiter entlang gehen lassen und ihnen die Suggestion geben, dass sie spüren, wann sich hinter einer Tür ein Erlebnis befindet, welches eine wichtige Rolle für die Entstehung des zu behandelnden Problems spielt.

In einer anderen Methode führen wir unsere Patienten in eine Bibliothek. In den Regalen sind die Bücher alphabetisch geordnet. Wir lassen sie ein dickes illustriertes Buch finden, welches ihren Namen trägt. In diesem Buch ist das gesamte Leben festgehalten. Um die Regression in Gang zu bringen, lassen wir beispielsweise zuerst ein jüngeres Urlaubsfoto anschauen. Dann leiten wir unsere Patienten an, immer weiter in die Vergangenheit zu gehen und beispielsweise das Bild eines Freundes aus der Kindheit anzuschauen. Danach könnten wir nach Fotos aus der Zeit suchen lassen, in der die Probleme entstanden sind.

9.5.2 Pinpoint-Methode

Die Pinpoint-Methode geht auf Dave Elman zurück. Mit dieser Methode war es ihm möglich, mit der Genauigkeit einer Nadelspitze den genauen Zeitpunkt im Leben der Patienten zu finden, an dem das zu behandelnde Problem erstmalig auftrat. Um dies zu erreichen, ließ Elman den Arm seiner Patienten fallen und schickte sie in ein prägnantes Erlebnis in ihrem Leben zurück, beispielsweise zu ihrem zehnten Geburtstag. Er ließ sich die Situation beschreiben und fragte dann, ob das Kind in diesem Lebensalter schon das Problem (z. B. Kopfschmerzen) hatte. Wenn ja, schickte er es in eine noch frühere Situation, z. B. zum siebenten Geburtstag. Wenn die Kopfschmerzen zu diesem Zeitpunkt auch schon bestanden, schickte er das »Kind« noch weiter zurück, z. B. zum dritten Geburtstag. Wenn das dreijährige Kind noch keine Kopfschmerzen kannte, gab Elman ihm in etwa folgende Suggestion: »Irgendwann zwischen deinem dritten und siebenten Geburtstag gab es einen Tag, an dem deine Kopfschmerzen zum ersten Mal aufgetreten sind. Ich werde gleich deinen Arm heben und fallen lassen. Wenn dein Arm herunterfällt, bist du an dem Tag in deinem Leben, an dem die Kopfschmerzen zum ersten Mal aufgetreten sind.« Dann ließ er den Arm fallen und das »Kind« die Situation beschreiben.

9.5.3 Affektbrücke

Erinnerungen sind in unserem Gehirn nicht chronologisch organisiert, sondern emotional. In einer Situation, in der jemand sehr traurig ist oder große Angst hat, kann er sich relativ leicht an frühere Situationen erinnern, in denen er sich genauso gefühlt hat. Bei einem Fahrradsturz kann man sich plötzlich an einen früheren Sturz erinnern. Auch wenn dieser Jahrzehnte zurückliegt und man viele Jahre nicht mehr an diesen gedacht hat. Dieser Sachverhalt wird bei der Affektbrücke genutzt.

Bei der Affektbrücke lässt man in der Hypnose ein Gefühl auftauchen, welches mit dem zu behandelnden Problem im Zusammenhang steht. Wenn dieses Gefühl aufgetaucht ist, lässt man die Patienten diesem Gefühl in eine frühere Situation folgen, in der sie sich so gefühlt haben. Diesen Situationen kann man wie den Perlen einer Kette folgen, die wie auf einer emotionalen Schnur aufgefädelt sind. Dies wird so lange wiederholt, bis die Ursprungssituation erreicht wurde, in der das betreffende Gefühl erstmalig aufgetaucht ist. Hier handelt es sich typischerweise um eine traumatische Situation in den ersten Lebensjahren.

Die Affektbrücke ist eine effektive und zuverlässig wirkende Methode, um unbewusste emotionale Ursachen von psychischen oder psychosomatischen Beschwerden und Erkrankungen aufzudecken. Nach meiner Erfahrung funktioniert sie zuverlässiger als die Pinpoint-Methode.

9.6 Ablauf einer hypnotischen Regressionstherapie

Die hypnotische Regression, also das Aufdecken der emotionalen Ursachen der Beschwerden, findet nicht isoliert statt. Sie ist vielmehr in einen gesamten Behandlungsablauf integriert. Grundsätzlich kann man drei Phasen der Behandlung unterscheiden: die Vorbereitung, das Aufdecken der emotionalen Ursachen und die Heilung.

9.6.1 Vorbereitung

Wie bei einer ambulanten Operation erfordert auch die Hypnoanalyse die gründliche Erhebung der Anamnese sowie ein Vorgespräch mit Erstellung eines Therapieplans. Ein wichtiger Teil des Vorgesprächs beinhaltet die Korrektur von Fehlvorstellungen zur Hypnose und zur Vermittlung eines realistischen Bildes, was Hypnose ist und was nicht. Von zentraler Bedeutung für das Gelingen der Hypnoanalyse ist es, ein Vertrauensverhältnis zwischen Patienten und Therapeuten zu etablieren. Die Hypnoanalyse erfordert eine größere Hypnosetiefe als viele andere hypnotherapeutische Methoden. Diese Tiefe kann nur dann erreicht werden, wenn unsere Patienten den Therapeuten vertrauen und wenn sie entspannen und loslassen können.

Das Einleiten und Vertiefen der Hypnose. entspricht der Narkose bzw. der Lokalanästhesie in der Chirurgie. Natürlich mit dem Unterschied, dass die Patienten während der gesamten »Operation« nicht bewusstlos sind. Regressionstherapeuten prüfen ebenso wie Anästhesisten, ob die erforderliche Narkose- bzw. Hypnosetiefe erreicht wurde. Der Autor verwendet hierzu gerne den Test der »Spinning Hands« oder die Regression in eine glückliche Situation der Kindheit.

Bei den »Spinning Hands« werden die Hände der Hypnotisierten Person in eine drehende Bewegung versetzt, ähnlich wie beim Wolle aufwickeln. Dann erfolgt die Suggestion, dass sich die Hände trotz aller willentlichen Anstrengungen nicht anhalten lassen. Wenn dieser Test gelingt, dann gelingt mit sehr hoher Wahrscheinlichkeit, auch die hypnotische Regression.

Bei der Regression in eine glückliche Situation der Kindheit führen wir unsere Patienten in eine Situation der Vergangenheit, in der sie sich sicher, geborgen, geschützt und glücklich gefühlt haben. Dabei landen sie häufig in den ersten Lebensjahren. Wenn eine Situation auftaucht, die die Patienten zuvor nicht mehr bewusst erinnern konnten, wird sehr wahrscheinlich auch die therapeutische Regression gelingen.

9.6.2 Aufdecken der Ursache

Das Aufdecken der Ursache geschieht in der nachfolgend beschriebenen leicht vereinfachten Variante in folgenden Schritten:

1. Ein Gefühl auftauchen lassen und verstärken, das mit dem Problem im Zusammenhang steht. Hier eine Beispielsuggestion: »Es gibt ein Gefühl in dir, dass mit deinem Problem (deinen Kopfschmerzen) zu tun hat. Ich zähle bis fünf und das Gefühl taucht auf.« Bei diesem und allen nachfolgenden Zählschritten wird beim Zählen die jeweiligen Suggestion intensiviert.
2. Das Gefühl benennen lassen: »Wie fühlst du dich?«
3. Absprung: Dem Gefühl in eine frühere Situation folgen lassen: »Ich zähle gleich von Fünf rückwärts bis zur Eins. Bei Eins bist du in einer früheren Situation, in der du dich so gefühlt hast.«

4. Annäherung: Nachdem durch die Patienten bestätigt wurde, dass sie dieses Gefühl kennen, führen wir sie in eine frühere Situation zurück, in der sie dieses Gefühl schon einmal hatten: »Ich zähle gleich von Drei rückwärts bis zur Eins. Bei Eins bist du in einer früheren Situation in deinem Leben, in der du dich so gefühlt hast.« In aller Regel sind ein bis mehrere Regressionssprünge erforderlich, bis unsere Patienten sagen »Das Gefühl ist neu«.
5. Kontrollsprung: Wenn unsere Patienten den Eindruck äußern, dass das Gefühl neu ist, kann es sein, dass wir die Ursprungssituation bereits gefunden haben. Häufig gibt es jedoch noch frühere Situationen. Deshalb führen wir einen Kontrollsprung durch: »Ich zähle gleich von Drei bis ein. Bei Eins bist du in der allerersten Situation in deinem Leben, in der du dich so gefühlt hast.« Falls die gleiche Situation erneut auftaucht, haben wir die ursächliche Situation gefunden. Falls nicht, wiederholen wir den Kontrollsprung, bis die gleiche Situation erneut auftaucht.

In jeder dieser Situationen lassen wir uns schildern, was passiert, wer beteiligt ist und wie das »Kind« sich fühlt. In der Ursprungssituation erfragen wir zusätzlich auch die Glaubenssätze, die typischerweise in dieser Situation entstehen. Dazu stelle ich folgende Fragen: »Fühlst du dich wichtig oder unwichtig?«, »Fühlst du dich wertvoll oder wertlos?«, »Hast du das Gefühl, du bist richtig/okay, wie du bist?«, »Fühlst du dich geliebt?«, »Fühlst du dich liebenswert?«, »Hast du das Gefühl, man kann dich gernhaben?«, »Fühlst du dich schuldig?«. (Diese letzte Frage stelle ich nur in Situationen, in denen dies wahrscheinlich ist.)

Eine traumatische Situation, die relativ häufig auftaucht, besteht darin, dass der Säugling oder das Kleinkind im Kinderwagen oder Bett wach wird, weint und niemand kommt. Wenn diese Situation eine gewisse Zeit bestehen bleibt, empfindet das Kind es so, als wäre es von der Mama vergessen oder verstoßen worden. Wenn wir uns auf diesem Hintergrund die Fragen nach den Glaubenssätzen anschauen wird offensichtlich, wie das traumatisierte Kind antworten wird.

Ob die Situation wirklich lebensbedrohlich war oder nicht, ist dabei unerheblich. Wenn das Kind den *Eindruck* hat, verlassen worden zu sein, wird es diese Situation traumatisch erleben.

Wenn wir die Ursprungssituation gefunden und alle wichtigen Informationen gewonnen haben, nehmen wir das »Kind« sofort aus der traumatischen Situation heraus. Das geschieht, indem wir den erwachsenen Patienten bitten, das Kind in den Arm zu nehmen.

9.6.3 Heilung

Das Herzstück der Behandlung besteht darin, die der Symptomatik zugrundeliegenden, verdrängten, traumatischen Erfahrungen aufzudecken und zu heilen. Dies geschieht dadurch, dass die im Ursprungstrauma entstandenen und in den Folgesituationen verstärkten negativen Gefühle und einschränkenden Glaubenssätze aufgelöst werden. Dabei werden die Erinnerungen nicht verändert. Es wird vielmehr die unbewusste Wahrnehmung mit Hilfe des Wissens des erwachsenen Patienten verändert.

Die Heilung im Rahmen der Hypnoanalyse erfolgt in drei Schritten: Trauma heilen, Vergebensarbeit und Suggestionen.

Die ersten beiden Schritte sind eigenständige Methoden. Mit ihrer Hilfe werden die belastenden Gefühle gelöst und die einschränkenden Glaubenssätze korrigiert, die die Patienten noch aus der traumatischen Situation in sich tragen. Der dritte Schritt, die Suggestionen, ist keine klar abgegrenzte Behandlungsmethode, denn Suggestionen werden in jedem Behandlungsschritt und am Ende jeder Sitzung gegeben.

9.6.4 Traumaheilung

Durchführung

Im letzten Schritt der bisherigen Sitzung haben wir das Ursprungstrauma gefunden. Aber wie wird nun das Trauma geheilt? Dies geschieht, indem wir die Ressourcen des Erwachsenen nutzen, über die das Kind damals noch nicht verfügt hat. Das Vorgehen ist dabei wie folgt:

Sobald das Ursprungstrauma aufgedeckt und die entstandenen Gefühle und Glaubenssätze identifiziert wurden, werden die Patienten aus der traumatischen Situation genommen. Das geschieht dadurch, dass die Therapeuten die erwachsenen Patienten auffordern, das kleine Kind auf den Arm zu nehmen. In einem ersten Schritt beruhigen die Erwachsene das Kind und geben ihm Sicherheit, Geborgenheit und Liebe. Damit lösen sich die belastenden Gefühle auf, die mit der traumatischen Situation verbunden waren. Die Therapeuten lassen die Erwachsenen die Liebe für die Kleinen fühlen. Anschließend lassen sie das Kind die Liebe der Erwachsenen fühlen. Dies ist ein transformierender Moment. Ein Mensch, der sich sein ganzes Leben immer nur als unzureichend, abgelehnt, nicht dazugehörig und ungeliebt gefühlt hat, erkennt und *fühlt* auf einmal, dass er wertvoll und geliebt ist. In diesem Moment geschieht tiefe innere Heilung.

In einem zweiten Schritt korrigieren die Therapeuten gemeinsam mit den Erwachsenen die im Trauma entstandenen Glaubenssätze. Dies geschieht, indem sie beispielsweise Fragen stellen wie: »Der Kleine hat Bauchweh, ihm ist kalt, er weint und Mama kommt nicht. Nur weil die Mama vielleicht gerade etwas anderes erledigt und das Weinen nicht hört, bedeutet dies, dass er unwichtig ist?«

Die Glaubenssätze »unwichtig«, »wertlos« etc. sind entstanden, weil das Kind mit seinem begrenzten Wissen die Situation unbewusst so interpretiert, dass es unwichtig ist, wertlos, ungeliebt etc. Der Erwachsene korrigiert diese Sichtweise und das Kind hört mit. Dann bitten die Therapeuten die Erwachsenen, es dem Kind noch einmal mit ihren eigenen Worten zu sagen. Dies wird für alle gefundenen einschränkenden Glaubenssätze wiederholt. Mit Hilfe dieses Vorgehens wird die unbewusste Wahrnehmung und Bewertung der traumatischen Situation verändert.

Jetzt, wo die Gefühle (und einschränkenden Glaubenssätze) aus der traumatischen Situation nicht mehr existieren, können diese auch nicht mehr in anderen

Situationen wachgerufen werden. Wenn alles gut funktioniert hat, sollte das Problem, weswegen die Patienten die Therapie in Anspruch genommen haben, aufgelöst oder zumindest deutlich vermindert sein. Wir verlassen uns hier jedoch nicht auf Hypothesen. Vielmehr wird der Erfolg der Traumaheilung jetzt in mehreren Schritten getestet.

Test

Im ersten Schritt wird geprüft, ob das traumatisierte Kind auf dem Arm des Erwachsenen noch die ursprünglich entstandenen Gefühle und auch die Glaubenssätze hat. Es wird getestet, ob diese vollständig gelöst sind. Im zweiten Schritt wird das Kind wieder in die Ursprungssituation gebracht. Diese wird dabei nicht geändert (wie beispielsweise in der Change History Technik).

Es wird getestet, ob das Kind mit dem jetzigen Wissen und der jetzigen Erfahrung die Ursprungssituation neutral erleben kann. Auch hier werden wieder die Gefühle und Glaubenssätze abgefragt und geprüft, ob diese eventuell noch bestehen. Das Ziel dabei besteht darin, dass die Patienten diese Situation ohne belastende Emotionen erleben können. Dies ist aber nicht immer möglich. In diesen Fällen wird dem Kind seine Stärke bewusst und erlebbar gemacht. Dadurch wird diese Situation jetzt sogar zu einer Ressource. Dies ist für unsere Patienten viel wertvoller als die ursprünglich negative Situation in eine positive zu verändern.

Im dritten Schritt wird dieses Vorgehen für alle Situationen wiederholt, die während der Altersregression aufgetaucht sind. Auch diese sollen erneut erlebt werden, ohne dass sich die ursprünglich aufgetretenen Emotionen wieder zeigen. Wenn alle Tests positiv verlaufen sind, wird eine Progression durchgeführt. Der Patient wird in eine Situation der Zukunft geschickt, die für ihn zuvor belastend gewesen ist.

9.6.5 Vergebensarbeit

Im Rahmen der Behandlung einer einfachen Phobie (Spinnen, Schlangen, Prüfungen, öffentliches Reden etc.) oder bei der Behandlung einer einfachen Allergie ist die Vergebensarbeit oft nicht erforderlich. Hier reicht es häufig, die emotionale Ursache zu finden und zu heilen. Einfachen Phobien oder isolierte Allergien hat der Autor in der Praxis jedoch nur sehr selten behandelt. In aller Regel kommen Patienten mit komplexeren Störungsbildern. Häufig sind es Probleme wie Agoraphobien, soziale Phobien, Depressionen, chronische Schmerzen.

Für die übergroße Mehrzahl der Behandlung ist die Vergebensarbeit aber ein notwendiger Bestandteil der Therapie. Warum ist das so? Überlegen wir einmal, warum die beschriebene Behandlung der traumatischen Ursprungssituation so mächtig ist. Das liegt daran, dass die belastenden Gefühle und Glaubenssätze gelöst werden, die aus dieser Situation resultierten. Nun tragen wir Menschen aber noch viel mehr belastende Gefühle und einschränkende Glaubenssätze in uns. Woher stammen diese? Die Antwort lautet: Aus den Beziehungserfahrungen unseres Lebens.

Wir alle tragen mehr oder weniger Wut, Groll, Ärger, Zorn, Hass oder Enttäuschung anderen Menschen gegenüber in uns. Diese Gefühle wirken wie kleine Tröpfchen Gift, die uns psychisch und auch körperlich krank machen. Menschen, die voller Zorn, Groll und Verbitterung sind, sind nun einmal nicht die gesündesten und glücklichsten Menschen. Das Ziel der Vergebensarbeit besteht darin, diese »negativen« Gefühle loszulassen und wieder Frieden mit sich und der Welt zu finden.

Wem sollte alles vergeben werden? Die Vergebensarbeit sollte mit allen Menschen durchgeführt werden, denen gegenüber wir noch Groll, Ärger, Zorn, Hass, Enttäuschung etc. in uns tragen. Das sind typischerweise die Hauptbezugspersonen der Kindheit (Mama und oder Papa) und dann Menschen aus unserem Leben, die uns verletzt haben. Und ganz wichtig: Am Ende soll der Patient sich selbst gegenüber alle die Dinge verzeihen und loslassen, die er sich nicht verzeihen konnte.

Die Technik der Vergebensarbeit würde den Rahmen dieses Kapitels sprengen. Es ist dem Autor jedoch wichtig, die Erfahrung mitzuteilen, dass die Vergebensarbeit eine unglaublich kraftvolle Methode mit großem Heilungspotential ist.

9.6.6 Suggestionen

Suggestionen sind kein klar abgrenzbarer Behandlungsschritt. Beginnend mit dem Erstkontakt halten wir unsere Patienten bis zum Ende der Therapie in einem kontinuierlichen Strom von Suggestionen. Diese geben wir direkt, indirekt und implizit sowie auch metaphorisch und durch Geschichten. Und natürlich setzen wir auch gezielt Wachsuggestionen ein.

Suggestionen werden auf unsere Patienten zugeschneidert wie Maßanzüge. Diese stellen wir aus der Problem- und Zielbeschreibung sowie aus den Erkenntnissen der Regression und Vergebensarbeit zusammen. Hinzu kommen lösungsorientierte Suggestionen – Suggestionen zur Mobilisierung von Ressourcen und um notwendige Veränderungen zu unterstützen, wie beispielsweise bei der Gewichtsreduktion. Bei körperlichen Problemen geben wir natürlich auch massive Heilungssuggestionen.

9.7 Fallbeschreibung Tinnitus

9.7.1 Vorgeschichte

Heidi (Name geändert) war Teilnehmerin der Hypnose-Intensivausbildung unseres Instituts. Sie berichtete über einen Tinnitus auf dem rechten Ohr, der vor einem halben Jahr »auf einen Schlag« aufgetreten sei, »so laut wie Kirchenglocken«.

Einige Zeit davor waren ihr vom Zahnarzt vier Frontzähne gezogen worden. Dieser Eingriff sei »total in die Hose gegangen. Mein Zahnfleisch hat sich zurückgezogen, so dass ich beim Lachen entstellt war. Ich habe mich nicht mehr getraut zu lachen. Ich wurde immer trauriger und meine Lebensfreude war weg.« Sie fühlte sich völlig hilflos und den Ärzten und Krankenkassen ausgeliefert. In diesem Zusammenhang sagte sie: »Dieses Gefühl, hilflos und ausgeliefert zu sein, begleitet mich schon lange.«

Zu Beginn der Sitzung sagte sie: »Vor zwei Tagen ist das Geräusch in meinem Ohr so laut geworden, dass ich dachte, ich kann einfach nicht mehr. Ich mussten nur noch weinen und ich bin verzweifelt.« Die Intensität des Geräusches schätzte sie mit Acht ein (auf einer Skala von Null bis Zehn). Ihre Verzweiflung hätte eine Intensität von neun und das Gefühl, hilflos und ausgeliefert zu sein Neun bis Zehn.

9.7.2 Behandlung

Die Sitzung wurde im Rahmen einer Demonstration vor der Ausbildungsgruppe durchgeführt und auf Video aufgezeichnet. Nach einem kurzen Vorgespräch wurde die hypnotische Trance mittels Blitzhypnose eingeleitet und vertieft. Dann wurde das Gefühl aktiviert, welches mit dem Tinnitus im Zusammenhang steht. Es war Verzweiflung. Diesem Gefühl folgend führte der Autor Heidi in frühere Situationen ihres Lebens, in denen sie sich so gefühlt hatte. Folgende Situationen sind in der Regression aufgetaucht:

- Im dritten Lebensjahr beobachtete sie, wie ihr Opa Hühner schlachtete und sie in einen Sack steckte. Eines der Hühner ließ er ohne Kopf herumlaufen. Sie war schockiert und empfand Angst und Ekel und war mit dem Thema »Tod« konfrontiert. »Ich verstehe nicht, warum er die armen Tiere umbringt.«
- Im Alter von einem halben Jahr lag sie allein im Kinderbett. Sie beschrieb folgende Situation: »Ich habe Angst und bekomme keine Luft. Ich bin ins Innenteil vom Bett gekrabbelt und finde den Ausgang nicht. Ich komme da nicht raus und kann nicht bewegen. Ich habe Angst zu sterben. Ich kriege keine Luft.«
- Die Ursprungssituation fand im vierten Monat im Bauch der schwangeren Mutter statt. Sie fühlte sich bedroht und allein gelassen. Um herauszufinden, welche Situation zu diesem Gefühl geführt hat, gab ich ihr folgende Suggestion: »Ich zähle gleich bis drei. Bei drei ist es, wie wenn ein Radio angeschaltet wird. Du kannst hören, was gesagt wird. Daraufhin berichtete sie über »Stimmen von außen«: »Schon wieder ein Kind. Hoffentlich wird's ein Junge. Das wollen wir aber eigentlich nicht. Wir wollen kein Kind mehr.« Sie fühlte sich ungewollt, ungeliebt, unwichtig und bedroht.

Nach Heilung der traumatischen Situation wurde der Erfolg getestet. Zuerst als sich das »Kind« auf dem Arm der großen Heidi befand, dann in den drei Situationen, die in der Regression aufgetaucht waren. Kurz vor Ende der Sitzung hörte sie in sich hinein und sagte: »Der Tinnitus ist jetzt viel leiser und stört mich nicht mehr so.« Am Ende der Sitzung waren die Gefühle von Verzweiflung, Hilflosigkeit und Ausgeliefertsein verschwunden. Sie fühlte sich »willkommen und angekommen und gut so, wie ich bin. Ich darf sein. Ich bin richtig. Ich bin stark.« Am Ende der Sitzung war auch der Tinnitus vollständig verschwunden.

9.7.3 Katamnese

Etwa sechs Monate nach der Sitzung telefonierte der Autor mit Heidi. Sie fühlte sich wohl und hatte große Pläne. Der Tinnitus war nicht wiederaufgetaucht. Etwa ein Jahr später, also ungefähr anderthalb Jahre nach der Sitzung berichtete sie, dass es ihr immer noch gut gehe und der Tinnitus nie wieder aufgetaucht sei.

9.7.4 Diskussion

Insgesamt dauerte die Sitzung 43 Minuten. Dies war nur deshalb möglich, weil Heidi aufgrund der Seminarinhalte bereits gut vorbereitet war und kein aufklärendes Vorgespräch mehr durchgeführt werden musste. Wir konnten direkt mit der Behandlung beginnen.

Bei Heidi war der Tinnitus zwei Tage vor der Sitzung unerträglich laut geworden. Auslöser war eine Hypnosedemonstration, bei der das Thema von Heidi aufkam: »Soll ich leben oder nicht? Bin ich erwünscht oder nicht?« Dies mobilisierte die seit frühester Kindheit bestehenden Gefühle, wie Hilflosigkeit, Ausgeliefertsein und Todesangst. Dadurch gingen bei ihr im wahrsten Sinne des Wortes die Alarmglocken an.

Tinnitus ist ein multifaktorielles Geschehen. Bekannt sind organischen Ursachen, wie mechanische Traumatisierungen, Durchblutungsstörungen und neurologischen Erkrankungen. Wie in diesem Fallbeispiel deutlich wird spielen jedoch auch emotionale Faktoren bei der Entstehung und Aufrechterhaltung des Tinnitus eine Rolle. Tinnituspatienten machen regelmäßig die Erfahrung, dass die Ohrgeräusche bei emotionalem Stress stärker werden.

In diesem Fall konnte die Symptomatik in nur einer Sitzung dauerhaft gelöst werden. Das ist natürlich nicht immer möglich. Einerseits sind in aller Regel mehrere Sitzungen erforderlich. Andererseits lässt sich der Geräuschpegel nicht immer vermindern. Dennoch ist es in sehr vielen Fällen möglich, Tinnituspatienten mithilfe der Hypnose zu helfen (Preetz, 2018).

9.8 Häufige Fragen

9.8.1 Welche Hypnosetiefe ist für die Hypnoanalyse erforderlich?

In vielen Hypnoseschulen wird davon ausgegangen, dass die Hypnosetiefe für den Erfolg der Behandlung keine Rolle spielt. Auch in leichter Hypnose könne alles erreicht werden. Und in der Tat ist es so, dass wir auch in leichter Trance sehr viel für unsere Patienten tun können. Allerdings bietet die tiefe Trance viele zusätzliche Möglichkeiten.

Im Somnambulismus beispielsweise können nicht nur Schmerzen suggestiv sehr leicht und schnell »abgeschaltet« werden. In dieser Hypnosetiefe kann die Gedächtnisaktivität beeinflusst werden. Es ist möglich, eine Amnesie suggestiv zu erzeugen. Für die Hypnoanalyse ist insbesondere die Möglichkeit von Nutzen, eine Hypermnesie, also eine Gedächtnissteigerung zu erzeugen. Dadurch wird Zugriff auf verdrängte Gedächtnisinhalte möglich, an die sich die Patienten bewusst nicht erinnern können. Erst durch das Erreichen des Somnambulismus sind die Voraussetzungen gegeben, die Hypnoanalyse zuverlässig durchzuführen.

9.8.2 Kann jeder diese Hypnosetiefe erreichen?

Die therapeutische Praxis zeigt, dass der Mehrzahl unserer Patienten dies gelingt. Wie lange dies dauert, ist von Mensch zu Mensch verschieden. In manchen Fällen kann die Regression gleich in der ersten Hypnosesitzung gelingen. In den meisten Fällen empfiehlt es sich jedoch, die Regression erst in der zweiten oder dritten Sitzung durchzuführen. Jetzt sind unsere Patienten mit der Hypnose vertraut und es hat sich auch ein enges Vertrauensverhältnis zum Therapeuten etabliert. Dadurch können sie sich viel leichter in eine tiefe Hypnose einlassen.

9.8.3 Welche Hypnoseinduktion für Hypnoanalyse?

Für die Hypnoanalyse kann grundsätzlich jede Hypnoseeinleitung verwendet werden, die zu den Patienten passt und die über verschiedene Vertiefungstechniken die gewünschte Hypnosetiefe erreicht. Es gibt eine große Zahl verschiedener Hypnoseeinleitungen. Jede von diesen hat bestimmte Vorzüge. Die wohl am häufigsten verwendete Induktion ist die progressive Entspannungsinduktion in einer ihrer vielen Varianten. Der Autor bevorzugt Hypnoseeinleitungen, die in nur wenige Minuten in eine hinreichende Hypnosetiefe führen können, welche für die Regressionstherapie erforderlich ist. Aus diesem Grund wendet er seit Jahrzehnten die Dave-Elman-Induktion und die Blitzhypnose an. Mit diesen beiden Methoden hat der Autor in der klinischen Praxis aber auch im Rahmen von Ausbildungen sehr gute Erfahrungen gemacht.

9.8.4 Wie lange dauert eine Regressionsbehandlung?

Die analytische Regressionstherapie ist eine Methode der Kurzzeit- bzw. Ultrakurzzeittherapie. Das bedeutet, für die Behandlung eines Problems sind häufig nur eine bis vier Sitzungen erforderlich.

Bei einfachen Phobien, einfachen Allergien oder umschriebenen psychosomatischen Beschwerdebildern kann eine einzelne Sitzung ausreichen. Dies funktioniert aber nur, wenn die Patienten sich gut in die Hypnose einlassen und rasch eine für die Hypnoanalyse hinreichende Hypnosetiefe erreichen.

Behandlungen mit nur einer Sitzung sind aber die Ausnahme. In den meisten Fällen haben unsere Patienten komplexere Störungsbilder, so dass mehrere Sitzungen erforderlich sind. Nach Anamnese und Vorgespräch sind eventuell mehrere Hypnosesitzungen erforderlich, bis eine entsprechende Hypnosetiefe erreicht werden kann. Die eigentliche Hypnoanalyse erfordert nur eine Sitzung. Wenn es mehrere Ursachen für ein Problem gibt, müssen evtl. auch mehrere Regressionssitzungen durchgeführt werden.

9.8.5 Wie lange dauert es, bis die Ergebnisse sichtbar werden?

Wie lange dauert es, bis Ergebnisse sichtbar bzw. spürbar werden, wenn man einen dicken Holzsplitter aus einer Wunde zieht, die nicht heilen wollte? Anhand dieser Frage wird deutlich, dass wir zwischen kurzfristigen und längerfristigen Ergebnissen unterscheiden müssen. Um im Bild zu bleiben: Nach dem Ziehen des Splitters spüren die Patienten sofort eine unmittelbare Erleichterung. Darüber hinaus gibt es aber auch langfristige Wirkungen. Jetzt beginnt der Heilungsprozess der Wunde, der vorher durch den Splitter nicht möglich war.

Bei psychischen Symptomen, die keine längerfristige Heilung erfordern, kann die Heilung bereits unmittelbar nach dem Ziehen des Splitters vollständig erlebt werden. Als Beispiel sei hier eine Fahrstuhl-Angst genannt, die unmittelbar nach einer erfolgreichen Behandlung dauerhaft geheilt sein kann.

Allerdings muss dazu gesagt werden, dass zur Überwindung der Symptomatik auch hier eine Phase der Adaptation erforderlich ist. Denn die Überwindung der Angst vor der Angst erfordert eine gewisse Zeit. Dies kann nur wenige Fahrstuhlfahrten unmittelbar nach der Behandlung erfordern oder mehrere Wochen oder Monate, je nachdem, wie kritisch bzw. skeptisch der betreffende Patient ist. Veränderungen im Denken oder Verhalten sind nicht schlagartig dauerhaft etabliert. unsere Patienten benötigen jeweils eine gewisse Zeit der Anpassung und Umstellung.

Wie schon erwähnt ist bei der Behandlung von körperlichen Problemen eine Zeit der Heilung auf physischer Ebene erforderlich. Wie sowohl aus der Forschung als auch aus der klinischen Praxis bekannt ist, kann die Heilungszeit bei körperlichen Erkrankungen durch hypnotische Suggestionen signifikant verkürzt werden.

Zusammenfassend lässt sich sagen, dass mit Hilfe der hypnotischen Regressionstherapie häufig schnelle und deutliche Ergebnisse erreicht werden können. Je komplexer das Störungsbild, desto länger dauert es in aller Regel, bis sich die Veränderungen im Denken, Fühlen und Verhalten im Leben unserer Patienten dauerhaft etabliert haben.

9.9 Welche Risiken und Nebenwirkungen gibt es?

Auch wenn die Hypnoanalyse allgemein als sicher und wirksam angesehen wird, gibt es dennoch einige Risiken, die man kennen sollte.

9.9.1 Verschlimmerung der Symptome

Die Heilung des aufgedeckten Traumas ist integraler Bestandteil der hypnotischen Regressionstherapie. Obwohl es grundsätzlich möglich ist, die aufgedeckten Traumatisierungen zuverlässig zu heilen, kann es in einigen Fällen zu einer anfänglichen Verschlimmerung der Symptome kommen, wenn Patienten mit einer zuvor verdrängten Erfahrung konfrontiert werden.

9.9.2 Verlust des Kontakts zur Realität

Ein weiteres Risiko der hypnotischen Regression ist der Verlust des Kontakts zur Realität. Während der Trance kann der Patient in eine Fantasiewelt eintauchen und den Bezug zur Realität verlieren. In seltenen Fällen kann dies zu einer Verwirrung und Desorientierung führen. In seiner Behandlungspraxis hat der Autor dieses Problem jedoch in tausenden Regressionssitzungen nicht beobachtet.

9.9.3 Schaffung falscher Erinnerungen

Ein sehr ernst zu nehmendes Risiko der hypnotischen Regression besteht in der Gefahr, falsche Erinnerungen zu erschaffen (False Memory Syndrome). Diese Gefahr existiert immer dann, wenn Hypnotiseure suggestive Fragen stellen. Durch die Erzeugung falscher Erinnerungen kann großes Leid und Unrecht entstehen. Beispielsweise, wenn ein sexueller Missbrauch zur Anzeige gebracht wird, der in Realität nie stattgefunden hat. Wichtig ist, dass in solchen Fällen mit den Patienten besprochen wird, dass Hypnose kein »Wahrheitsserum« ist und dass es andere Quellen für diese Bilder gibt (▶ Kap. 9.11).

9.9.4 Wie man Risiken minimieren kann

Obwohl es Risiken gibt, die mit der Hypnoanalyse verbunden sind, können diese minimiert werden. Wichtig ist, dass die Therapeuten lernen, mit starken Affekten ihrer Patienten umzugehen und durch diese nicht verunsichert werden. Eigene ungelöste Themen der Therapeuten sollten gelöst werden, damit sie nicht während einer Regressionssitzung mobilisiert werden. Es ist auch wichtig, eine sorgfältige Diagnose zu stellen und eine gründliche Anamnese zu erheben, um sicherzustellen, dass die hypnotische Regression für die jeweiligen Patienten geeignet ist.

Insgesamt ist die Hypnoanalyse eine wirksame und sichere Therapieform.

9.10 Welche Kontraindikationen gibt es?

Natürlich gelten für die Hypnoanalyse alle Kontraindikationen, die für die Hypnosetherapie gelten. Darüber hinaus sollte die hypnotische Regressionstherapie nicht bei Patienten angewendet werden, denen keine starke emotionale Belastung zugemutet werden darf. Der Autor sieht beispielsweise grundsätzlich davon ab, mit schwangeren Frauen eine Hypnoanalyse durchzuführen. Es kann auch andere Gründe geben, warum eine zusätzliche emotionale Belastung bei bestimmten Patienten derzeit vermieden werden sollten.

In aller Regel ist die emotionale Belastung durch die Regression relativ kurz. Man kann diese mittels Dissoziation auch deutlich vermindern. Dennoch hält der Autor es hier wie beim Überholen im Straßenverkehr – im Zweifelsfall nicht.

9.11 Ist die Regression Erinnerung oder Phantasie?

Das Herzstück der Hypnoanalyse sind das Aufdecken und die Heilung verdrängter, bisher nicht bewusster traumatischer Erinnerungen. Eine Objektivierung der gefundenen Traumatisierung ist jedoch nicht immer möglich. Deshalb ist die Frage berechtigt, ob es sich bei den auftauchenden Ereignissen um Erinnerung handelt oder um Fantasie. Hat die in der Regression erlebte Traumatisierung wirklich stattgefunden?

In Kapitel »Risiken und Nebenwirkungen« (▶ Kap. 9.9) haben wir besprochen, dass es durch Suggestivfragen des Hypnotiseurs möglich ist, in der Hypnose falsche Erinnerungen zu schaffen. Dieser Sachverhalt ist unter dem Begriff »False Memory Syndrome« bekannt. Um Erinnerungsfälschungen zu vermeiden, sollten Hypnotiseure peinlichst genau darauf achten, keine suggestiven Fragen zu stellen.

In einigen Fällen können die aufgetauchten Erlebnisse später bestätigt werden. In anderen Fällen ist es aber so, dass die berichteten Erlebnisse ganz offensichtlich nicht real stattgefunden haben können. Woher stammen diese Bilder? Sind diese Ereignisse reine Fantasie? Nicht unbedingt, denn es gibt eine andere Erklärung.

Es ist wissenschaftlich nachgewiesen, dass Traumatisierungen epigenetisch von einer Generation auf die andere vererbt werden können. Wenn also jemand ein Trauma in sich trägt, welches er nicht selbst erlebt hat, ist es möglich, dass entsprechende Bilder und Erlebnisse in der Regression auftauchen.

Darüber hinaus ist es aber auch möglich, dass ein belastendes Erlebnis, welches in der hypnotischen Regression auftaucht, der Fantasie beziehungsweise dem Unterbewusstsein der Patienten entspringt. Der Autor versteht es so, dass das Unterbewusstsein mit dem auftauchenden Ereignis eine Metapher gefunden hat, mit der das innere Leid des Patienten für ihn erlebbar auf eine Bühne projiziert wird. Jetzt kann es behandelt und gelöst werden.

Für den Autor als Kliniker ist es unerheblich, ob die aufgetauchten Erlebnisse real sind, Ausdruck der epigenetischen Vererbung oder Projektionen des Unterbewusstseins. Was für den Autor aus klinischer Sicht zählt, ist, dass das Leid der Patienten einer Bearbeitung zugeführt und gelindert werden kann.

9.12 Was sind die Grenzen der hypnotischen Regression?

Die Hypnoanalyse ist eine Behandlungsmethode, die selbst bei hartnäckigen und ausgeprägten psychischen und psychosomatischen Störungsbildern recht zuverlässig Linderung oder Heilung ermöglicht. Wie jede andere Behandlungsmethode hat natürlich auch die analytische Hypnosetherapie ihre Grenzen, so dass wir nicht alle Patienten erfolgreich behandeln können. Dafür gibt es verschiedene Gründe.

Ein offensichtlicher Grund besteht darin, dass die Hypnoanalyse eine tiefe Hypnose erfordert. Es gibt aber Menschen, die sehr starke Ängste haben loszulassen. Manchen gelingt es nie.

Es gibt noch andere wichtige Gründe für die Grenzen der Regressionstherapie, die man kennen sollte. Diese wurden im Abschnitt »Was sind die Grenzen des Yager-Codes« im Kapitel »Der Yager-Code« in diesem Buch beschrieben.

9.13 Zusammenfassung

Die in der therapeutischen Praxis angewandten Hypnosemethoden und Strategien haben sich sehr bewährt, unseren Patienten zu helfen, Leid zu überwinden, ihre Ziele zu erreichen und wieder ein gesünderes, glücklicheres und lebenswerteres Leben zu führen. Ressourcenorientiertes Arbeiten, lösungsorientierte Hypnosetherapie und die Verwendung von Metaphern und Geschichten sind nur einige Beispiele. Doch was, wenn diese Techniken nicht ausreichen, um tief verwurzelte Probleme langfristig zu lösen?

Für genau solche Fälle hat sich die Hypnoanalyse bewährt deren Stärke genau darin besteht, tief verdrängte unbewusste emotionale Krankheitsursachen aufzudecken und zu heilen.

Durch Nutzung der hypnotischen Regressionstherapie wird es möglich, die emotionalen Ursachen von psychischen und körperlichen Beschwerden und Erkrankungen aufzudecken und zu heilen.

Zusammenfassend lässt sich einschätzen, dass die Hypnoanalyse für jeden Arzt und Therapeuten eine wertvolle Ergänzung des therapeutischen Werkzeugkastens sein kann. Sie ermöglicht es, in hartnäckigen Fällen zu helfen, auch wenn andere bewährte therapeutische Methoden und Strategien zu keinem Durchbruch geführt haben.

Literatur

Bierman, S. (2020). *Healing – Beyond Pills & Potions: Core Principles for Helpers & Healers.*
Preetz, N. (2018). Hypnose und Yager-Code bei Tinnitus und Hörsturz. *Spektrum Hören*, 03, 55–58.
Preetz, N. (2022). *Das Yager-Code-Kompendium.* Verlag Erfolg und Gesundheit.

10 Die Anwendung der medizinischen Hypnose

Ina Oostrom und Tooke Lardonoy

10.1 Einführung

Die medizinische Hypnose entwickelt sich weiter, einerseits auf der Ebene der Verbesserung der Kommunikation, indem sie sich das Wissen zunutze macht, wie Worte sowohl positive als auch negative Wirkung auf Patienten haben können (die Rede ist hier vom Placebo- und Nocebo-Effekt), andererseits durch leistungsfähige Hypnosetechniken zur Verringerung oder Beseitigung von Schmerzen. Die Autoren dieses Artikels können auf spezielle Erfahrungen aus der Krankenhaus- und Privatpraxis sowie aus der Ausbildung von Ärzten und anderen medizinischen Fachkräften in medizinischer Hypnose zurückgreifen. Das Besondere an der Anwendung medizinischer Hypnose in einem medizinischen Umfeld ist, dass sie nicht nur zur Angst- und Schmerzreduzierung des Patienten beiträgt, sondern auch dazu, dass das medizinische Fachpersonal weniger den negativen Emotionen von ängstlichen oder schmerzgeplagten Patienten ausgesetzt ist, was wiederum zum Wohlbefinden der Mitarbeiter beitragen kann.

10.1.1 Geschichte der medizinischen Hypnose

Wir wollen in diesem Kapitel nur einige wenige historische Persönlichkeiten näher beleuchten, allen voran Franz Anton Mesmer (1734–1815), weil sein Werk in engem Zusammenhang mit Suggestionen und dem Placebo-Effekt steht und von ihm ein enormer Einfluss ausging, sowie John Elliotson (1791–1868) und James Esdaile (1808–1859) wegen ihres Engagements zur Förderung des Mesmerismus im Zusammenhang mit Operationen.

Die moderne Geschichte der Hypnose beginnt mit Franz Anton Mesmer. Mesmer war ein Arzt, der eine Heilmethode namens Mesmerismus entwickelte. Er behauptete, dass er die universelle Flüssigkeit, die durch alle lebendigen Organismen fließt, verändern und heilen könne. Mesmer schrieb einen Bericht über den energetischen Einfluss der Planeten auf alles Leben auf der Erde. Er nannte dies den tierischen Magnetismus. Besonders war er daran interessiert, den Magneten als therapeutisches Werkzeug zu verwenden, um dessen energetischen Wirkung zu vermitteln.

Mesmer probierte mehrere Methoden an Patienten aus. Eine davon war, dass er dem Patienten in die Augen starrte und mit seinen Händen Bewegungen über dem Kopf machte. Auf diese Weise rief er bei den Patienten alle möglichen Empfindungen hervor, wie zum Beispiel ruckartige Bewegungen, woraufhin sie – der Überlieferung nach – geheilt wurden.

Im Jahr 2018 veröffentlichte die New York Times einen interessanten Artikel mit dem Titel »*What if the Placebo Effect isn't a Trick?*« (Greenberg, 2018).

Der Placebo-Effekt befasst sich mit dem Phänomen, dass eine positive Bewertung eines Medikaments oder einer Behandlung zu einer positiven Wirkung führen kann, obwohl kein Wirkstoff verabreicht oder eine spezifische Behandlung durchgeführt wird. In dem besagten Artikel wird dies sinngemäß von den Autorinnen so wiedergegeben:

> Wecken Sie einen Patienten nach einer Operation [aus der Narkose] auf und sagen Sie ihm, dass Sie eine Schlüsselloch-Operation durchgeführt haben und sein Knie besser geworden ist, obwohl Sie ihn nur betäubt und ein paar Schnitte in seine Haut gemacht haben. Gib einem Medikament einen schönen Namen, und es wirkt besser, als wenn ein Medikament einfach nur so, ohne Erklärung verabreicht wird.

Der Artikel beschreibt weiter, dass die Liste der Erkrankungen, die auf Placebos ansprechen, lang ist und weiterwächst.

Die Verbindung zu dem Kapitel, das Sie gerade lesen, besteht darin, dass der Autor des Artikels in der New York Times beschreibt, dass der Placebo-Effekt seinen schlechten Ruf Benjamin Franklin verdankt, der 1784 als US-Botschafter am Hof von König Ludwig XVI. tätig war, zur gleichen Zeit wie der Wiener Arzt Franz Anton Mesmer in Paris. Mesmer hatte großen Erfolg mit den von ihm entwickelten Techniken zur Beseitigung von Störungen der universellen Energie, die Krankheiten und den von ihm so genannten »tierischen Magnetismus« verursachten. Viele Menschen mit verschiedenen Leiden wurden geheilt. König Ludwig setzte eine Kommission ein, um Mesmers Arbeit zu untersuchen, an deren Spitze Franklin stand. Die Kommission kam zu dem Schluss, dass der tierische Magnetismus nicht existiert und die Vorstellungskraft die Wirkungen verursacht, die dem Magnetismus zugeschrieben werden. Der vom Ausschuss verfasste Bericht wurde ins Englische übersetzt. Der Verfasser des Artikels drückt es sehr anschaulich aus:

> »Das Gremium hatte gezeigt, dass die Wissenschaft, wenn sie ihre Vorstellungskraft beiseite lässt, die Wahrheit über unsere leidenden Körper ebenso herausfinden kann, wie sie die Wahrheit über die Himmelskörper gefunden hat. Indem sie die Subjektivität vom Rest der medizinischen Praxis trennte, hatte die Franklin-Kommission das konzeptionelle Fundament für die brillanten Entdeckungen der modernen Medizin gelegt, für die Antibiotika und Impfstoffe und andere Medikamente, die von jedem, der ein Rezept hat, und an jeden, der die Krankheit hat, abgegeben werden können. Ohne es zu beabsichtigen, hatten sie eine Erkenntnistheorie für die Medizin geschaffen – und dabei ungewollt den Placebo-Effekt heraufbeschworen und ihn als das etabliert, wofür Ärzte blind bleiben sollten.« (Greenberg, 2018)

Es wird nicht weiter auf den sehr interessanten Artikel der New York Times, der sich mit neueren Studien zum Placebo-Effekt befasst und durchaus lesenswert ist, eingegangen. Es sollte hier eine Verbindung mit der Geschichte der Hypnose und der historischen Figur Mesmer hergestellt werden, die die Geschichte der Hypnose und das Phänomen des Placebo-Effekts, das sicherlich einige Gemeinsamkeiten mit der Hypnose aufweist, stark geprägt hat.

In Anlehnung an Elman definieren die Autoren Hypnose als die Überwindung des kritischen Bewusstseinsfaktors, wodurch selektives Denken (selective thinking) möglich wird (Elman, 1970, S. 26). Das wiederum schafft die Voraussetzung dafür, dass eine akzeptable Idee oder ein akzeptabler Gedanke im Unterbewusstsein gespeichert werden kann.

Die Kenntnis der Hypnose gibt dem Mediziner ein wirksames Instrument zur Unterstützung der Standardverfahren an die Hand.

Dass die Techniken des Mesmerismus mehr bewirken können als nur einen Placebo-Effekt – wie auch immer dieser ausfallen mag – und sich als fähig erwiesen haben, Menschen schmerzfrei durch schwere Operationen zu bringen wird ausführlich in George Rosens bahnbrechender Arbeit *Mesmerism and surgery* (Rosen, 1946) beschrieben, in der der Autor argumentiert, dass wir die Verwendung von Äther dem Beispiel der schmerzfreien Operationen mit Mesmerismus verdanken. In dem besagten Buch wird beschrieben, wie Elliotson eine Demonstration des Mesmerismus an einigen Patienten im St. Thomas' Hospital erlebte und von dem Phänomen fasziniert war. Er wurde zur Speerspitze einer Bewegung, die begann, mit Mesmerismus im medizinischen Bereich zu experimentieren, und Elliotson begann, erfolgreich im Lancet zu veröffentlichen. Mit der Zeit erhob sich Widerstand gegen seine Arbeitsweise, der teilweise durch eine persönliche Abneigung gegen einen anderen Leiter des medizinischen Personals der Universität, an der Elliotson tätig war, Robert Liston, genährt wurde. Liston führte in England die erste Operation mit Äther durch.

Die Opposition in England gegen Elliotson und sein Denken war außergewöhnlich heftig. Um seine eigenen Ansichten zu verbreiten, beschloss Elliotson, eine Zeitschrift zu gründen: The Zoist: *A Journal of Cerebral Physiology and Mesmerism, and their Applications to Human Welfare*.

Esdaile war auch ein überzeugter Befürworter der Anwendung des Mesmerismus bei medizinischen Verfahren. Er trat der East India Company bei und wurde Leiter des Native Hospital in Hooghly, Indien. Am 4. April 1845 führte er unter dem Einfluss des Mesmerismus eine erste erfolgreiche Operation an einem Patienten durch. Esdaile legte seine Arbeit dem Generalgouverneur von Bengalen vor und wurde aufgrund des positiven Ergebnisses mit der Leitung eines kleinen Krankenhauses in Kalkutta beauftragt, wo er ein Jahr lang arbeitete. Bei einer erneuten Inspektion durch die Ärzte des Krankenhauses, in dem Esdaile tätig war, stellte sich heraus, dass die Patienten selbst bei den schwersten Operationen keine Schmerzen verspürten. Als Esdaile Indien verließ, hatte er bereits Tausende von Operationen mit Hilfe des Mesmerismus durchgeführt, darunter Amputationen, die Entfernung von Nierensteinen und vieles mehr.

Der Mesmerismus unterlag jedoch dem Äther. In der Tat hatte man inzwischen begonnen, Äther erfolgreich in der Chirurgie einzusetzen. Der Mesmerismus war den effizienteren Methoden mit einer chemischen Form der Anästhesie nicht gewachsen. Außerdem hatte der Mesmerismus das Problem, dass er mit dem Phänomen des tierischen Magnetismus verbunden war.

1853 bot der Kongress der Vereinigten Staaten dem wahren Entdecker des Äthers, der als die erste Form der Anästhesie bezeichnet wurde, 100.000 USD an. Esdaile entgegnete, dass die schmerzfreie Chirurgie nicht das Ergebnis der Entdeckung des

Äthers sei, sondern die einfache Tatsache, dass die schmerzfreie Chirurgie bereits Jahre zuvor mit Hilfe des Mesmerismus entdeckt worden war.

Rosen zieht in seinem Artikel die folgenden zwei Schlussfolgerungen: Die Befürworter von Operationen mit Mesmerismus machten auf die Möglichkeit schmerzfreier Operationen aufmerksam und ebneten damit den Weg für die Akzeptanz von Äther und Chloroform. Darüber hinaus hielten die Befürworter des Mesmerismus das Interesse an dem Thema wach und schufen damit die Voraussetzung für weitere Studien zu einem späteren Zeitpunkt.

Mit der Arbeit von Dave Elman, einem der modernen Begründer der medizinischen Hypnose, hat sich die moderne Hypnose von der Vorstellung gelöst, dass der tierische Magnetismus eine Rolle bei dem Phänomen der Hypnose spielt. Es wurden leistungsstarke Techniken entwickelt, die Menschen in einen tiefen Hypnosezustand versetzen können, der so stark ist, dass er eine Art natürliche Anästhesie erzeugt und Operationen ermöglicht. Dieser Zustand der Hypnose wird als Esdaile bezeichnet, benannt nach James Esdaile, der die Fähigkeit des menschlichen Geistes unzählige Male in der Chirurgie demonstriert hat.

10.1.2 Die ultimative Fähigkeit des menschlichen Geistes – Schmerzunempfindlichkeit

Dass die Arbeit von Mesmer, Elliotson, Esdaile und vielen anderen noch immer lebendig ist und erweitert wird, zeigt sich daran, dass die Anwendung der Hypnose in der Chirurgie und bei anderen Verfahren immer mehr an Interesse gewinnt und auch zunehmend eingesetzt wird. Insbesondere die Techniken der Schmerzbehandlung, wie sie Ärzten und Zahnärzten von Dave Elman beigebracht und später von Gerald Kein verfeinert wurden, sind aufgrund ihrer Einfachheit, Schnelligkeit und Wiederholbarkeit für den medizinischen Bereich geeignet. Sie brauchen nur eine kleine Suche im Internet mit den Stichworten Chirurgie und Hypnose durchzuführen und Sie erhalten unzählige Beispiele. Ein bekanntes Beispiel in diesem Zusammenhang ist Königin Fabiola von Belgien, die sich mit Hilfe von Hypnose einer Schilddrüsenoperation unterzog. (Bleys, 2009).

In Frankreich setzen alle Lehrkrankenhäuser die Hypnose auf die eine oder andere Weise im Rahmen der Schmerzbehandlung ein (Chabridon et al., 2016). Beispiele gibt es auch in der Schweiz und in Deutschland. In den Niederlanden werden Hypnosetherapeuten häufig zu Rate gezogen, wenn es um das Reizdarmsyndrom geht. Außerdem werden in den Niederlanden immer häufiger Formen der Patientenkommunikation wie Mind Talk® und andere Hypnosetechniken eingesetzt. Eine Meta-Analyse randomisierter kontrollierter Studien zeigt die Wirksamkeit von Hypnose: *Efficacy of hypnosis in adults undergoing surgery or medical procedures: A meta-analysis of randomized controlled trials* (Koranyi, 2013).

10.2 Beispiele für die Anwendung medizinischer Hypnose

Die Anwendung von Hypnose in der medizinischen Praxis erfordert Schnelligkeit und Intuition. Während Klienten gezielt einen Hypnotherapeuten für eine Sitzung aufsuchen, kommt ein Patient zur Heilung ins Krankenhaus und nicht zur Hypnose. Der Einsatz von Hypnose erfordert daher einen kreativen Umgang mit verschiedenen Arten von Patienten. Insbesondere die Frage, was sie persönlich beschäftigt, kann ein guter Einstieg sein, um ihnen zu helfen, mit Ängsten und Schmerzen umzugehen. Im Folgenden finden Sie Beispiele von Fallstudien, bei denen Hypnose und Hypnosekommunikation eine unmittelbare positive Wirkung hatten.

10.2.1 Im Operationssaal

Ein junger Mann, der an der Hand operiert werden soll, hat sich beim präoperativen Screening für eine Lokalanästhesie mit supraklavikulärer Blockade entschieden. Als er im Vorbereitungsraum ankommt, beginnt er zu zweifeln, ob er die richtige Wahl getroffen hat. Der Anästhesist führt ein weiteres Gespräch mit ihm und sie entscheiden sich einvernehmlich für die supraklavikuläre Anästhesie (Betäubung des Arms). Der Patient entwickelt jedoch bald Angst, da er nicht mehr die Kontrolle über seinen gesamten Arm hat. Als die Anästhesie vollständig wirkt, kommt der Anästhesiebeauftragte, um ihm in den OP zu bringen. Die Angst und die Anspannung nehmen weiter zu. Die Anästhesieschwester versucht, den Patienten mit Gesprächen und Musik abzulenken, was jedoch nicht hilft. Schließlich, nachdem der plastische Chirurg mit der Operation begonnen hat, bekommt der Patient eine Panikattacke. Die Anästhesie-Assistentin ruft die Anästhesistin an, die anordnet, dass der Patient eine *Narkose* bekommt. Parallel wird der medizinische Hypnosetherapeut hinzugezogen, um den Patienten zu begleiten. Zu diesem Zeitpunkt ist bereits 1 mg Midazolam intravenös verabreicht worden, jedoch ohne Erfolg. Da der Patient in Panik ist, kommt der Hypnosetherapeut kaum mit ihm in Kontakt. Er steigert die Lautstärke und die Stärke seiner Stimme und sagt dem Patienten: »Wenn Sie sich besser fühlen wollen, tun Sie genau das, was ich sage! Es gibt keinen Ton, der Sie stört, Sie konzentrieren sich nur auf meine Stimme! Und je mehr Sie sich auf meine Stimme konzentrieren, desto schneller werden Sie sich besser fühlen.« Der Patient leistet zunächst etwas Widerstand, aber durch die Wiederholung dieser Sätze hat der Patient seinen Fokus bald auf die Stimme des Therapeuten verlagert. Der Therapeut legt eine Hand auf die Schulter des Patienten und weist ihn an, mit jedem Ausatmen mehr Spannung abzubauen. Dabei wird bei jedem Ausatmen ein leichter Druck auf die Schulter ausgeübt und der Patient schließt die Augen. Die Panikattacke wird unterbrochen und der Patient beruhigt sich langsam. Dann fragt der Therapeut den Patienten: »Wo wären Sie lieber gewesen?« Die Gedanken des Patienten werden an diesen schönen Ort geführt. Dabei wird die Sinneswahrnehmung aktiviert, um den Fokus auf diesen Ort zu lenken. Der Therapeut bittet ihn zu beschreiben, was er in seinem Erleben sieht, was er fühlt und was er hört. Der Patient geht völlig in seinem eigenen *Sweet Spot* auf und teilt die Geschichte mit dem Therapeuten, der ständig mit dem Patienten in Verbindung bleibt und dies dadurch zeigt, dass er immer wieder Fragen stellt und ihm Anregungen gibt, sich noch tiefer zu entspannen. Am Ende kann der plastische Chirurg die Operation in aller Ruhe durchführen, und der Patient ist sehr zufrieden und überrascht, dass er es trotz seiner anfänglichen Panik geschafft hat, so ruhig zu werden.

Jede Woche kommt eine Patientin zum Legen einer Infusion in den Vorbereitungsraum des OPs, da bei ihr die Venen schwer zu treffen sind. Sie gibt an, dass sie sich vor dem Einlegen der Infusion im Bett abstützen möchte und sagt dann selbst, wann die Infusion gelegt werden kann. Sie hat das schon mehrmals so gemacht, und so würde es für sie am besten funktionieren. Als der Frau erklärt wird, dass das, was sie tut, besonders clever ist, weil sich das Bewusstsein am besten immer nur eine Sache zuwendet und sie deshalb gut beraten ist, sich zu 100 % auf das Einlegen der Infusion zu konzentrieren. Mit dem Einverständnis der Patientin wird ein anderer Weg angeboten, und zwar der der Hypnose und damit der Ablenkung des bewussten Gehirns. Die Frau kommt sehr schnell in eine tiefe Entspannung, indem sie sich ihr eigenes Wohnzimmer vorstellt und genau beschreibt, was sie dort sieht, hört und fühlt. In der Zwischenzeit wird suggeriert, dass der Arm mit jeder Berührung mehr und mehr desensibilisiert wird und sie noch tiefer in das Gefühl eintaucht, zu Hause in ihrem Wohnzimmer zu sein. Das Einsetzen des Tropfs verläuft reibungslos, und Frau würde nichts lieber tun, als den Tropf das nächste Mal wieder auf diese Weise einsetzen zu lassen.

Eine junge Frau ist so besorgt wegen ihres Brusttumors, dass sie zu hyperventilieren beginnt und sich nur damit beschäftigt, bevor sie in Narkose geht. Auf die Frage, wo sie vor der Narkose am liebsten wäre, antwortet sie: »Im Urlaub«. »Dann sagen Sie uns, wo Sie gerne Urlaub machen würden.« Es ist ihr egal, Hauptsache es ist warm und Hauptsache es ist am Strand. Sie durfte alles über den Strand erzählen, was sie dort sah, was sie trank und aß, was sie schmeckte und so weiter. In der Zwischenzeit wurde mit der Verabreichung der Narkose (Propofol) begonnen. Dabei wurde ihr suggeriert, dass das Propofol ihr ein warmes und prickelndes Gefühl geben würde und dass sie all die schönen Dinge an ihrem »eigenen« Urlaubsstrand genießen könnte. Als die Patientin nach der Anästhesie aufwachte, bedauerte sie, dass ihr Traum schon so schnell zu Ende war. Sie bat das Personal, sie in Ruhe zu lassen, damit sie diese schöne Erfahrung noch eine Weile weiter genießen könne.

10.2.2 Intensivpflege

Auf der Intensivstation liegt ein Herr mittleren Alters, der mit Covid eingeliefert wurde. Er wird bereits seit mehreren Wochen beatmet. Sobald der Patient mit der

Entwöhnung beginnen darf, d. h., sobald die Beatmung abgesetzt wird, werden auch die Hypnotika und Analgetika abgesetzt. In dieser Phase wird der Patient sehr unruhig. Er will alle Schläuche aus seinem Körper ziehen, beginnt stark zu schwitzen und fuchtelt wild mit den Armen herum. Die zuständige Krankenschwester hat keine Erfahrung mit medizinischer Hypnose und Mind-Talk® und schlägt vor, den Patienten tiefer zu sedieren. In diesem Moment ist die medizinische Hypnosetherapeutin auf der Station und wird gefragt, ob sie in dieser Situation etwas tun könne. Da der Patient wegen des Beatmungsgeräts nicht sprechen kann, beginnt sie, ihm positive Suggestionen zu geben. Sie sagt ihm, dass er überwacht wird und dass die Menschen um ihn herum da sind, um ihm zu helfen. Dass der Schlauch in seinem Hals ihn beim Atmen unterstützt, dass er in Sicherheit ist! Diese Worte beruhigen den Patienten. Im Zimmer des Patienten befinden sich einige Fotos. Als die Therapeutin einige dieser Fotos auf einen Tisch in Augenhöhe des Patienten legt und ihn bittet, sich gemeinsam mit seiner Familie an angenehme Dinge zu erinnern, beruhigt er sich weiter. Sie gibt ihm weitere Anregungen: Sehen Sie, was Sie sehen, hören Sie, was Sie hören, und fühlen Sie, was Sie fühlen, und je länger Sie mit Ihrer Aufmerksamkeit bei den schönen Erinnerungen bleiben, desto ruhiger werden Sie. Die Krankenschwestern lassen die Fotos beim Patienten, was dazu führte, dass er sehr ruhig bleibt und schließlich friedlich entwöhnt werden kann, ohne irgendwelche Anzeichen von Unruhe zu zeigen.

Vor einigen Tagen ist eine junge Mutter mit der Diagnose Guillain-Barré auf die Intensivstation eingeliefert worden. Alles, was sie tun kann, ist, ihren Kopf zur Seite zu bewegen und mit den Augen zu blinzeln. Sie leidet unter dem so genannten Locked-in-Syndrom, bei dem sie sich völlig bewusst ist, was mit ihr und um sie herum geschieht. Sie ist sichtlich frustriert und fordert zunehmend Aufmerksamkeit, indem sie ihren Kopf gegen die Klingel drückt, was viel Zeit des Personals in Anspruch nimmt, zum einen, um herauszufinden, was sie meint, und zum anderen, um sie zu beruhigen. Das Einzige, was das Pflegepersonal und die Patientin beruhigen kann, ist, sie zu sedieren. Anhand der Bilder, die an der Pinnwand im Zimmer hängen, kann man sehen, dass die Frau früher ein sehr aktives Leben geführt hat. Ein Bild, das die Aufmerksamkeit auf sich zieht, zeigt sie beim Wandern in den Bergen mit ihrer Familie. Der Hypnotherapeut vereinbart mit der Patienten, dass eine Bewegung des Kopfes nach rechts »ja« und eine Bewegung nach links »nein« bedeutet. Dies ermöglicht die Kommunikation mit geschlossenen Fragen. Offene Fragen können mit einer Buchstabenkarte beantwortet werden, aber das ist natürlich sehr zeitaufwändig. Der Hypnosetherapeut fragt die Patientin, ob sie Frustration empfindet, was sie bejaht, indem sie ihren Kopf nach rechts bewegt. Daraufhin erklärt er ihr, dass man sich immer aussuchen kann, wo man in seinen Gedanken bleiben möchte. Er bringt das Bild der Familie in den Bergen ins Spiel und erkundigt sich bei der Patientin, ob sie dort glücklich und zufrieden ist. Sie kann das bestätigen. Dann reist der Hypnosetherapeut mit ihr in ihren Gedanken. Er unterbreitet ihr den Vorschlag, sich ganz in Gedanken für das Leben mit ihrer Familie in den Bergen zu entscheiden.

Das gibt ihr positive Emotionen, gleichzeitig wird sie ruhiger. Gemeinsam mit der Patientin achtet der Therapeut darauf, dass sie selbst die Kontrolle über ihre Gedanken hat und dass sie, wann immer sie ein Gefühl der Hilflosigkeit oder Frustration verspürt, ihren Körper und Geist mit ihren positiven Gedanken beruhigen kann. Als schließlich der Therapeut sie auffordert, dies zu bestätigen, bewegt sich der Kopf nach rechts! Jetzt hat sie selbst die Fähigkeit, ihre Gefühle zu beeinflussen.

10.2.3 Neurologische Abteilung

Bei einer jungen Frau war bereits mehrmals eine Lumbalpunktion durchgeführt worden, die jedoch jedes Mal gescheitert ist, weil die Patientin Angst vor der Behandlung hatte. Sie geriet so sehr in Panik, dass sie nicht still liegen konnte, weshalb es unsicher war, die Punktion vorzunehmen. Der Neurologe war ratlos und rief den medizinischen Hypnosetherapeuten an. Zu diesem Zeitpunkt waren zwei Therapeuten verfügbar, die sich beide zu der Patientin begaben. Der eine Therapeut kümmerte sich um die korrekte Lagerung der Patientin und wies darauf hin, dass der Eingriff umso reibungsloser verlaufen werde, je besser die Position sei. Danach übernahm der andere Therapeut die Führung und brachte die Patientin dazu, sich auf seine Stimme zu konzentrieren, indem er ihr suggerierte, dass alles, was hinter ihrem Rücken passiere, sie nicht stören werde. Im Gegenteil, sie sollte ihre Aufmerksamkeit nur auf seine Stimme richten. Die Patientin trug eine spezielle Uhr mit einem Bild auf dem Zifferblatt. Als der Therapeut Fragen zu dem Bild stellte und die Patientin begann, von der darauf abgebildeten Person zu erzählen, führte der Therapeut sie durch alle positiven Erinnerungen an diese Person. Daraufhin war die Patientin innerhalb weniger Minuten so entspannt, dass der Neurologe die richtige Stelle erreicht hatte und den Liquor (Liquor cerebrospinalis) ablassen konnte. Es gab nur ein Problem: Die Patientin war so tief entspannt, dass der Druck zu niedrig war. Daraufhin machte der Hypnosetherapeut Vorschläge zur Optimierung des Drucks, und die Behandlung konnte schnell und erfolgreich durchgeführt werden.

10.2.4 Allgemeinarzt

Der 11-jährige Sohn einer Hypnotherapeutin zieht sich beim Spielen auf einem Klettergerüst eine 10 cm lange Wunde an der Innenseite seines Oberschenkels zu. Da der Junge heftig in Panik gerät, nachdem ihm gesagt worden ist, dass er einen Arzt aufsuchen muss (dies ist eine Reaktion auf eine alte Erinnerung an eine Situation, in der der Junge während der Blutentnahme fest gepackt worden war und das Pflegepersonal es versäumte, die Haut vorher mit einem betäubenden Pflaster zu desensibilisieren), beschließt die Mutter, ihn direkt zu fragen, wo er am liebsten wäre. Der Junge liebt das Angeln über alles, und auf der Fahrt zum Hausarzt sprechen sie nur über das Angeln. Welche Art von Fisch er fangen würde, wie es sich anfühlt, wenn er einen großen Fisch fängt und so weiter. Der Junge reagiert sehr ruhig, als der Arzt ihn auf die Behandlungsliege legt, bis sowohl der Arzt als auch die Arzthelferin einige unbedachte Äußerungen aussprechen, wie z. B.: »Das sieht aber hässlich aus.« »Was ist das für eine große Wunde.« »Du musst ein paar Stiche machen.« Unmittelbar danach gerät der Junge wieder in Panik. Die Mutter beschließt, den Hausarzt und die Assistentin zu bitten, nur übers Angeln zu sprechen, weil ihr Sohn das so gerne mag und es ihn beruhigt. Der Arzt und seine Assistentin halten dies für einen ausgezeichneten Plan. Jetzt muss sich der Sohn noch beruhigen. Die Mutter bittet ihn, seine ganze Aufmerksamkeit auf ihre Stimme zu richten und sich auf dem dritten Schlag beim Ausatmen immer tiefer zu entspannen. Dabei suggeriert sie ihm, dass alles, was an seinem Bein passiert, ihn nicht stört, sondern ihn dazu bringt, sich mehr auf ihre Stimme und das Fischen zu konzentrieren. Mit ihrer Hand übt sie einen weiteren leichten Druck auf seine Schulter aus, und der Junge kommt schnell in einen angenehmen Entspannungszustand. Er reagiert nicht auf die erste Betäubung der Haut, und auch die anderen Injektionen werden nicht als schmerzhaft empfunden. Der Arzt spricht noch ein wenig über das Angeln, und bald darauf ist der Eingriff abgeschlossen. Als die Mutter ihn fragt, wie er die Anästhesie erlebt hat, antwortet der Junge: »Mama, ich habe von der Anästhesie überhaupt nichts gespürt. Was du mit der Hypnose machst, funktioniert wirklich!«

10.2.5 Praxis für Hypnotherapie

Ein 8-jähriges Mädchen wird in der Praxis zur medizinischen Hypnose vorgestellt. Das Mädchen hat Warzen, die vom Dermatologen unter örtlicher Betäubung entfernt werden sollen. Es gibt jedoch ein Problem: Das Mädchen hat Angst vor Nadeln. Der Dermatologe konsultiert den Anästhesisten, um die Entfernung unter Sedierungsnarkose durchzuführen. Dann taucht das nächste Problem auf. Im Krankenhaus dürfen Fachärzte für Anästhesie bei Kindern unter 14 Jahren keine Narkosen verabreichen. Das Mädchen und ihre Eltern möchten ebenfalls keine Sedierung für sie, und in Absprache mit dem Anästhesisten wird das Mädchen an eine Hypnosepraxis überwiesen. In zwei Sitzungen wird mit dem Mädchen erfolgreich an ihrer Angst vor Nadeln gearbeitet. Als das Mädchen im Krankenhaus an der Reihe ist, um ihre Warzen unter örtlicher Betäubung entfernen zu lassen, sind die Warzen verschwunden wie Schnee in der Sonne, und die Behandlung war überhaupt nicht mehr nötig. Und sie war auch ihre Nadelphobie los.

10.2.6 Notfallversorgung

Ein 14-jähriger Junge hat beim Springen auf einem Trampolin einen Antebrachii-Bruch (Bruch der Elle und der Speiche im Unterarm) erlitten. Als er in der Notaufnahme eintrifft, wird ihm laut Protokoll Ketamin (Anästhetikum) intravenös verabreicht, um den Bruch zu rekonstruieren (zurückzusetzen). Der Junge leidet sehr unter den Nebenwirkungen dieser Droge wie Übelkeit, Erbrechen und Halluzinationen. Nach dem Anlegen des Gipsverbands stellt sich heraus, dass die

Fraktur nur unzureichend reponiert wurde, und es wird beschlossen, den Jungen erneut mit einer neuen Dosis Ketamin zu betäuben. Der Junge gerät jedoch derart in Panik, da er das durch das Ketamin verursachte Gefühl der Übelkeit und des Kontrollverlusts nicht noch einmal erleben möchte. Es wird beschlossen, den Bruch unter Hypnose erneut zu behandeln. Nach der *Eye-closure-Methode* der Dave-Elman-Induktion wurde die Fraktur ohne jeglichen Widerstand des Jungen wieder eingerenkt. Er bemerkt die Reposition nicht einmal. Es wird ein Gipsverband angelegt, aber auch dann ist die Reposition nicht ausreichend. Es wird beschlossen, den Jungen im Operationssaal zu narkotisieren und die Fraktur mit zwei Stiften zu fixieren. Im Nachhinein gibt der Junge an, dass er unter dem Ketamin mehr gelitten hat und sich beim nächsten Mal lieber für die Hypnose entscheiden würde, denn schließlich wird einem davon nicht übel, sagt er!

10.3 Vorbereitung des Patienten

Der Einfluss der Worte in einem medizinischen Umfeld ist inzwischen in verschiedenen Studien umfassend nachgewiesen worden (Zech et al., 2014). Nicht nur Medikamente, Eingriffe und Therapien wirken sich aus, sondern auch die Worte und die Persönlichkeit des Pflegepersonals haben einen gewissen Einfluss auf das Wohlbefinden und den Heilungsprozess des Patienten.

Je besser ein Patient vorbereitet ist, desto reibungsloser läuft ein Verfahren ab. Die Zahl der Absentisten verringert sich und die Zahl der Verfahrensunterbrechungen – man denke nur an die Anfertigung eines MRT – wird geringer (Norbash et al., 2016).

Die Vorbereitung eines Patienten auf einen geplanten medizinischen Eingriff kann in unterschiedlicher Weise erfolgen: Die Patienten können etwa über die Website des Gesundheitsdienstleisters durch Videos und Broschüren informiert werden. Darüber hinaus ist es empfehlenswert, mit den Patienten ein persönliches Gespräch zu führen, um Angst, Stress oder auch Schmerzen zu verringern. Bei der Bereitstellung von Informationen ist es wichtig, positive Vorschläge zu machen. Negative Suggestionen sollten so weit wie möglich vermieden werden. Die Kenntnis des Nocebo- und Placebo-Effekts erleichtert die Informationsvermittlung an Patienten. Dies gilt auch für akute Situationen, in denen oft kaum Zeit bleibt, die Patienten vorzubereiten.

10.3.1 Vorbereitung eines Kindes als Patient

Die Vorbereitung von Kindern auf medizinische Eingriffe erfordert einen anderen Ansatz als bei Erwachsenen. Es ist wichtig zu verstehen, dass das kindliche Gehirn Informationen anders verarbeitet. Das Gehirn von Kindern bis zu einem Alter von etwa 7 Jahren befindet sich in einem hypnotischen Zustand. Außerdem sind Kinder weitgehend von ihren Erziehern abhängig. Das Verhalten der Eltern ist einer von vielen Risikofaktoren für eine erhöhte Verfahrensunruhe bei Kindern. Es gibt Hinweise darauf, dass Eltern ihr Kind durch ihre eigene psychische Belastung und durch ihr Erziehungsverhalten beeinflussen (Brown et al., 2018). Wenn Eltern sich der Macht der Worte bewusst sind, können sie ihre Kinder besser anleiten und ihnen helfen, Ängste, Stress und Schmerzen zu verringern. Eltern können mit Hilfe von Videos und Broschüren sowie in Gesprächen mit medizinischen Fachkräften informiert werden. Am einfachsten ist es, die Eltern zu instruieren, negative Vorschläge, Worte, die negative Gefühle hervorrufen können, sowie die Wörter »nicht« und »keine« zu vermeiden. Wenn man Eltern bittet, nicht an ein lilafarbenes Krokodil zu denken, haben sie es sofort im Kopf. Wenn man also einem Kind sagt, es solle keine Angst haben, richtet sich der Fokus automatisch auf das Wort Angst. Angst ruft sofort ein Gefühl hervor, und das Kind wird unbewusst und ungewollt wachsamer gegenüber dem, was auf es zukommt. Auch andere Wörter, die negative Erwartungen wecken, sollten vermieden werden. Denken Sie zum Beispiel an die Worte stechen, schmerzen, ärgerlich, Übelkeit usw. Wenn man sich aussuchen kann, welcher Elternteil das Kind während eines Eingriffs begleitet, sollte man sich immer für den Elternteil entscheiden, der am ruhigsten ist und die meiste Gelassenheit ausstrahlt. Aufgrund der Wirkung der Spiegelneuronen kann Angst »ansteckend« sein. Wenn ein Elternteil Gelassenheit ausstrahlt und ruhig spricht, wirkt dies automatisch beruhigend auf das Kind.

Eine Art Gesundheitsausweis kann für junge Patienten angelegt und der Patientenakte beigefügt werden. Dieser Ausweis enthält Informationen, die die Betreuungsperson während des Verfahrens nutzen kann. So kann dort beispielsweise festgehalten werden, wovor ein Kind Angst hat, was es beruhigt, was das Kind bei der Blutentnahme bevorzugt (sitzen/liegen/mit dem Elternteil auf dem Schoß, Narkosepflaster oder nicht) und wie das Kind während einer Behandlung abgelenkt werden möchte, wie z. B:

- Qwiek.up®
- Seifenblasen blasen
- Chat
- VR-Brille
- Buzzy®
- Balance-Vogel
- Medizinische Hypnose (wie der Zauberhandschuh)
- Eigene Präferenzen des Kindes

10.3.2 Patienten in akuten Situationen

Wenn Patienten in akuten Situationen eingeliefert werden, kommt eine sorgfältige Vorbereitung oft zu kurz. Patienten können aufgrund alter (unbewusster) Erinnerungen Angst und Panik empfinden und/oder und unter Schmerzen leiden. Nutzen Sie als Berater in diesem Fall den Placebo-Effekt und so wenig wie möglich Nocebo-Effekte, setzen Sie Ablenkungstechniken ein und geben Sie dem Patienten durch

(Wach-)Hypnose direkte positive Suggestionen. Dabei kann der Satz »Wenn Sie genau das tun, was ich sage, wird es Ihnen sehr schnell besser gehen!« hilfreich sein.

Wenn keine Zeit für eine formale Hypnose ist, sollten Sie dafür sorgen, dass das analytische Denken stark abgelenkt wird. Die Schmerzmatrix hat es dann viel schwerer, die Signale zu einem Schmerzsignal zu verarbeiten. Ihr bewusstes Gehirn kann nur eine bewusste Aufgabe ausführen, nicht mehrere zur gleichen Zeit. Stellen Sie zum Beispiel eine seltsame Frage, die den Patienten verwirrt, wie z. B.: »Sind Sie mit dem Auto gekommen, haben Sie schon getankt?«

10.4 Placebo- und Nocebo-Effekt bei näherer Betrachtung

Angesichts der großen Bedeutung für die Kommunikation mit den Patienten und der Rolle von Placebo und Nocebo gehen wir hier etwas ausführlicher auf dieses Thema ein.

10.4.1 Placebo

Was bedeutet Placebo? Aus dem Lateinischen übersetzt bedeutet Placebo: »Ich werde gefallen«. Es weist auf ein günstiges Ergebnis durch einen positiven Zusammenhang hin. Ein Placebo ist ein Arzneimittel, das als Medizin verschrieben oder beworben wird, aber keine aktiven Bestandteile enthält. Das Wort Placebo wird auch als Abkürzung für Placebo-Effekt verwendet. In diesem Sinne bezieht sich ein Placebo auf einen positiven psychologischen Effekt, der durch das Vertrauen in die positive Wirkung einer Behandlung entsteht.

Der Placebo-Effekt

Der Placebo-Effekt ist der unspezifische Effekt oder Erwartungseffekt, ein (manchmal unerwarteter) positiver Effekt, der bei der Verabreichung einer inaktiven Substanz auftritt. Es wird angenommen, dass der Placebo-Effekt durch das (unbewusst) entstehende Vertrauen, den Glauben, die Hoffnung und die Erwartung verursacht wird.

Wie kann man den Placebo-Effekt verstärken?

- Im zweiten Jahrhundert n. Chr. hat der griechische Arzt Galenus bereits gesagt: »Derjenige, zu dem die Menschen das meiste Vertrauen haben, heilt am besten.« (Dunn, 2003, S. 442)

- Seien Sie kongruent. Schaffen Sie innere Sicherheit und Selbstvertrauen. Haben Sie Autorität. Vermitteln, Sie den Patienten, dass Sie einen guten Ruf in Ihrem Fachgebiet haben.
- Sorgen Sie für die Motivation der Patienten.
- Wichtig ist die klare und eindeutige Diagnose des Arztes, die mit einer positiven Erwartung und einem plausiblen Behandlungsplan, der zur Genesung führt, kommuniziert wird.
- Schenken Sie dem Patienten Zeit und Aufmerksamkeit. Seien Sie liebevoll, verständnisvoll und freundlich.
- Jede gelungene Intervention hat eine gewisse Dramaturgie, ein gemeinsames Thema, an dem Patient und Operateur/Arzt arbeiten. Je besser dieses Zusammenspiel funktioniert, um so günstiger ist der Placebo-Effekt.
- Seien Sie während der Behandlung glaubwürdig. Führen Sie sie mit Hingabe, Sorgfalt und Liebe aus.
- Erklären Sie Ihr Vorgehen als Arzt praktisch und pragmatisch: Sagen Sie nicht, ich verschreibe Ihnen ein starkes Placebo, sondern sagen Sie: »Ich verschreibe Ihnen ein Medikament, das meiner Erfahrung nach wirkt.« (Und, falls Sie bereits Erfahrungswerte besitzen, fügen Sie hinzu: bei etwa x Prozent der Patienten).
- Gezielte Information fördern die Wirkung von Maßnahmen.
- Seien Sie ein wandelndes Placebo, helfen Sie auf menschliche Art und Weise.
- Erklären Sie Nebenwirkungen, sie zeigen an, dass der Organismus auf das Medikament reagiert.
- Konditionierung und Lernprozesse verstärken den Placebo-Effekt.

Im Rahmen der ersten Konferenz der Society for Interdisciplinary Placebo Studies (SIPS) im Jahr 2017 wurden eine Umfrage und ein interdisziplinärer Expertenaustausch organisiert (Evers et al., 2018). 29 international anerkannte Placeboforscher nahmen daran teil. Es bestand Konsens darüber, dass die Maximierung von Placebo-Effekten und die Minimierung von Nocebo-Effekten zu besseren Behandlungsergebnissen mit weniger Nebenwirkungen führen. Die Experten waren sich insbesondere darin einig, dass es wichtig sei, die Patienten über Placebo- und Nocebo-Effekte zu informieren und die Angehörigen der Gesundheitsberufe in der Kommunikation zwischen Arzt und Patient zu schulen, um die Placebo-Effekte zu maximieren und die Nocebo-Effekte zu minimieren (Flaten, 2014).

10.4.2 Nocebo

Was bedeutet Nocebo? Aus dem Lateinischen übersetzt bedeutet Nocebo: »Ich werde schaden«. Es bezeichnet ein unerwünschtes Ergebnis, das durch einen negativen Kontext verursacht wird.

Der Nocebo-Effekt ist ein negativer Erwartungseffekt und das Gegenstück zu dem als Placebo-Effekt bekannten positiven Erwartungseffekt. Im Volksmund heißt es: Angst macht krank. Eine Autoritätsperson kann durch eine ungünstige Diagnose (versehentlich oder nicht) eine negative Erwartung wecken. In einem unsicheren Klima wird diese Diagnose zudem schneller angenommen. Bei unsicheren, beeinflussbaren Menschen ist der Effekt noch größer. Die Selbstheilungskräfte können durch diese negativen Einflüsse stark geschwächt werden.

Die Daten aus klinischen und experimentellen Studien führen zu mehreren Empfehlungen und Strategien zur Veränderung des Nocebo-Effekts, um die Schmerzbehandlung zu optimieren, wie z. B. die bessere Information der Patienten, die Optimierung der Kommunikation und der Beziehungen zwischen Patient und Arzt und das Angebot von Psychoedukation über Bewältigungsfähigkeiten, um die Erwartungen der Patienten zu steuern (Manaï et al., 2019).

10.5 Ethische Fragen

In den Kursen, die wir über medizinische Hypnose geben, entstehen regelmäßig Diskussionen über die ethische Seite der Verwendung von Worten. Wir sehen, dass es in der medizinischen Praxis durchaus üblich ist, aus der Perspektive der Erfahrung eines bestimmten Verfahrens zu sagen: »Das tut ein bisschen weh«. Es ist wichtig, sich klarzumachen, dass es keine wissenschaftlichen Untersuchungen gibt, die zeigen, dass jede Injektion, jede Epiduralanästhesie zwangsläufig weh tut. Umgekehrt gibt es auch keine Untersuchungen, die zeigen, dass jede Injektion oder Epiduralanästhesie per definitionem nicht weh tut. Dies bringt uns zu dem folgenden Dilemma. Die Aussage, dass es ein wenig wehtun wird, ist nicht wissenschaftlich fundiert, sondern eher eine Erfahrungstatsache. Die Kenntnis des Schmerzmodells zeigt, dass das Wort Schmerz einen einheitlichen Mechanismus im Kopf auslöst: Das Wort Schmerz an sich löst den Schmerzmechanismus aus (Blasini et al., 2017), weil das, was in der Umgebung gesagt wird, den Schmerzmechanismus beeinflusst. Was wir verhindern wollen, indem wir sagen, dass es ein bisschen weh tut, ruft genau das hervor, was wir verhindern wollen. Es gibt gute Techniken, um das Wort Schmerz umzulenken, es nicht zu benutzen und so die Wahrscheinlichkeit zu verringern, dass der Schmerzmechanismus in Gang gesetzt wird.

In der bereits im Abschnitt über Placebos zitierten Studie (Evers et al., 2018, S. 5) heißt es:

> »Ein entscheidender Punkt in der Kommunikation zwischen Patienten und Ärzten ist die Frage, wie die Erwartungen des Patienten optimiert werden können, ohne Gefahr zu laufen, die Erwartungen des Patienten zu triggern, und wie vermieden werden kann, dass zu positive Erwartungen geweckt werden, die das Vertrauen in die Behandlung beschädigen könnten.«

Um eine rechtsgültige Zustimmung zu einem medizinischen Verfahren in den Niederlanden zu erteilen, muss der Patient ordnungsgemäß informiert werden. Daher muss der Arzt den Patienten zunächst über die vorgeschlagene Untersuchung oder Behandlung aufklären, bevor er die Einwilligung einholt. Die Informationspflicht des Arztes und das Erfordernis der Einwilligung bilden eine Dichotomie. Dies wird auch als »informierte Einwilligung« bezeichnet. Diese Information birgt die Gefahr, dass dem Patienten ungewollt und unbewusst negative Suggestionen vermittelt werden, die den »kritischen Faktor« einfach überschreiten und sich als Wahrheit im Unterbewusstsein des Patienten festsetzen. Die Sozialarbeiter sind angehalten, den Patienten ehrlich zu informieren. In Anbetracht der Tatsache, dass der Nocebo-Effekt die Genesung nach einem medizinischen Eingriff beeinträchtigen kann, sollten sich die Pflegekräfte der Verwendung von Mind-Talk® bewusst sein und bei der Information eines Patienten so oft wie möglich positive Suggestionen verwenden. Ein Beispiel für eine negative Suggestion könnte sein: Nach dem Eingriff werden Sie in der ersten Woche möglicherweise starke Schmerzen haben. Besser wäre: Nach dem Eingriff kann es sein, dass Sie sich in der ersten Woche unwohl fühlen. Wir werden Ihnen starke Medikamente verschreiben, die den Komfort verbessern.

10.6 Formale Hinweise für die Anwendung

In diesem Abschnitt wird kurz auf verschiedene Formen der modernen Anwendung von Hypnose und verwandten Techniken eingegangen.

10.6.1 Vorschläge und Suggestionen

Eine Anregung ist ein Vorschlag, der unterbreitet wird. Vorschläge können sowohl positiv als auch negativ sein und direkt oder indirekt gemacht werden.

Positive Suggestionen sind dadurch gekennzeichnet, dass ein positives Ergebnis erwartet wird. Sie enthalten Wörter, die auf ein positives Ergebnis abzielen, wie z. B.: »bequem«, »leicht«, »gut«, »einfach«, »entspannt« usw.

Ein Beispiel für eine positive Suggestion könnte sein, »dass Sie sich leicht und freiwillig entspannen und alle Muskeln lockern« oder »dass Sie sich jeden Tag besser und wohler fühlen werden«.

Negative Suggestionen sind dadurch gekennzeichnet, dass ein negatives Ergebnis erwartet wird. Sie enthalten Wörter, die auf ein negatives Ergebnis abzielen, wie z. B.: »schwierig«, »schmerzhaft«, »unbequem«, »ärgerlich«, »kompliziert« usw.

Ein Beispiel für eine negative Suggestion könnte sein, »dass es ein schwieriges Verfahren sein wird« oder »dass die Punktion schmerzhaft sein wird«.

Suggestionen können entweder direkt oder indirekt gegeben werden. Eine direkte Suggestion ist ein direkter Befehl wie z. B.: »Was ich jetzt tun werde, ist schmerzhaft«. Bei einer indirekten Suggestion besteht die Möglichkeit, dass die Erwartung ein negatives oder positives Ergebnis haben kann. Dies ist zum Beispiel bei der folgenden Suggestion der Fall: »Es kann sein, dass Ihnen übel wird«.

10.6.2 Hypnose

Es gibt viele Definitionen von Hypnose, aber noch keine allgemein anerkannte wissenschaftliche. Die Autoren dieses Buches halten die Definition von Dave Elman für besonders hilfreich, da sie den kritischen Faktor übergeht, durch den eine akzeptable Suggestion aufgezeichnet wird. Mit anderen Worten: Die Suggestion, die vom Patienten akzeptiert und aufgezeichnet wird, ist diejenige, die wirksam sein wird. Während einer gründlichen Hypnoseausbildung wird Ihnen beigebracht, dass nicht nur Suggestionen, die mit Hilfe von Hypnose gegeben werden, im Unterbewusstsein gespeichert werden können. Auch folgende Faktoren sind in der Lage, Suggestionen tief in das Unterbewusstsein eindringen zu lassen: Angst und Autorität. Ein ängstlicher Patient und ein Arzt, der große Autorität ausstrahlt, sind eine Kombination, die den Arzt dazu zwingt, sehr vorsichtig mit Worten umzugehen. Denn ein ängstlicher Patient kann die von einem Arzt oder einer anderen Person *im weißen Kittel* gegebenen Informationen leicht im Unterbewusstsein speichern. Dies kann sowohl den Placebo- als auch den Nocebo-Effekt auslösen. Aber es gibt noch mehr als das Bewusstsein auf Worte, das Sie in der Hypnoseausbildung lernen. Sie können jemanden in einen Zustand der Bewusstheit versetzen, indem Sie ihm Suggestionen zur Schmerzunempfindlichkeit geben. Darüber hinaus gibt es besonders wirkungsvolle Techniken, um jemanden in einen tiefen Hypnosezustand (Esdaile-Zustand) zu versetzen, der eine starke Anästhesie auslösen kann.

Bei der formalen Hypnose kann man die direkte und die indirekte Hypnose anwenden, wobei die direkte Form wegen der Schnelligkeit der Induktion und der Möglichkeit, die Trancetiefe zu testen, bevorzugt wird. Die medizinische Hypnose kann bei verschiedenen Indikationen eingesetzt werden. Sie kann zum Abbau von Stress, Schmerzen und Ängsten, zur Unterstützung eines medizinischen Eingriffs, bei akuten und chronischen Schmerzen und zur Förderung der Genesung des Patienten eingesetzt werden. Außerdem kann sie zur Sedierung oder als Ergänzung zur Anästhesie eingesetzt werden.

10.6.3 Selbsthypnose

Stress ist die Ursache vieler psychischer und körperlicher Beschwerden. Ein relativ neuer Wissenschaftszweig, die Neuroimmunologie, macht dies sehr deutlich. Eine wichtige Intervention bei vielen Beschwerden ist die Stressreduzierung. Die Hypnose bietet sehr wirksame Techniken, um sich in kürzester Zeit geistig und körperlich zu entspannen. Das Besondere ist, dass diese Techniken auch in Gruppen erlernt werden können. Die Techniken sind einfach und schnell zu erlernen.

Das Erlernen und Anwenden von Selbsthypnose hat positive Auswirkungen auf den Körper und den Geist des Menschen. Durch Selbsthypnose werden Patienten in die Lage versetzt, Geist und Körper besser positiv beeinflussen, und geistiger und körperlicher Stress kann besser abgebaut werden. Die Forschung zeigt, dass Stress die Ursache für viele geistige und körperliche Probleme ist. Wenn Patienten in Vorbereitung auf einen medizinischen Eingriff Selbsthypnose erlernt haben, können sie selbst Stress abbauen. Die Selbsthypnose kann mit einer ergänzenden

Technik auch eingesetzt werden, um schwangeren Frauen die Vorbereitung auf eine Geburt zu erleichtern, die Dauer der Wehen zu verkürzen, den Geburtseingriff erheblich zu verringern und ihre Werte auf der VAS-Skala zu senken (Buran & Aksu, 2022).

10.6.4 Hypnotherapie

Die Hypnotherapie konzentriert sich auf die therapeutische Anwendung von Hypnosetechniken. Die Hypnotherapie ist eine Erweiterung der medizinischen Hypnose, wenn nach tieferen Ursachen für Ängste, Traumata und z. B. chronische Schmerzen gesucht werden soll. Durch Hypnoanalyse (z. B. Regressionstherapie – Zurückgehen in die Vergangenheit, bspw. in die Kindheit) wird die Ursache eines Problems ermittelt und desensibilisiert.

Die Anwendung der Hypnoanalyse kann dazu dienen, an der Ursache von Problemen zu arbeiten. So kann man zum Beispiel an der Ursache von Ängsten und chronischen Schmerzen arbeiten, indem man sich auf der Grundlage von Gefühlen zum Ursprung des Problems begibt. Wenn die Ursache bekannt ist, kann der Ursprung des Problems desensibilisiert werden. Die Ursache kann im normalen Bewusstsein noch erinnert werden, ruft aber keine Angst oder negativen Gefühle mehr hervor.

In einer Reihe von Krankenhäusern in den Niederlanden ist zu beobachten, dass Ärzte mit Kenntnissen in Hypnose und Hypnotherapie Hypnotherapeuten einsetzen, um tiefere Probleme zu lösen. Auch dafür haben wir in diesem Kapitel (▶ Kap. 10.2) bereits ein Beispiel gegeben. So bspw. bei chronischen Schmerzen, bei denen das Schmerzsignal immer noch vorhanden ist, obwohl es körperlich keinen Grund mehr gibt, den Schmerzmechanismus zu aktivieren. Hier kann man mit dem Erlernen von Selbsthypnose beginnen, denn Stressabbau wirkt sich in der Regel auch positiv auf die Schmerzreduktion aus. Es gibt auch Hypnosetechniken, mit denen Schmerzen im Gehirn verlernt werden können. Dabei kann es wichtig sein, negative emotionale Erfahrungen zu neutralisieren, da negative Emotionen den Schmerzmechanismus negativ beeinflussen können.

10.6.5 Mandala®

MIND-TALK® bezieht sich auf die Anwendung einer Gesamtheit von Kommunikationsfähigkeiten zur Vermeidung von Nocebo-Effekten und zur Herbeiführung von Placebo-Effekten so weit wie möglich, insbesondere zur Verringerung von Stress, Schmerzen und Angst.

Es gibt keine formale Hypnose, sondern eine bewusste Nutzung der Macht der Worte und der Wachhypnose. Bei der Wachhypnose wird der kritische Faktor mit der Absicht überschritten, akzeptable, selektive Gedanken ohne formale Hypnoseinduktion zu erfassen.

10.7 Schlussfolgerung

Mit dem Wissen, dass das bewusste Gehirn normalerweise nicht mehrere Dinge gleichzeitig verarbeiten kann, ist die Ablenkung des bewussten Gehirns eine sehr einfache und wirksame Technik während eines medizinischen Eingriffs. Fragen Sie den Patienten vor dem Eingriff, wo er sich am liebsten aufhalten würde. Lassen Sie den Patienten die Augen schließen, um visuelle Reize aus der Umgebung so weit wie möglich auszuschließen, und beginnen Sie dann, während Sie den Patienten fragen, Informationen darüber zu sammeln, wo er sich befindet, was er dort fühlt, sieht, hört, riecht und möglicherweise schmeckt. Nutzen Sie die Sinne, um den Fokus des Patienten zu verlagern. Die Ablenkung kann auch durch Hilfsmittel wie VR-Brillen, Qwiek-up® oder Musik erreicht werden. Wenn der Patient keine Verletzung der Atmungsorgane hat, kann es eine zusätzliche Technik sein, ihn sich auf seine Atmung konzentrieren zu lassen, während der Berater möglicherweise leichten Druck auf die Schulter ausübt und ihm Vorschläge macht, wie er sich in während des medizinischen Eingriffs am besten entspannen kann.

10.7.1 Spiegelneurone

Einige Kenntnisse über Spiegelneurone können Ihnen bei der Ansprache von Patienten ein Hilfsmittel an die Hand geben. Wenn Sie sehen, wie ein Familienmitglied gähnt, fangen Sie selbst bald zu gähnen an. Ein Fremder stößt sich den Kopf und Ihr Gesicht verzieht sich sofort. Unsere Fähigkeit, so instinktiv und fast augenblicklich zu verstehen, was andere Menschen empfinden, verdanken wir wahrscheinlich einer besonderen Gruppe von Nervenzellen: den Spiegelneuronen.

> »Die Neurowissenschaft beschreibt die Aktivität der *Spiegelneuronen* im menschlichen Gehirn als einen Mechanismus, der es uns ermöglicht, Empathie zu empfinden und die Absichten anderer zu erkennen, indem wir ihr Verhalten beobachten und automatisch ihre Gehirnaktivität abgleichen. Diese neuronale Grundlage der Empathie wird durch Forschungen über Funktionsstörungen in den Spiegelsystemen von Menschen mit Autismus und durch fMRI-Studien an normalen Probanden zur Bewertung von Intentionalität, Emotionen und komplexer Kognition gestützt.« (Rossi & Rossi, 2006, S. 206).

Solche Neuronen wurden bei Primaten – einschließlich des Menschen – und bei einigen Vögeln gefunden. Beim Menschen befinden sie sich in der prämotorischen Hirnrinde und in den Parietallappen des Gehirns. Es handelt sich um Nervenzellen, die aktiv werden, wenn wir die Bewegungen anderer Menschen sehen oder wenn wir sie spiegeln.

Es scheint, dass Spiegelneuronen nicht nur die Bewegungen anderer Menschen *nachahmen*, sondern auch die Absicht und die Emotion dahinter. Wenn Sie zum Beispiel jemanden sehen, der vor Schmerzen schreit, werden Ihre Spiegelneuronen, die mit Schmerz assoziiert sind, ebenfalls aktiviert. Dadurch entsteht ein Gefühl, das mit Schmerz verbunden ist. Sie müssen nicht darüber nachdenken, was diese Person mit ihrem Schmerzensschrei meint, sondern verstehen ihn automatisch.

Die Neurowissenschaft beschreibt die Aktivität der *Spiegelneuronen* im menschlichen Gehirn als einen Vorgang, der es uns ermöglicht, Empathie zu empfinden und die Absichten anderer zu erkennen, indem wir ihr Verhalten beobachten und automatisch ihre Gehirnaktivität abgleichen. Diese neuronale Grundlage der Empathie wird durch Forschungen zu Störungen im Spiegelsystem von Menschen mit Autismus und durch fMRT-Studien an gesunden Probanden zur Bewertung von Intentionalität, Emotionen und komplexer Kognition unterstützt.

10.8 Wo kann man medizinische Hypnose anwenden?

Die obigen Beispiele vermitteln bereits ein umfassendes Bild davon, wo medizinische Hypnose eingesetzt werden kann. Im Folgenden geben wir einen Überblick und nennen einige konkretere Beispiele.

10.8.1 Krankenhaus

Bei der Anwendung der Hypnose im Krankenhaus geht es in erster Linie um die Verringerung oder Beseitigung von Ängsten durch eine angemessene Kommunikation, die Placebo- und Nocebo-Effekte berücksichtigt. Darüber hinaus können schnelle Techniken zur Schmerzbehandlung eingesetzt werden. Kindern kann durch die richtige Wortwahl geholfen werden, Ängste zu reduzieren oder zu beseitigen. Darüber hinaus können wirksame Techniken eingesetzt werden, um ihnen die Behandlung so angenehm wie möglich zu machen. Mit Hypnose kann man beispielsweise dem Spuckreflex entgegenwirken. Dies ist eine nützliche Anwendung in der Gastroskopie, i. e. die visuelle Untersuchung des Inneren der Speiseröhre und des Magens.

10.8.2 Pflegeheim

Patienten in Pflegeheimen können vom Erlernen der Selbsthypnose zum Stressabbau sehr profitieren. Bettlägerige Patienten können sich Selbsthypnose-Audios anhören. Auch können sie bei Behandlungen zur Verringerung oder Beseitigung von Ängsten und Schmerzen unterstützt werden.

10.8.3 Notruf- und Rettungsdienste und andere Einsatzkräfte

Es gibt viele wirkungsvolle Techniken, um die Handlungen des medizinischen Personals in Notaufnahmen und Rettungsdiensten mit Worten zu unterstützen. Techniken, um schnell eine Beziehung aufzubauen, nützliche Anleitungen, um einen Patienten zu führen, der gerade ein Trauma erlitten hat, Vorgehensweisen bei Schmerzen, Verbrennungen oder Atemnot.

In Frankreich und Belgien erlernen Feuerwehrleute solche Techniken. Feuerwehrleute und Ersthelfer verabreichen im Allgemeinen keine schmerzstillenden Medikamente, aber sie können mit dem richtigen Wissen über die richtige Wortwahl und Hypnosetechniken dazu beitragen, die Verunfallten zu beruhigen.

10.8.4 Hausarztpraxen

Es gibt auch immer mehr Hausärzte, die sich in medizinischer Hypnose ausbilden lassen, und auch Assistenten nehmen an medizinischen Hypnosekursen teil. Dort können die genannten Techniken zur Überwindung von Angst und Schmerz eingesetzt werden. Wir sehen auch, dass das Wissen über Hypnotherapie und die Fähigkeit, tiefergehende Emotionen aufzulösen, sowohl bei körperlichen als auch bei emotionalen Beschwerden hilfreich sein kann.

10.8.5 Sterbebegleitung

Mit Hilfe der Hypnose können Patienten in Krankenhäusern und Pflegeheimen eine besondere Unterstützung in Form von Entspannungssuggestionen erhalten. Wir haben die Erfahrung gemacht, dass auch bei Unruhezuständen durch sogenannte Gegensuggestionen ein Zustand der Ruhe erreicht werden kann. Eine spezielle metaphysische Technik namens UltraHeight®-Hypnose kann eingesetzt werden, um Menschen in einen Moment der Ruhe, Schönheit und des Friedens zu führen. Dieser Zustand kann dazu beitragen, den Prozess des Sterbens zu erleichtern.

10.8.6 Zahnarztpraxen

Die Anwendung von Hypnose und MIND-TALK® kann in der zahnärztlichen Praxis sehr effektiv sein. Sie kann zum Beispiel eingesetzt werden, um Würgereiz und Speichelfluss zu reduzieren, Ängste und Stress abzubauen und den Einsatz von Schmerzmitteln zu verringern.

10.9 Teamarbeit ist das A und O

Die Hypnose macht in der medizinischen Welt immer mehr Fortschritte. Bereits kurzzeitige Eingriffe mit Hypnose können dazu führen, dass Patienten ruhiger werden und die medizinische Behandlung besser ertragen können. Hier sei das Beispiel eines 17-jährigen Mädchens genannt:

Sie sollte operiert werden, hatte Angst vor den Schmerzen nach dem Eingriff und war den Tränen nahe. Darum wurde sie gefragt, ob sie eine glückliche Erinnerung habe. Und ob! Sie war einmal in einem Disney-Park gewesen. Als ich sie bat, ihre Augen zu schließen und sich auf diese schöne Erinnerung zu konzentrieren, erzählte sie mir, dass sie sofort an das Hotel dachte. Sie sah Micky und Minnie Maus vor ihrem inneren Auge und vor allem der Geruch von Zimt zauberte ein breites Lächeln auf ihr Gesicht und sie fühlte sich sofort besser. Ich suggerierte ihr, dass alles, was sie hörte und fühlte, sie nicht stören oder aufregen würde, und die Infusion wurde gelegt. Sie lag sehr zufrieden im Bett und wartete darauf, in den Operationssaal gebracht zu werden. Als jedoch der HNO-Arzt kam, um sie abzuholen, und ihr sagte, dass sie nach der Operation noch mehrere Tage lang mit starken Schmerzen rechnen müsse, kehrten die Angst und die Panik sofort zurück. Leider war es in der kurzen Zeit vor der Narkose nicht möglich, ihr wieder das positive Disney-Gefühl zu vermitteln.

Es ist sehr wichtig, dass alle an der Behandlung beteiligten Kollegen für die Bedeutung einer sorgfältigen Kommunikation mit den Patienten sensibilisiert werden und, wenn möglich, an einer Hypnoseausbildung teilnehmen.

Literatur

azhir1979. (2008). Cesarean with Hypno-Anesthesia in Iran [video]. https://www.youtube.com/watch?v=UsppLNUZsXU (Zugriff am 17.04.2023).
Blasini, M., Corsi, N., Klinger, R., & Colloca, L. (2017). Nocebo and pain: An overview of the psychoneurobiological mechanisms. Pain Rep, 2(2). https://doi.org/10.1097/pr9.0000000000000585
Bleys Reinhilde. (2009). Koningin Fabiola Onder Hypnose Geopereerd. Het Nieuwsblad. https://www.standaard.be/cnt/ng24u8ij (Zugriff am 17.04.2023).
Brown, E. A., De Young, A., Kimble, R., & Kenardy, J. (2018). Review of a Parent's Influence on Pediatric Procedural Distress and Recovery. Clin Child Fam Psychol Rev, 21(2), 224–245. https://doi.org/10.1007/s10567-017-0252-3.
Buran, G., & Aksu, H. (2022). Effect of Hypnobirthing Training on Fear, Pain, Satisfaction Related to Birth, and Birth Outcomes: A Randomized Controlled Trial. Clin Nurs Res, 31(5), 918–930. https://doi.org/10.1177/10547738211073394.
Chabridon, G., Nekrouf, N., & Bioy, A. (2016). Description of current hypnosis practice in French university hospitals. L'encephale, 43(5), 498–501.
Dunn, P. M. (2003). Galen (AD 129–200) of Pergamun: Anatomist and experimental physiologist. Archives of Disease in Childhood – Fetal and Neonatal Edition, 88(5), 441–443. doi:10.1136/fn.88.5.F441
Elman, D. (1970). Hypnotherapy. Westwood Pub.
Evers, A. W. M., Colloca, L., Blease, C. et al. (2018). Implications of Placebo and Nocebo Effects for Clinical Practice: Expert Consensus. Psychother Psychosom, 87(4), 204–210. https://doi.org/10.1159/000490354.
Flaten, M. A. (2014). Pain-related negative emotions and placebo analgesia. Handb Exp Pharmacol, 225, 81–96. https://doi.org/10.1007/978-3-662-44519-8_5.

Greenberg, G. (2018). What if the Placebo Effect isn't a Trick? – possibly opening a Pandora's box for Western medicine. The New York Times. https://www.nytimes.com/2018/11/07/magazine/placebo-effect-medicine.html (Zugriff am 17.04.2023).

Hilgard, Ernest R. (1977). Divided Consciousness: Multiple Controls in Human Thought and Action. Wiley.

Koranyi, S. (2013). Efficacy of hypnosis in adults undergoing surgery or medical procedures: A meta-analysis of randomized controlled trials. Clinical Psychology Review 33(5):623–636. https://www.researchgate.net/publication/236475554_Efficacy_of_hypnosis_in_adults_undergoing_surgery_or_medical_procedures_A_meta-analysis_of_randomized_controlled_trials (Zugriff am 17.04.2023).

Manaï, M., van Middendorp, H., Veldhuijzen, D. S., et al. (2019). How to prevent, minimize, or extinguish nocebo effects in pain: a narrative review on mechanisms, predictors, and interventions. Pain Rep, 4(3), e699. https://doi.org/10.1097/pr9.0000000000000699.

Norbash, A., Yucel, K., Yuh, W., Doros, G., Ajam, A., Lang, E., Pauker, S., & Mayr, N. (2016). Effect of team training on improving MRI study completion rates and no-show rates. J Magn Reson Imaging, 44(4), 1040–1047. https://doi.org/10.1002/jmri.25219.

Rosen, G. (1946). Mesmerism and Surgery: A STRANGE CHAPTER IN THE HISTORY OF ANESTHESIA. Journal of the History of Medicine and Allied Sciences, 1(4), 527–550. http://www.jstor.org/stable/24618836

Rossi, E. L., & Rossi, K. L. (2006). The Neuroscience of Observing Consciousness & Mirror Neurons in Therapeutic Hypnosis. American Journal of Clinical Hypnosis, 48(4), 263–278. https://doi.org/10.1080/00029157.2006.10401533.

Zech, N., Seemann, M., & Hansen, E. (2014). Nocebo effects and negative suggestion in anesthesia. Der Anaesthesist, 63, 816–824.

11 Kombinationstherapie: Hypnose und EMDR

Christoph Sollmann

11.1 Überblick

In diesem Kapitel behandeln wir die Kombination von Hypnose mit der Eye Movement Desensitization and Reprocessing (EMDR)-Therapie (Shapiro, 2001). Für die Demonstration dieser Verbindung wird eine spezielle hypnotherapeutische Methode, das verdeckte Ankern, gewählt. Die Definition des verdeckten Ankerns und das Prozedere wurde bereits im Kapitel über die Wirkhypothesen der Methode beschrieben (▶ Kap. 4). Ein weiteres Anwendungsbeispiel dieser Methode und eine Fallvignette finden die interessierten Leser im Kapitel über die Aversionstherapie 2.0 (▶ Kap. 7). In jenem Kapitel über die Aversionstherapie, wird die Rolle des verdeckten Ankerns als Solo-Therapie vs. die Einbettung in einen, vorwiegend hypnotherapeutisch orientierten, Behandlungsplan diskutiert. Im vorliegenden Kapitel behandeln wir die Kombination einer hypnotherapeutischen Methode mit Methoden und Verfahren anderer psychotherapeutischer Schulen.

Die Entscheidung für genau diese Form der Kombinationstherapie erscheint zunächst willkürlich. Jedoch ist sie nicht zufällig gewählt. Über 3000[22] Studien, Fachaufsätze und Forschungsberichte befassen sich, seit Beginn des 21. Jahrhunderts, mit der Kombination aus EMDR und Hypnose. Studien weisen schon ab dem Jahr 2001 auf die Effektivität der Kombination von Hypnose und EMDR hin (Frischholz et al.).

Da dieser Band von den Neu- und Weiterentwicklungen in der Hypnotherapie handelt, wird auch hier wiederum eine hypnotherapeutische Methode, namentlich die Methode des verdeckten Ankerns, in Kombination mit der EMDR-Methode vorgestellt. Genau genommen ist es denn hauptsächlich *ein* Element aus dem achtstufigen EMDR-Protokoll, der EMDR-Prozess (Shapiro, 2001, Korn, 2009), welches der Autor hier ausdrücklich behandelt.

Hier, in diesem Kapitel, wird deshalb die Neuentwicklung eines *Kombinationsprotokolls* vorgestellt. Vielleicht fragen die Leser: Warum diese Kombination und keine andere? Und: Warum nicht erst einen kompletten hypnotherapeutischen Behandlungsabschnitt durchführen, und dann einen Behandlungsabschnitt mit EMDR-Therapie folgen lassen? Warum eine Kombination aus Elementen? Die Antwort lautet schlicht: Weil die Kombination oft schnelleren Erfolg zeitigt. Eine kurze Intervention, die schnelle Veränderung bringt, motiviert besonders jene

---
22 Quelle: Google-Scholar abgerufen am 03/06/2023

Klienten, die oft genug eine lange Odyssee aus Untersuchungen, Diagnosen, immer wieder neuen Erklärungen und langwierigen Behandlungen aller Fachrichtungen hinter sich haben. In dem Fallbeispiel in diesem Kapitel schildern wir den Fall einer Klientin (▶ Kap. 11.4), die solche eine Odyssee durchlebt hat. Sie ist bestimmt ein Extremfall, jedoch keine Ausnahme.

Eine rasche Veränderung, auch wenn sie zunächst nur für wenige Tage die Symptomatik abschwächt, zeigt den Klienten, dass Linderung oder sogar grundlegende Veränderung möglich ist. Diese Erkenntnis führt zur Unterbrechung der Hoffnungslosigkeit, der Resignation und der gelernten Hilflosigkeit. Eine Musterunterbrechung der Schmerzen, der Flashbacks, der Alpträume führt zu neuer Hoffnung und Stärke. Um einen Wirkstoff aus einer Pflanze zu gewinnen, kann man die ganze Pflanze darreichen oder die wirksamen Ingredienzien extrahieren und mit den ebenso wertvollen Wirkstoffen einer anderen Heilpflanze kombinieren. Es erscheint dem Autor daher in vielen Fällen angemessen zu sein, *Elemente* aus der einen, mit wiederum *Elementen* einer anderen Methode, zu verknüpfen. Der Autor betrachtet diese Vorgehensweise als eine Form von *giftwrapping* (pers. Mitteilung Jeffrey K. Zeig 3/2014), die nicht nur homogener, eleganter, sondern auch dem Zeitfenster einer kompakten psychotherapeutischen Behandlungseinheit (von z. B. 2x45 Minuten Dauer) gerecht wird. Es ist aber nicht nur der schönen Verpackung wegen, sondern es ist auch ökonomischer und weniger belastend für Klienten, wenn durch die Behandlung schnell das Grundproblem fokussiert und zu einer Lösung geführt wird.

Der Grundgedanke ist, statt *Behandlungsblöcke* aneinanderzureihen, fassen wir Elemente, Ansätze und Methoden, verschiedener Schulen, in Anlehnung an ein multimodales Behandlungsdesign (Lazarus, 1996) zusammen.

Aus den Elementen der Methode des verdeckten Ankerns und der EMDR-Methode, die auch als REM-Simulation (Greenwald, 1995) bezeichnet wird, entsteht das eigenständige Behandlungs-Protokoll einer Kombinationstherapie. Dessen ungeachtet, hält es der Autor für erstrebenswert, die vorliegende Form einer Kombinationstherapie mit einer Hypnosebehandlungseinheit gefolgt von einer EMDR-Behandlungseinheit und vice versa, in einer randomisierten Studie zu untersuchen und die Ergebnisse der *Blockbehandlung* mit der *Kombinationstherapie*, zu vergleichen.

Vielleicht denken Leser schon jetzt darüber nach, in welchen Anwendungsgebieten und bei welchen Klienten, diese Form der Kombinationstherapie zum Einsatz gelangen kann?

Um diese Frage zu beantworten, muss das folgende vorausgeschickt werden: Eine der impliziten Annahmen der hier vorgestellten Form einer Kombinationstherapie besteht darin, dass komplexe Symptome oder Erkrankungen komplexe Interventionen erfordern. Darunter sind solche Interventionen zu verstehen, die auf mehreren Ebenen ansetzen und ebenso auf mehreren Ebenen ihre Wirkung zur Entfaltung bringen. Das sind mutige Annahmen und im Augenblick kann der Autor sie nur argumentativ untermauern.

Die mit der Kombinationstherapie bislang behandelten Störungsbilder sind vorwiegend dem Bereich des chronischen Schmerzsyndroms (Ray & Page, 2002) und der Posttraumatischen Belastungsstörung (PTBS) (Corsetti et al., 2020) zuzuordnen. Durch diese Form der kombinierten Intervention war über diese Bereiche hinaus, auch eine Abnahme der Symptomatiken, die Traumafolgestörungen (Sack et al., 2022) zugeordnet werden, zu beobachten. Ob eine Reduktion der Symptomatik beobachtet werden kann, hängt, nach der Einschätzung des Autors, mit der Art und Schwere der traumatischen Erfahrung und der Art und dem Ausmaß der Traumafolgestörungen und Komorbiditäten zusammen.

Gleichsam konnten sehr heterogene, meist chronische Erkrankungen, die mit z. T. erheblichen Schmerzsymptomen verbunden sind, wie z. B. Endometriose, Fibromyalgie, Multiple Sklerose, Morbus Crohn, Reizdarmsyndrom, Karpaltunnelsyndrom, sowie degenerative Gelenkserkrankungen und Erkrankungen des rheumatischen Formenkreises und weitere Autoimmunerkrankungen, erfolgreich mit der Kombinationstherapie behandelt werden.

Die Folgen von Krebserkrankungen und andere Erkrankungen mit schmerzhaften (und nicht selten traumatischen) Verläufen können mit Kombinationstherapien, z. B. mit der Kombination aus EMDR und Hypnotherapie, ebenso erfolgreich behandelt werden. Die Zielsetzung, die mit der Behandlung verfolgt wird, steht meistenteils mit Krankheits-, Krisen- und Stressbewältigung in Zusammenhang. Die Verbesserung des Coping-Verhaltens, die Steigerung der Resilienz und die Verbesserung des Umgangs mit Stress stehen ganz überwiegend im Zentrum der Behandlung. Häufig steht die Verbesserung dieser Parameter in Verbindung mit der Steigerung der Lebensqualität und nicht selten sogar mit einer Verbesserung der Heilungschancen (Liang, et al., 2022, Sturgeon & Zautra, 2010).

Verschiedene Parameter, wie die Art und der Schweregrad der schulmedizinischen Behandlung, der Grad der Chronifizierung, Art und Schweregrad der Komorbiditäten, sowie die Art und Ausprägung der Persönlichkeit, entscheiden darüber, wie die Behandlungsplanung erfolgt und schließlich umgesetzt wird. Nicht selten gleicht die Umsetzung denn auch einem Puzzlespiel. Daher ist die Standardisierung einzelner Behandlungselemente grundsätzlich von Vorteil, erscheint im Einzelfall jedoch nicht immer leicht zu bewerkstelligen. Der hier vorgestellte Behandlungsfall wurde für eine Kombinationstherapie ausgewählt, weil, der klinischen Vorhersage des Behandlers zufolge, eine Kombinationstherapie am erfolgversprechendsten erschien. Die Klientin hatte schon unterschiedliche Therapieformen kennengelernt, so dass eine Wiederholung eines standardmäßigen traumatherapeutischen Ansatzes ein mehr desselben bedeutet hätte. Die Kombinationstherapie gab der Klientin von Anfang an das Gefühl, dass die Maßnahme auf ihre Bedürfnisse und ihre psychische Verfassung angepasst sei und die Handhabung flexibel genug sei, um sie in ihrer damaligen Verfassung nicht weiter unnötig zu destabilisieren. Möglicherweise gab ihr die Vorgehensweise das Vertrauen in die Behandlung und in den Behandler.

In diesem Kapitel fokussiert der Autor die Demonstration der Methode des verdeckten Ankerns in Kombination mit der bilateralen Stimulation aus dem Spektrum der Behandlung der EMDR-Methode. Auch wenn die Beschreibung von Fallbeispielen durchaus positiv erscheint, fehlen bislang randomisierte Studien, die die Effekte dieser Methode, über die Plausibilität des Einzelfalls hinaus, belegen. In Kombinationstherapien, mehr noch, in eklektizistisch-integrative Ansätzen gibt es *Überlagerungseffekte* durch mehrere, sich in ihrer Wirkung ergänzende, Behandlungselemente. Jedoch sind es nicht nur die Methoden, sondern auch Effekte der therapeutischen Beziehung sowie Situations- und Kontextfaktoren (unterschiedliche Settings: Coaching, Psychotherapie) können die Vergleichbarkeit und Übertragbarkeit mit anders gelagerten Kontexten entscheidend verändern. Vielfach der schon erfolgte und auch hier wiederholte Hinweis, dass es weiterer Forschungsanstrengungen auf diesem Gebiet bedarf. Leser werden daher ausdrücklich darum gebeten, von automatisierter Übertragung auf andere Kontexte und Klienten abzusehen. Die Therapieplanung und die Abstimmung der Therapiemethode, die zum Einsatz kommen soll, ist immer im Kontext einer individuellen Anamnese und Behandlungsplanung abzustimmen (Schubbe, 2014). Eine Klientin, an Lungenkrebs erkrankt, die der Autor im Zuge der Aufklärung, auf die Besonderheiten der Planbarkeit der Behandlung und Einschränkungen der Übertragbarkeit von Behandlungserfolgen und Prognosen hinwies, meinte dazu, dass ihre Ärzte in der Universitätsklinik ihr ähnliches über die Krebstherapie gesagt hätten, da die Ärzte der onkologischen Abteilung, in der sie behandelt würde, ebenfalls neue Behandlungsmethoden und Wirkstoffkombinationen erprobten. Nach der Aufklärung willigte diese Klientin in die Behandlung ein.

Die Postulate der Mehrebenenkommunikation (▶ Kap. 4) liefern vielversprechende, positive Anhaltspunkte für die Hypothese, dass die beschriebenen komplexen Störungen mit hypnotherapeutischen Methoden (und der Methode des verdeckten Ankerns im Besonderen), wirksam behandelt werden können. Die Postulate, fußend auf dem Konzept der Mehrebenenkommunikation, in Anlehnung an Milton H. Erickson, betonen u. a. die Bedeutung der Gleichzeitigkeit bewusster und unbewusster Kommunikation mit dem Ziel, so die Annahme des Autors, den Arbeitsspeicher des Klienten zu überlasten, um den Kernsatz, die neue, positive Suggestion, im Unterbewusstsein zu platzieren. Neuere Untersuchungen belegen indessen ausdrücklich die Überlegenheit unbewusster Prozesse für die Veränderungsarbeit (Almeida et al. 2008; Manfield et al. 2017).

Unsere Überlegungen und die Beobachtungen in der psychotherapeutischen Behandlung unterstützen zusätzlich die Auffassung, wonach Kombinationstherapien nicht aus abgeschlossenen *Behandlungsentitäten* bestehen, sondern aus *Elementen* verschiedener Methoden und Verfahren zusammengesetzt werden. Diese Auffassung einer *Assembly-Therapie* geht aus dem Assembly Modell von Engel & Singer (1997) hervor.

Das Modell von Engel und Singer beschreibt die Qualitäten der Gestaltwahrnehmung und ihrer gehirnorganischen Grundlagen im Blick auf das Zusammenwirken unterschiedlicher neurologischer Areale. Auch hier empfehlen wir wieder das Kapitel über die Wirkprinzipien in diesem Band (▶ Kap. 4). Diese Analogie zur neuropsychologischen Grundlagenforschung unterstützt, nach Ansicht des Autors, das Ziel, einer hohen Flexibilisierung des psychotherapeutischen Vorgehens und der Beachtung des Einzelfalls bei der Auswahl der Elemente der Behandlung.

11.2 Anwendung(sbereiche)

11.2.1 Was spricht für die Anwendung hypnotherapeutischer Kombinationstherapie bei chronischem Schmerz und PTBS?

Beide Protokolle, das Schmerzprotokoll und das Trauma-Protokoll, sind bei dieser Kombinationsmethode ähnlich aufgebaut. Einzelne Elemente können jedoch variieren, und zwar im Blick auf die Art der Induktion (Jensen, 2017), auf die Form und Richtung der Suggestionen, die Nutzung von Methapern, Bildern und Symbolen und die Gestaltung und Ausgestaltung einzelner Techniken. Alle diese Elemente (und sicherlich lassen sich noch weitere finden) müssen auf das störungsbezogene (oder bewältigungsorientierte) Verhalten und Erleben von Klienten abgestimmt sein. Was für den einen Klienten eine wirksame Anwendung darstellt, kann für einen anderen Klienten keine Wirkung zeitigen oder sogar negative Effekte hervorbringen. Alle Möglichkeiten und Varianten von Herangehensweisen hier darzustellen, wäre ein Thema für ein eigenes Buch. Deshalb sei hier lediglich ein Beispiel aus der Praxis genannt, das zeigt, wie wichtig es ist, Methoden und Techniken an die Bedingungen und Bedürfnisse von Klienten anzupassen. Soldaten, die aus Kriegseinsätzen zurückkehren und mit einer posttraumatischen Belastungsstörung diagnostiziert wurden, assoziieren mit der Suggestion von *Stille* oder *Ruhe*, wie sie z. B. mit der Standardmethode des *sicheren Orts* vermittelt wird, oft eine aufkommende, schleichende oder verborgene Gefahr. Solche subjektiven Gefahrenmomente können auf erlebte oder von Mitsoldaten berichtete Erfahrungen mit Scharfschützen oder auf andere, aus dem Hinterhalt operierende Angriffsszenarien, zurückzuführen sein. Die Vermittlung des *sicheren Ortes* bedeutet für Klienten mit diesen oder ähnlichen Erfahrungen, oft *die Ruhe vor dem Sturm*. Die Anwendung dieser Methode lässt die körperliche Aktivierung der Klienten, die über solche Vorerfahrungen verfügen, stark ansteigen. Ein Klient berichtete, er habe sich, als er mit der Methode des sichereren Orts im Rahmen einer stationären Behandlung konfrontiert gewesen sei, wie *der Tiger vor dem Sprung* gefühlt. Mehr noch habe er sich nach der Behandlung über mehrere Tage sehr aktiviert gefühlt und habe nachts wach gelegen. Das Beispiel zeigt: Das Anbieten einer geeigneten Variante eines *sicheren Ortes* muss auf diese spezifischen Erfahrungen und daraus resultierenden Habits abgestimmt sein, denn die ausgelösten Erinnerungen, lösten bei dem Klienten anhaltende Stressreaktionen aus, die gleichermaßen neuropsychologische und physiologische Veränderungen hervorrufen. Mittels hypnotherapeutischer Methoden ist man schon heute dazu in der Lage, komplexe (autonome) Vorgänge innerhalb des Körpersystems zu regulieren. Darauf wies schon Prof. Dr. J. H. Schultz (1932, 1953), der Begründer des Autogenen Trainings, in den 1930 Jahren hin.

11.2.2 Chronischer Schmerz, warum es eine komplexe Störung ist?

Betrachten wir das Phänomen des chronischen Schmerzes. Chronischer Schmerz ist ein multidimensionales Phänomen, und zwar im Hinblick auf die Vielfalt der gestellten *Diagnosen* (die je nach Fachrichtung und Untersuchungsmethode unterschiedlich sein können), beeinflusst durch die *Vorerfahrungen* der Patientin und ihre *Erwartungen* an die Behandlung, die Behandler und an das Behandlungsergebnis. Je nach Erfahrung und persönlichem Hintergrund der Klienten, können diese Erwartungen unterschiedlich sein: Schmerzbewältigung, Umdeutung des Schmerzes oder den Schmerz durch die Behandlung zum Verschwinden bringen.

Nicht zuletzt spielt auch die *Selbstwirksamkeitserwartung* der Patientin mit in den Behandlungserfolg ein. Sie bestimmt, wie aktiv die Patienten mit dem Schmerzgeschehen umgehen, ob sie zwischen den Behandlungsterminen Maßnahmen erproben und neues Verhalten (z. B. eine Entspannungsmethode) einüben, ob und wie subtil und multidimensional Veränderungen wahrgenommen werden, wie diese Veränderungen gedeutet und umgedeutet werden. Den Schmerz nicht mehr länger zu erleiden, sondern ihn zu *be*-handeln und mit dem Schmerz zu *ver*-handeln, verändert auch die emotionalen Reaktionen auf diesen und reguliert damit auch die gerade beschriebenen körperlichen Vorgänge. Auch dürfen die Reaktionen des sozialen *Umfelds* auf die Klienten nicht vernachlässigt werden und natürlich spielt es auch eine Rolle, wie diese Klienten den Schmerz gegenüber ihren Mitmenschen *kommunizieren* (klagen, relativieren, distanzieren usw.).

Nicht jeder Schmerz ist gleich, nicht immer sind Schmerzbilder vergleichbar, auch dann nicht, wenn sie ähnlich erscheinen, denn Schmerzen werden subjektiv unterschiedlich wahrgenommen. So unterschiedlich wie all diese Bedingungen sein können, so unterschiedlich ist auch das Schmerzempfinden der Klienten, als auch die erlebten Veränderungen, induziert durch die Schmerztherapie (Geissner, 2017).

Nicht zu unterschätzen sind auch die individuellen Einflüsse, denen Patienten mit chronischem Schmerz im Verlauf der Erkrankung und auch im Zuge des Behandlungsverlaufs, begegnen. Wirkstoffe von Medikamenten, Gewohnheiten, Krisen und Schicksalsschläge, (unterstützende oder nicht-unterstützende) Beziehungen, Coping-Verhalten, persönlichkeitsbedingte und andere Besonderheiten. Alle diese Variablen können das Schmerzempfinden akut und auf Dauer, auch während der laufenden Behandlung, beeinflussen, zum positiven, wie auch zum negativen. Nicht zuletzt sind es hirnorganische Veränderungen, die das Phänomen des chronischen Schmerzes begleiten. Mögen die Prozesse im Einzelnen noch nicht vollständig verstanden sein, so kann doch jetzt schon gesagt werden, dass es sich bei dem Krankheitsbild um ein eigenständiges handelt.

In dem skandinavisch-deutschen Thriller von Bille August namens *Fräulein Smillas Gespür für Schnee* aus dem Jahr 1997, ist zu erfahren, dass das Volk der Inuit 17 verschiedene Arten von Schnee unterscheiden könne. In den westlichen Industriegesellschaften haben die Menschen und die für sie zuständigen Gesundheitsinstitutionen anders differenzierte Wahrnehmungsklassen entwickelt. Eine davon bezieht sich auf die Wahrnehmung des Schmerzempfindens. Nach dem diagnostischen Klassifikationssystem der Weltgesundheitsorganisation (WHO), dem *International Statistical Classification of Diseases and Related Health Problems*, kurz ICD-10, werden 33 Schmerzarten, unterteilt in 13 Diagnosekategorien unterschieden. Allein sieben davon gehören zu der F-Kategorie, welche bekanntlich die psychischen und Verhaltensstörungen unter sich vereint. Es sollte dabei nicht der Irrtum entstehen, dass Traumafolgestörungen allein unter der »F-Kategorie« subsumiert werden, sondern sie können in allen hier aufgeführten Diagnosekategorien vorgefunden werden. Weitere somatoforme Störungen, können im Zuge der PTBS als sog. funktionelle somatische Symptome auftauchen oder unter *körperlichen (somatischen) Belastungsstörungen* zusammengefasst werden. So sprechen denn auch Kratzer et al. von Symptomnetzwerken (2022, S. 136). Nach Kratzer et al. (2022) sind bei Traumatisierten »hohe Prävalenzraten von 37 % für somatoforme Störungen zu verzeichnen. Dabei entfallen 64 % auf Schmerzstörungen« (S. 148). In der hiesigen Praxis des Autors zeigen sich die Werte noch prägnanter: 98 % der Klienten mit diagnostizierter PTBS klagen im Erstgespräch über zeitweilige, wechselnde oder andauernde Schmerzzustände oder nehmen regelmäßig oder bei Bedarf Schmerzmittel ein.

In der klinischen Praxis treten demnach so gut wie immer Schmerzzustände und Posttraumatische Belastungsstörungen gemeinsam auf. Klienten, die die Symptomatik einer PTBS aufweisen, klagen häufig auch über chronische Schmerzen bzw. Schmerz- und Empfindungsstörungen. Menschen, die über Schmerzen klagen, zeigen anamnestisch in ihrer Biografie die Folgen von psychischer und/oder physischer Gewalt oder emotionaler (oder körperlicher) Vernachlässigung. Dabei kommt es gar nicht selten vor, dass die Klienten im Erstkontakt mit dem Autor keinen direkten Zusammenhang zwischen den vielleicht schon länger zurückliegenden schmerzhaften Stresserfahrungen in ihrer Biografie und ihrer Schmerzerkrankung sehen.

Um die Multidimensionalität und Komplexität des chronischen Schmerzes, wie auch der PTBS psychologisch und psychotherapeutisch zu begegnen, erscheint es nur konsequent, effektive Behandlungsansätze und Therapieverfahren miteinander zu kombinieren.

Der Autor plädiert dafür, Erkrankungen, die mit chronischen, im Unterschied zu akuten, Schmerzzuständen einhergehen, wie auch Posttraumatische Belastungsstörungen mit Kombinationsverfahren, die die klinische Hypnotherapie zur Grundlage haben, zu behandeln. Der Einfachheit halber bezeichnen wir diese Störungen hier als *komplexe Störungen*. Nach der Auffassung des Autors erfordert die Behandlung komplexer Störungen eine standardisierte Vorgehensweise mit maximaler Flexibilisierung im Hinblick auf die Anforderungen der Situation und die Besonderheiten der Klienten. Dieses Vorgehen stellt im Augenblick die wirksamste (und vielleicht auch die anspruchsvollste) Form der Behandlung dar.

11.2.3 Vorgehen bei komplexen Störungen

Hypnotherapeutische und psychotherapeutische Intervention bei Schmerzstörungen und traumatischen Erfahrungen gestalten sich, wie bereits festgestellt, ähnlich.

Der Schmerz ist eine Form, nicht-verarbeitete Stresserfahrungen von innen nach außen zu signalisieren. Schmerzstörungen sind wie die rote Lampe am Armaturenbrett ihres Autos. Der Unterschied: Am Armaturenbrett steht unter dem aufleuchtenden Licht der Hinweis, z.B. den Ölstand zu kontrollieren. Über derlei nützliche Kommunikationsweisen verfügt der Körper nicht. Schmerz, wie auch die Symptome einer PTBS, werden fast immer als negativ erlebt. Das ist natürlich verständlich. Jedoch ist es für Klienten umso wichtiger, den Informationsgehalt der Schmerzqualität zu erkennen und zu verstehen. Gleiches gilt für die Symptome einer PTBS. Die Bedeutung des Symptoms als Signal für etwas, das noch nicht adäquat verarbeitet wurde, wird von Klienten oft nicht richtig erkannt. Bei Erstgesprächen ist oft zu hören, dass Klienten das Ziel haben, den Schmerz auszulöschen oder einfach weg machen wollen. Hier ist am besten schon im Vorgespräch für Abhilfe zu sorgen. Das Beispiel vom Aufleuchten der roten Lampe am Armaturenbrett hilft meist schon dabei, die Perspektive auf den Schmerz zu verändern.

Wir gehen wir bei der Umsetzung der Kombinationstherapie vor? Insgesamt unterscheidet das Kombinationsprotokoll sechs Abschnitte oder Stufen, die wir in diesem Kapitel vorstellen und kommentieren. Dann stellen wir die praktische Anwendung in einer Fallvignette vor und geben im Verlauf einige Beispiele für Instruktionen, die das therapeutische Vorgehen erläutern. Der Autor nennt dieses Kombinationsprotokoll, das C.A.T.-Protokoll für Schmerz und andere komplexe Störungen. C.A.T. ist die akronymische Abkürzung für *Covert Anchoring Technique*. Eine analoge Anwendung, wenn Klienten statt chronischer Schmerzen vordergründig traumatische Ereignisse berichten und eine PTBS diagnostiziert wurde, ist mit kleinen Änderungen möglich. In Kommentaren gehen wir auf die Unterschiede in der Vorgehensweise zwischen Schmerz und PTBS ein.

Die sechs Abschnitte des C.A.T.-Protokolls sind wie folgt definiert:

1. Tranceinduktion, sicherer Ort und Primen
2. Ressourcenaktivierung und ankern
3. Konfrontation in sensu und ankern
4. Auslösen beider Anker während der Konfrontation (Bilaterale Stimulation/ EMDR-Prozess)
5. Neu-Bewertung durch Einsetzen eines neuen Kernsatzes (*verdeckt ankern*)
6. Zeitprojektion in die Zukunft und post-hypnotische Suggestion

Das Vorgehen wird im nächsten Abschnitt erläutert.

11.3 Das C.A.T-Protokoll für chronischen Schmerz und andere komplexe Störungen

Das Vorgehen bei dieser Form der Kombinationstherapie ist, wie gerade definiert, in sechs Abschnitte unterteilt. Ob nun chronischer Schmerz oder eine traumatische Erfahrung den Auftakt der Behandlung bilden, das ist von dem akuten Beschwerdebild abhängig. Therapeuten sollen nach dem Grundsatz: *Akute Belastungen haben Vorrang*, entscheiden, welche Störung vorrangig behandelt wird. Wenn akut keine Belastungsgefühle erlebt werden, dann kann auf einer Zeitlinie die *erste* erinnerte traumatische Erfahrung, das akut als am *schwersten* erlebte Ereignis und die *letzte* belastende Erfahrung ermittelt werden. Durch die Erhebung des traumatischen Materials (oder starker Schmerzempfindungen) werden belastende Erinnerungen aktualisiert. Die Erfahrung die nach dieser »Bestandsaufnahme« als besonders belastend (traumatisch, schmerzhaft, obsessiv) erlebt wird, wird bearbeitet. Psychotherapeutische Sicherungsmaßnahmen werden vorausgesetzt. Hierzu werden Standardmethoden wie der sichere Ort, die Tresor- oder Container-Methode und ganz allgemein das Titrationsprinzip als Voraussetzung für Interventionen empfohlen. Gut ist es, wenn die Klienten darauf vorbereitet werden, diese Methoden im Alltag, und insbesondere bei erlebtem Stress, anzuwenden. Das setzt voraus, dass Klienten selbstständig mit den vermittelten Methoden zu Hause üben (Video- oder Audioaufnahme). Ein Fundus an Techniken und Vorgehensweisen findet sich im *Handbook of Hypnotic Suggestions and Metaphors* von Hammond (1990) sowie Rekkas (2021). Die Beherrschung dieser und anderer Methoden zur (Re-)Stabilisierung wird deshalb immer vorausgesetzt. Dann erfolgt die Bearbeitung traumatischer Erinnerungen. Therapeuten sollten dieses Methodenarsenal sicher beherrschen, bevor sie sich an die Anwendung des C.A.T.-Protokolls oder ganz allgemein an die komplexen Störungen ihrer Klienten heranwagen.

11.3.1 Tranceinduktion, sicherer Ort und Primen

Die Tranceinduktion kann nach den individuellen Erfahrungen und Vorlieben der Therapeuten gestaltet werden. Der Autor empfiehlt bei Schmerzstörungen eine triadische Induktion, bestehend aus Schweregefühl, Bewegungslosigkeit und Taubheit. Diese Induktion lehnt an die *Bombardment Technique* von Harold Crasilneck (1995), die für den heutigen Einsatz bei Schmerzsymptomen gut adaptierbar ist. Auch andere Induktionsmethoden (Banyan & Kein, 2001, Elman, 1977, Krasner, 2002) können auf die unterschiedlichen Bedürfnisse und Erfahrungen der Klienten abgestimmt werden. Nach der Erfahrung des Autors verwenden viele Hypnotherapeuten eine Form der standardisierten Induktion, die durch *Utilization* (Erickson, 1959, Erickson, 1985) an die aktuelle Situation der Klienten angepasst wird.

Im Falle, dass der Schwerpunkt des aktuellen Behandlungsschritts das Schmerzgeschehen fokussiert, wird bereits im ersten Abschnitt ein *Prime* (Bargh, 2016) für einen schmerzfreien Zustand hergestellt. Ein *Prime* ist eine Funktion des impliziten Gedächtnisses (Markowitz & Welzer, 2006). Der Begriff Prime bezieht sich darauf, dass Gedächtnisinhalte und damit assoziierte Reaktionen (wie z. B. auch Gefühlsreaktionen) durch einen vorangegangenen Reiz ausgelöst werden. Die Kopplung, also die Assoziation zwischen dem vorangestellten Reiz und der assoziierten Reaktion, erfolgt meist unbewusst (subliminale Wahrnehmung). Während bei Schmerzstörungen ein Prime eingesetzt wird, kann bei traumatischen Erfahrungen die Anwendung der *Safe Place-Methode* vermittelt werden. Durch die Methode wird ein Zustand induziert, der nicht nur gefühlte Sicherheit vermittelt, sondern es wird ein Zustand hergestellt, der Klienten die Gewissheit vermittelt, dass potentielle Täter keinen Einfluss oder Zugriff auf diesen Ort oder Zustand haben. Ist der *Safe Place* mit starken positiven Erinnerungen verbunden, können diese zusätzlich über ein Handzeichen, z. B. formen von Daumen- und Zeigefinger zu einem »O«, symbolisiert werden. Anhänger des Tauchsports können diesen konventionellen (nicht verdeckten) Anker leicht inkorporieren, weil es ein internationales Taucherzeichen ist und bedeutet, dass *alles OK* ist. Auch in der Alltagssprache von Nicht-Tauchern ist dieses Zeichen verbreitet. Wird dieser konventionelle Anker mit dem positiven Gefühl der Sicherheit mehrfach gekoppelt, löst, nach einer Anzahl von Wiederholungen, das OK-Zeichen seinerseits das Sicherheitsgefühl aus (klassische Konditionierung) und diese Maßnahme zur Gefühlsregulation ist dann in vielen Alltagssituationen abrufbar. Beim mehrfachen und häufigen Verwenden von Ankern ist darauf zu achten, dass verschiedentliche verwendete, konventionelle oder auch verdeckte Anker sich nicht überlagern. Besonders dann nicht, wenn mehrfache Kopplungen für unterschiedliche Bedeutungen oder unterschiedliche emotionale Reaktionen geankert werden, insbesondere dann nicht, wenn sie gegensätzlich sind. Im Klartext heißt das, ein einzelner Anker sollte nicht gleichzeitig für Symptom und Ressource etabliert werden.

11.3.2 Ressourcenaktivierung und ankern

Im zweiten Schritt erfolgt die Ressourcenaktivierung. Eine Besonderheit bei der Ressourcenaktivierung besteht darin, dass in der Schmerzbehandlung der *moment of release*, also eine Referenzerfahrung für das Nachlassen eines Schmerzes oder gar die Beendigung der Schmerzerfahrung, als Ressource aktiviert und wiederum konventionell (nicht verdeckt) geankert wird. Der *moment of release* (kurz: m.o.r.) ist eine Schmerz-spezifische Ressource. Sie bezieht sich auf eine reale, erlebte Schmerzerfahrung der Klienten. Diese spezifische Schmerzerfahrung verkörpert exakt den Augenblick, als ein schlimmer Schmerz plötzlich oder allmählich verschwand oder nachgelassen hatte. Eine Klientin (Frau B.) nannte in diesem Zusammenhang das Beispiel ihrer Kaiserschnittnarbe. Sie berichtet: »Die Narbe tat nach der Geburt meiner Tochter höllisch weh, heute ist die Narbe so gut wie nicht mehr zu erkennen und schmerzt auch nicht mehr«. Frau B. vermag sich sehr gut an die Schmerzerfahrung zu erinnern und schafft es in der Trance, den Kipppunkt wiederzufinden, an dem das Nachlassen des Schmerzes (i. e. *moment of release*) begann.

Diese Ressource wird *ideomotorisch* (meist über eine Bewegung des Fingers der Klientin) evoziert, validiert und zeitnah, direkt auf das *ideomotorische Signal* (Ewin &

Eimer, 2005, Rossi & Cheek, 1988) folgend, auf dem Handrücken[23] oder dem Knöchel des Zeigefingers konventionell geankert. Dieser konventionelle Ankervorgang (klassische Konditionierung) dient dem übernächsten, dem vierten Behandlungsschritt.

11.3.3 Konfrontation in sensu und Ankern

Bevor diese Kopplung aktiviert wird, wird im dritten Schritt der aktuelle Schmerzreiz (oder ein schmerzhaftes, traumatisches Ereignis) per Instruktion fokussiert (kurz!) und auf dem Handrücken der anderen Hand, wiederum konventionell geankert. Ziel ist, das Schmerzgedächtnis (oder das Trauma-Ereignis) nur kurzzeitig zu stimulieren. Oft wird hier der Hinweis verwendet, dass das Schmerzerleben nur eben zu touchieren sei. Der Schmerz ist im Alltag der Klienten ohnehin omnipräsent. Auch hier findet die Veränderungsarbeit durch eine Musterunterbrechung statt. Während Schmerzklienten oft ausgiebig über ihre Schmerzgeschichte referieren, unabhängig davon, ob sie dazu aufgefordert werden oder nicht, wird in diesem Behandlungsschritt das Schmerzerleben nur kurz gedanklich/sensitiv berührt. Nebenbei wird, nicht nur in diesem Behandlungsabschnitt, die bewusste Kommunikation (► Kap. 4) umgangen. Das Schmerzempfinden ist nicht mehr im Mittelpunkt der Kommunikation, sondern Teil eines Prozesses, der, wenn er durchgearbeitet wurde, zu der intendierten Veränderung führt. Implizit ist damit nicht mehr das Symptom im Fokus der Aufmerksamkeit, sondern der Zielzustand. Auch die bewusste Kommunikation zwischen Therapeuten und Klienten soll dieses Prozessdenken und den *focus shift* (Eccleston,1995) widerspiegeln.

11.3.4 Auslösen beider Anker während der Konfrontation (Bilaterale Stimulation/EMDR-Prozess)

Im vierten Behandlungsschritt werden beide Anker abwechselnd ausgelöst. Bei dieser bilateralen Stimulation erfolgt die Wechselstimulation zügig (etwa ein vollständiger Wechselvorgang pro Sekunde). Akustische oder visuelle Taktgeber können alternativ (oder zusätzlich) verwendet werden. Die Empfehlung des Autors besteht darin, die Erstdurchführung der bilateralen Stimulation ausschließlich unter therapeutischer Anleitung durchzuführen. Immer wieder nutzen Klienten Apps oder andere Quellen aus dem Internet, um sich selbst zu therapieren. Grundsätzlich sind Selbsthilfeversuche und Selbstwirksamkeitsübungen zu begrüßen, jedoch ist das Vorgehen, nicht nur dieser Methode, komplex und braucht unbedingt das Feedback und die geschulte Wahrnehmung von in dieser Therapieform ausgebildeten Therapeuten. Die Durchführung des Kombinationsprotokolls ist daher nicht für den do-it-yourself-Gebrauch zu empfehlen.

---

23 Die Handrücken als Ankerpunkte sind für Therapeuten leicht zu erreichen, wenn sie direkt vor den Klienten sitzen, während Klienten die Hände auf den Armlehnen oder Oberschenkeln ablegen.

Während der Wechselstimulation geben Therapeuten fortlaufend Instruktionen (s. u.). Diese Instruktionen beziehen sich im Falle des Schmerzes auf Analogien, die die Korrektur des Dauerschmerzes (oder seine Intensität) thematisieren. Das Ziel ist, den Schmerz wieder auf seine biologische Ursprungsfunktion, z. B. den kurzzeitigen Schmerz bei drohender Gewebsschädigung, zurückzustellen. Beispielhaft kann die Analogie zur defekten Alarmanlage, die einen Dauerwarnton abgibt, als Vergleich zum Dauerschmerz herangezogen werden. Auch die Verwendung von Schmerzschaltern, die ein- und ausgeschaltet werden, Schleusen, die sich schließen, etwas abbinden, unterbrechen, Farben abschwächen *oder* intensivieren *oder* die Handschuhanästhesie-Methode (Peter, 2015) *oder*, in Analogie zur neuronalen Bahnung, Trampelpfade, die zu breiten Wegen werden, können zur Anwendung kommen. Der Autor verwendet zuweilen die Metapher von der sich auflösenden *Brausetablette in Mineralwasser*. Grundsätzlich sind solche Metaphern, die sich generell auf die Sinnhaftigkeit des Schmerzes als kurzzeitiges Phänomen beziehen, für die Anwendung geeignet.

Durch die vorangestellte hypnotherapeutisch induzierte Entspannung, wie auch durch die fortlaufende Suggestion, die Darbietung von Primes sowie durch das konventionelle Ankern (s. o.), wird ein veränderungssensibles Klima in der therapeutischen Beziehung erzeugt, welches die Grundlage für die Reduzierung oder Korrektur des Schmerzgeschehens herstellt.

Während des etwa zweiminütigen Durchgangs werden der Ressourcenanker und der Schmerzanker wechselseitig, hier durch schnelles, abwechselndes Berühren der Handflächen, ausgelöst. Der Ressourcenanker wird in diesem Paradigma immer als erstes ausgelöst. Somit wird eine neurologische Bahnung geschaffen, die die Richtung von der Ressource zum Schmerzgeschehen vorgibt und über die Erinnerung der Ressourcenerfahrung (*moment of release*) wird es möglich, das Schmerzgeschehen zu korrigieren. Nach dem zweiminütigen Durchgang erfolgt, analog zum EMDR-Protokoll, eine kurze, etwa einminütige Unterbrechung der Wechselstimulation. Therapeuten erkundigen sich nach den Wahrnehmungen und Empfindungen während der vorangegangenen bilateralen Stimulation (Therapeuten fragen üblicherweise am besten kurz, *was ist jetzt da?*). Nach dieser kurzen Unterbrechung folgt ein weiterer etwa zweiminütiger Durchgang mit wechselnder Stimulation der Ankerpunkte des Handrückens. Neuropsychologisch steht die Verbindung oder der Zugang der Ressource zum traumatischen (oder schmerzhaften) Erlebnis im Vordergrund. Der Zugang, der hergestellt wird, erfolgt von der Ressource zur traumatischen Erfahrung, nicht umgekehrt. Deshalb, nochmals der Hinweis, die bilaterale Stimulation beginnt mit der *Ressourcenhand*, d. h. der Ressourcenanker wird als erster ausgelöst.

Traumatische Erfahrungen und damit verbundene, nicht verarbeitete Gefühle, werden analog zum Schmerzempfinden, zunächst konventionell geankert. Ressourcen sind auf den ersten Blick nicht immer so ganz einfach zu finden, insbesondere dann nicht, wenn der Schrecken der Erfahrung noch, wie es ein Mitarbeiter von der Berufsfeuerwehr sagte, »in den Knochen steckt«. Eine pauschale Empfehlung, wie bei existenziell geprägten Erinnerungen am besten Ressourcen gefunden werden, fällt nicht leicht. Bisweilen gelingt es im therapeutischen Prozess Zugang zu archetypisch naher Weisheit oder spirituellen Kräften, die dem Bewusstsein der

Klienten bisher nicht zugänglich waren (Beckrath-Wilking, 2004), herzustellen. Der Autor vermag nur Beispiele aus Einzelfällen zu geben, die nur im Kontext der Erfahrungen der Klienten sinnvoll sind und nicht einfach auf andere Kontexte übertragen werden können.

Beispiele aus der Praxis des Autors: Das Gefühl in den Bergen zu sein und einen Gipfel erklommen zu haben. Als Surfer eine besonders gute Welle zu erwischen und durch den Wellentunnel hindurchzusurfen, ein besonderer Tauchgang an einem wunderschönen Riff, das Motiv des Phoenix aus der Asche, der junge Kerl, der sich aus einfachen Verhältnissen hocharbeitet (Rocky 1). Die Anhänger von C.G. Jung mögen dem Autor die allzu starke Strapazierung des Begriffs *Archetyp*us in diesem Zusammenhang verzeihen. Herr B., der sexuellen Missbrauch in seiner Kindheit und Jugend erlitten hatte, wählte ein Bild von Claude Monet (Weg in Monets Garten in Giverny) als Zugang zu seinem sicheren Ort und in Verbindung mit einem Musikstück von Maurice Ravel (le jardin feerique) fand er den Zugang zu den zuvor nicht vorhanden geglaubten Ressourcen. Nicht jedem ist es, wie in diesem Beispiel, gegeben, über Kunst und Musik in einer Synästhesie aus visuellen und musikalischen Sinnesqualitäten einen Zugang zur inneren Stärke zu gewinnen.

11.3.5 Neu-Bewertung durch Einsetzen eines neuen Kernsatzes (»verdeckt ankern«)

Im fünften Schritt erfolgt die Neu-Bewertung des Schmerzgeschehens durch die Implementierung des Kernsatzes. Analog zum Vorgehen im Kapitel über die Aversionstherapie 2.0 wird hier die neutrale Geschichte präsentiert. Wie schon im Kapitel über die Wirkhypothesen des verdeckten Ankerns ausgeführt wurde, ist der Kernsatz das trojanische Pferd der Veränderungsarbeit. Über das Narrativ der neutralen Geschichte wird der Kernsatz dargeboten, während zeitgleich der Ressourcenanker mit jedem Wort des Kernsatzes ausgelöst wird.

Therapeuten haben in diesem Schritt idealerweise schon eine neutrale Geschichte vorformuliert, die den Kernsatz enthält. Wie schon an andere Stelle ausgeführt wurde, kann der Ablauf in zwei Sitzungen aufgeteilt werden. Der Autor empfiehlt jedoch den kompletten Ablauf in eine kompakte (Doppel-)Sitzung zu fassen. In diesem Behandlungsschritt ist auch hier wieder die *emotionale Ladung*, also die Stärke oder Intensität der Gefühle, die mit dem Evozieren der Ressourcenerfahrung verbunden ist, zu beachten. Im Bedarfsfall, z. B., falls die Kopplung zwischen Gefühl und Ressource noch nicht intensiv genug ist, kann der komplette Ablauf in der Folgesitzung wiederholt werden. Den ersten Durchgang, den mit der schwächeren emotionalen Ladung, können Therapeuten als Trockenübung deklarieren, so dass Klienten die Gelegenheit haben, den kompletten Ablauf kennenzulernen und so mit den einzelnen Behandlungsschritten vertraut werden. Die emotionale Ladung sollte auf einer subjektiv-erlebten Skalierung von 0 bis 10 (10 stellt die stärkste Ausprägung des Ressourcenerlebens dar) etwa einer Ausprägung von 8 entsprechen.

> **Beispiel für eine neutrale Story im Rahmen einer Schmerzintervention**
>
> »Und nun entspann dich wieder. Sag dir: »Es ist Zeit, *Ich* erhole mich jetzt« und unternimm einen Spaziergang am Strand oder an jedem anderen Ort, an dem du dich angenehm spürst und *fühle* den Boden unter deinen Füßen und sag dir: »Ich bin dabei *mich* zu erden« und entwickle dabei ein Gespür dafür, wie *frei* dieses Gefühl werden kann *und* wie es dich positiv beeinflusst, nachhaltig und *gesund*.«

Die Beispielinstruktion, darauf soll hier noch einmal hingewiesen werden, kann nicht für beliebige anderer Klienten übernommen werden, auch wenn es sich hierbei um einen ähnlich gelagerten Fall handeln sollte. Teil der Vereinbarung zwischen Therapeuten und Klienten ist, dass der Kernsatz auf den Lebensbezug der Klienten abgestimmt wird. Wichtig bei der Formulierung des Kernsatzes ist das Erleben und die Lebenswirklichkeit der Klienten unmittelbar in die Bildung des Kernsatzes einzubeziehen. Es geht, auch aus ethischen Gründen, nicht an, dass Kernsätze, von Therapeuten ersonnen, ohne das Wissen und Zutun der Klienten in deren Unterbewusstsein implementiert werden. Der Autor distanziert sich ausdrücklich von solchen Vorgehensweisen und weist bei Zuwiderhandlung darauf hin, dass solche Handlungen als Kunstfehler, mit allen daraus resultierenden Folgen, hervorgehen können. Therapeuten, die verdeckte Intentionen und Interventionen mit psychotherapeutischer Behandlung verbinden, begehen eine Fehlanwendung der Methode des verdeckten Ankerns.

Im Interesse der Klienten, die ja oft schon mit traumatischen Erlebnissen konfrontiert wurden, lehnt der Autor jede *verdeckte, im Sinne einer, den Klienten nicht bekannten Intervention*, strikt ab. Wir verweisen in diesem Zusammenhang, und, bezogen auf die rechtliche Position des Autors, wiederum auf das Kapitel über die Aversionstherapie 2.0 (▶ Kap. 7). Die Anwendung der verdeckten Komponente darf lediglich erfolgen, um Prozesse, die für Klienten unbewusst ablaufen, auch auf der unbewussten Ebene zu behandeln. Hierzu bezieht sich der Autor ausdrücklich auf die von ihm entwickelten Postulate, die sich am Konzept der Mehrebenenkommunikation[24] (nach Milton H. Erickson) orientieren. Das Umgehen des kritischen Faktors (Sollmann, 2016) und die Überwindung psychischer Widerstände mit dem Ziel, die Ressourcen der Klienten im Umgang mit der Erkrankung zu erkunden, zu stärken und durch sie den Behandlungsprozess zu beschleunigen (oder zu unterstützen), fassen wir unter diesen beiden Postulaten zusammen. Andere Intention oder Zwecke mittels der Implementierung des Kernsatzes zu verfolgen, sind von der Ethik psychotherapeutischer Behandlung ausgeschlossen.

11.3.6 Zeitprojektion in die Zukunft und post-hypnotische Suggestion

Zeitprojektion ist definiert als die Vorwegnahme der intendierten Veränderungen in der nahen Zukunft. Klienten prüfen, mit Blick auf die Passung des neuen Verhaltens

---

24 s. hierzu das Kapitel über die Wirkhypothesen des verdeckten Ankerns.

und der Veränderung des Erlebens, wie die veränderten Wahrnehmungsqualitäten (sehen, hören, fühlen, riechen, schmecken) den Realitätscheck durchlaufen. Der positive Gewinn oder Nutzen der Veränderung soll durch die Zeitprojektion für Klienten erfahrbar und erlebbar werden. Der Autor verwendet für die Zeitprojektion eine Variante der Bildschirmmethode. Die Klienten sehen und hören die äußerlich sichtbaren Veränderungen, die mit der Veränderung des Schmerzerlebens verbunden sind, sie erleben und beobachten das Erreichen der attraktiven Ziele und ihrer Veränderung aus der dissoziierten Perspektive. In dem sie in den Bildschirm hineinschlüpfen, nehmen sie die Veränderung des inneren Erlebens aus der assoziierten Perspektive vorweg. Therapeuten betonen, dass der Prozess hier nur katalysiert wird und danach *intern* weiterläuft. Bekräftigen können Therapeuten diese Intention durch eine Wortwahl wie *selbstgesteuert*, *autonom* oder auch *automatisch*. Die posthypnotische Suggestion kann sich auf positive, bewältigungsorientierte Aspekte und positive, in die Zukunft gerichtete Verhaltensweisen beziehen. Wurde mit Klienten zu Beginn der Behandlung ein neuer Kernsatz erarbeitet, ist damit zumeist auch ein positiver Entwurf für zukünftiges, schmerzfreies Handeln verbunden. In der posthypnotischen Suggestion wird dieser Entwurf aufgenommen und in die Zukunft projiziert. Damit sind Zukunftsprojektion und posthypnotische Suggestion eng, über das Bindeglied des Kernsatzes, miteinander verbunden.

11.4   Fallvignette: Frau A.

Die nun folgende Fallbeschreibung erfolgt stark verkürzt. Die Anamnese des Falles ist äußerst umfangreich, weil die Klientin in den vergangenen 20 Jahren zahlreiche Klinikaufenthalte durchmachte und ihr, im Laufe dieser zwei Jahrzehnte währenden Odyssee, mindestens ein Dutzend Diagnosen von Fachärzten unterschiedlicher Fachrichtungen mitgeteilt wurden. Die Klientin ist der Ansicht, dass sie die vielen Diagnosen nur noch mehr verwirrten und zum Zustand ihrer Orientierungslosigkeit beigetragen haben. Die Klientin selbst sagt, dass viele der Behandlungen, die sie erfahren habe, die fachlichen und medizinischen Meinungen und Aussagen, die über ihren körperlichen, psychischen und geistigen Zustand geäußert wurden, die zahlreichen Gutachten, die über ihren körperlichen und seelischen Zustand zum Zwecke der Einschätzung der Schwere der Schädigung angefertigt worden seien und der Ärger mit Anträgen und Institutionen selbst sehr viel zu ihrer seelischen Belastung beigetragen haben.

Aber nun der Reihe nach. Die Klientin wird im Jahre 2002 einen Unfall verwickelt, bei dem sie als Fußgängerin von einem PKW-Fahrer angefahren wurde. Bei dem Unfall erlitt Frau A. ein schweres Schädelhirntrauma des Schweregrades III, eine stabile Beckenringfraktur (Beckenbruch vom Typ A) und eine schwere Verletzung (Riss) der frontalen Hirnhaut.

Außerdem erlitt sie bei dem Unfall eine Mittelgesichtsfraktur. Die Klientin wurde sehr bald in eine Klinik, die auf die Behandlung schwerst Schädel-Hirn-Verletzter spezialisiert ist, verlegt. Dort wurden die Mehrfachverletzungen des Schädels behandelt und Teile des Schädels und Gesichts rekonstruiert. In der Klinik wurde darüber hinaus ein hirnorganisches Psychosyndrom festgestellt, was eine Folge der schweren Verletzung und massiven Einwirkung durch den Unfall selbst und die Unfallfolgen zu erwarten ist. Soweit die Kurzfassung des Unfallereignisses. Trotz der Schwere der Verletzungen wurde Frau A. knapp drei Monate nach dem Vorfall arbeitsfähig entlassen. Der Unfall hinterließ, anders als es die schnelle Entlassung in die Arbeitsfähigkeit vermuten lässt, eine erhebliche Anzahl von neurologischen, orthopädischen, zahnmedizinischen (Kieferschiefstand), dermatologischen (Schuppenflechte im Bereich der Narbe am Schädel), HNO-spezifischen (Schwerhörigkeit) und gastrologischen Symptomen und, nicht zuletzt, hatte das Ereignis, darüber wird sich kaum jemand wundern, erhebliche psychische Folgen. Die Klientin, offenbar sehr resilient, oder wie sie selbst sagt: eine Meisterin im Verdrängen, wurde noch im gleichen Jahr des Unfalls Mutter einer gesunden Tochter und absolvierte, trotz bestehender Konzentrationsprobleme, Störungen des Gedächtnisses und der Merkfähigkeit, Tinnitus, Schwerhörigkeit, Schlafstörungen und ständiger Schmerzen, eine Ausbildung.

2022, also 20 Jahre nach dem kritischen Ereignis, kam die zu diesem Zeitpunkt 41-jährige Frau A. zur Sprechstunde in die psychotherapeutische Praxis des Autors. Sie gab an, seit geraumer Zeit (genauer seit 2017) unter wechselnden Symptomen mit körperlichen Schmerzen, Alpträumen, Flashbacks vom Unfallereignis und unter Alpträumen zu leiden. Der Unfall und die Unfallfolgen sei sehr schlimm für sie gewesen, schlimmer noch sei der ständige Kampf um die Anerkennung, ob ihre Symptome tatsächlich Folgen des Unfalls seien oder *von selbst*, also ohne das Unfallgeschehen, aufgetreten seien. Frau A. berichtet, dass sie für die Anerkennung ihrer Erkrankung kämpfen müsse und sie habe das Gefühl, wenn es ihr gegenüber auch nicht direkt zum Ausdruck gebracht werde, dass man sie für eine Simulantin hielte. Seit 2017 leide sie unter den psychischen Folgen des Unfalls in sehr heftiger Form. Testpsychologisch wurden schwere Depression (BDI-Wert = 35) ermittelt und in der Anamnese wurden dissoziative Reaktionen (Gast, 2011), Hypererregbarkeit, Intrusionen und somatoforme Störungen in Form einer anhaltenden Schmerzstörung festgestellt. Die Dauer des Auftretens der Symptome und ihr Schweregrad, der nicht nur (vorübergehend) das Verhalten und Erleben, sondern inzwischen, aufgrund der Länge der Zeitdauer und Schwere der Symptome, die Gesamtperson und die Persönlichkeit von Frau A. erheblich betrifft, führte den Autor zu der Diagnose einer chronifizierten komplexen Posttraumatischen Belastungsstörung. Hierunter können sämtliche Symptome und Symptomenkomplexe, sog. Traumafolgesymptomatiken, Komorbiditäten (Angststörung, depressive Störung, somatoforme Schmerzstörung, dissoziative Störungen, die Störungen der Affekt- und Selbstregulation (geringe Stresstoleranz, schnell in die Luft gehen/eine kurze Zündschnur haben) zusammengefasst werden (Sack & Ebbinghaus, 2022). Frau A. fasst ihren momentanen Zustand so zusammen: »Die letzten Jahre waren insgesamt genauso schlimm, wie der Unfall selbst«. Frau A. konnte keinen unmittelbaren Auslöser benennen, was 2017 zum Ausbruch der Verschlechterung geführt hatte. Sie vermutete eine Koinzidenz zum Erwachsen werden ihrer Tochter: »Die Symptome traten auf, als ich feststellte, dass meine Tochter nun auf dem Weg ist, selbstständig und erwachsen zu werden«.

11.4.1 Behandlung

Die psychotherapeutische Behandlung von Frau A. erforderte fortgesetzt Maßnahmen zur Stabilisierung, Orientierung und Re-Orientierung (z. B. über den therapeutischen Rahmen, einzelne therapeutische Maßnahmen). Der therapeutische Kontakt und die therapeutische Beziehung (Zimmer, 2021) sind die Grundlage für das gegenseitige Vertrauen in der Zusammenarbeit. Der Autor findet es wichtig, das zu betonen, weil hier nicht der Eindruck erweckt werden soll, dass allein die Anwendung der Kombinationstherapie ein Garant für den Erfolg der Behandlung ist.

11.4.2 Therapieziele

Die Ziele der Klientin können mit sechs Stichworten zusammengefasst werden. Sie möchte lernen bzw. ihr ist wichtig:

1. *Selbstregulation* (Emotionen, Verhalten),
2. *Stabilisierung* (emotional),
3. *Praktische Anwendbarkeit* der in der Psychotherapie besprochenen Inhalte im Alltag,
4. Verbesserung der *Selbstakzeptanz*,
5. *Somatoforme Probleme* klären: Woher kommen die Schmerzen und auch ihr Verhalten besser zu verstehen, z. B. ihr Misstrauen gegenüber Menschen/Ärzten/Gutachtern/medizinischem Personal und
6. Erlernen systematischer *Entspannung*, Verbesserung der *Achtsamkeit* und *Self-Compassion* (Kolts, 2016).

Der Autor, als ihr Psychotherapeut, fand es auch wichtig zu betonen, dass Frau A., trotz des traumatisierenden Ereignisses und der Schwierigkeiten, die in der Folge dieses Ereignisses auftraten, über eine außerordentliche, überdurchschnittliche Resilienz und einen ebensolchen Lebenswillen verfüge und dies solle ebenso in der Therapie Thema sein und bei der Umsetzung der Therapieziele berücksichtigt werden.

11.4.3 Psychotherapeutischer Prozess und Behandlungsverlauf

In der Beschreibung des Verlaufs der Psychotherapie soll der Fokus auf der Anwendung der hypnotherapeutischen und EMDR-Behandlungselementen liegen. Von der Anamnese bis zur Durchführung der Behandlung vergingen gut zwei Monate. Neben der Diagnostik wurde auf die emotionale Stabilisierung von Frau A. geachtet und im Zeitraum bis zum Beginn der Kombinationstherapie forciert. Im Juni 2022 wurde die Schmerzstörung mit der Behandlungskombination des verdeckten Ankerns und der bilateralen Stimulation durchgeführt. Die Klientin berichtete in der nächsten Sitzung, dass sie keine Alpträume mehr habe. In der Sitzung darauf, berichtete sie, dass sie weniger Schmerzen als vorher habe. Obwohl der Kernsatz »zu Hause ist immer sicherer« vom Therapeuten als suboptimal angesehen wurde, zeitigte die Behandlung nach dieser kurzen Intervention erheblichen Erfolg. Nachdem die Schmerzen deutlich abgenommen hatten, wurden Flashbacks, als negativ erlebte Ereignisse, aktuell oder solche, die aus der Erinnerung aufstiegen, Alpträume, emotionale Hangover, die aus den Alpträumen resultierten, sowie Erinnerungen an den Unfall, die als Flashbacks zwischen den Behandlungen auftauchten, mit einer Modifikation der EMDR-Methode behandelt. Diese Modifikation sieht vor, dass Frau A. nach jedem EMDR-Prozess-Durchgang unmittelbar in den Zustand des sicheren Orts wechselt. So sollte verhindert werden, dass die Klientin mit traumaassoziierten Emotionen überflutet wird. Diese Maßnahme diente also der Sicherheit der Patientin und der Autor schreibt die Vorgehensweise dem Prinzip der Titration, bekannt aus der Traumatherapie (Baranowsky et al., 2005), zu. Die Modifikationsform des EMDR wurde bis September 2022 an insgesamt fünf Terminen durchgeführt. Frau A. beendete diesen Behandlungsabschnitt dann im September 2022, da sie keinen weiteren Fortschritt an sich bemerkte und die Behandlung sie sehr anstrenge. Auch noch Tage nach der Behandlung fühle sie sich innerlich angestrengt. Danach wurde die traumatischen Inhalte, in Analogie zur Tresor-Methode, in einen Container (»Kastorbehälter sind besonders robust und sicher gegen das Austreten traumatischen Materials gesichert«) verbracht. Im März 2023 berichtete Frau A. bei einer Nachbefragung zu dieser Behandlungsphase, dass sie viel weniger Schmerzen als vor der Behandlung habe und meinte, dass es, bezogen auf die Schmerzzustände wirklich besser geworden sei. Wegen der Nachhaltigkeit der Behandlung wolle sie so bald als möglich die Behandlung mit der Kombinationstherapie fortsetzen. Sie wünscht sich, dass sie die traumatischen Erinnerungen mit Hilfe der Kombinationstherapie bewältigen kann.

11.5 Diskussion

Der Autor betont ausdrücklich, dass die beliebige Übertragung im Sinne eines *copy and paste* auf ähnliche oder anders gelagerte Behandlungsfälle nicht automatisch erfolgen kann. Die Fallbeschreibung weist mehrere Besonderheiten auf, die die Schwere der Traumatisierung betreffen. Auch empfindet Frau A. die Belastung, die von den medizinischen Eingriffen und Operationen ausging, noch heute als belastend, auch wenn einige dieser Behandlungen medizinisch notwendig und sogar lebensrettend waren. Zu der komplexen Traumatisierung kommt die Verbitterung hinzu, dass die seit nunmehr über zwei Jahrzehnten geführte Auseinandersetzung über die Anerkennung der Unfallfolgen, den Zustand von Frau A. erheblich negativ beeinflusst und die Gesamtkonstellation zu einer Folgetraumatisierung in erheblichem Maße beigetragen hat. Ein anderer Modus operandi bei der Anerkennung derartiger Unfallfolgen wäre wünschenswert. Der veränderte Umgang mit Opfern derart gut dokumentierter Ereignisse könnte so gestaltet werden, dass der Genesungsprozess nicht behindert oder sogar verhindert wird. Schulung und Unterweisung von Krankenhäusern, Krankenversicherungen, Renten- und Versicherungsanstalten, Berufsgenossenschaften, Gutachtern, Ärzten, Psychotherapeuten und medizinischem Fachpersonal bezogen auf das Verhalten gegenüber Klienten und Patienten mit traumatischen Erlebnissen und komplexen Störungsbildern wäre zudem sinnvoll.

Literatur

Almeida J., Mahon B. Z., Nakayama K., Caramazza A. (2008). Unconscious processing dissociates along categorical lines. *Proceedings of the National Academy of Sciences, USA*, 105, 15214–15218.
Banyan, C. D., & Kein, G. F. (2001). Hypnosis & Hypnotherapy. Minnesota Abbott Publishing.
Baranowsky, A. B., Gentry, J. E., & Schultz, D. F. (2005). *Trauma practice: Tools for stabilization and recovery*. Toronto: Hogrefe & Huber.
Bargh, J. A. (2016). Awareness of the prime versus awareness of its influence: implications for the real-world scope of unconscious higher mental processes. Current Opinion in Psychology,12, 49–52.
Beckrath-Wilking, U. (2004). Integration psychodynamisch-imaginativer Traumatherapie in ein psychoanalytisch orientiertes Konzept stationärer Psychotherapie. *Psychiatrische Praxis*, 31, 88–90.
Corsetti, M. T., Rossi, E., Bonvino, S., & Randazzo, P. (2020). Psychological distress and quality of life are improved in autoimmune patients through Tandem-Psychotherapy, combining individual hypnosis and eye movement desensitization and reprocessing (EMDR) treatment for trauma, followed by supportive-expressive group therapy. *Clinical Rheumatology*, 39, 1331–1339.
Crasilneck, H. B. (1995). The use of the Crasilneck Bombardment Technique in problems of intractable organic pain. *American Journal of Clinical Hypnosis*, 37(4), 255–266.
Eccleston, C. (1995). Chronic pain and distraction: an experimental investigation into the role of sustained and shifting attention in the processing of chronic persistent pain. *Behaviour research and therapy*, 33(4), 391–405.
Elman, D. (1977). Hypnotherapy. Glendale, CA: Westwood Publishing Company.
Engel, A. K. & Singer, W. (1997). Neuronale Grundlagen der Gestaltwahrnehmung. *Spektrum der Wissenschaft*, 4, 66–73.
Erickson, M. H. (1959). Further clinical techniques of hypnosis: Utilization techniques. *American Journal of Clinical Hypnosis*, 2(1), 3–21.
Erickson, M. H. (1985). Memory and hallucination, Part I: The utilization approach to hypnotic suggestion. Edited with commentaries by Ernest Rossi. *Ericksonian Monographs*, 1, 1–210.
Ewin, D. M., Eimer, B. N. (2005). Ideomotor signals for rapid hypnoanalysis. A How-to Manual. Springfield, Illinois: Charles C. Thomas Publisher Ltd.
Frischholz, E. J., Kowal, J. A., & Hammond, D. C. (2001). Introduction to the special section: Hypnosis and EMDR. *American Journal of Clinical Hypnosis*, 43(3–4), 179–182.
Geissner, E. (2017). Resilienz–Ressourcen–Bewältigung: Psychologische Rahmenkonzepte in der Behandlung chronischer Schmerzen. *Nervenheilkunde: Zeitschrift für interdisziplinäre Fortbildung*.

Greenwald, R. (1995). Eye movement desensitization and reprocessing (EMDR): A new kind of dreamwork? *Dreaming*, 5(1), 51.

Hammond, D. C. (Ed.). (1990). *Handbook of hypnotic suggestions and metaphors.* WW Norton & Company.

Jensen, M. P. (2017). (Hrsg.). The Art And Practice of Hypnotic Induction. Favorite Methods Of Master Clinicans. Kirkland: Denny Creek Press.

Kolts, R. L. (2016). *CFT made simple: a clinician's guide to practicing compassion-focused therapy.* New Harbinger Publications.

Korn, D. L. (2009). EMDR and the treatment of complex PTSD: A review. *Journal of EMDR Practice and Research*, 3(4), 264–278.

Krasner, A.M. (2002). 3rd. Edition. The Wizard Within. The Krasner Method of Clinical Hypnotherapy. American Board of Hypnotherapy Press.

Kratzer, L., Knefel, M., Büttner, M. (2022). Differentialdiagnostik und Komorbidität komplexer Traumafolgestörungen. In: Sack, M., Sachsse, U., Schellong, J. (Hrsg.). *Komplexe Traumafolgestörungen. Diagnostik und Behandlung von Folgen schwerer Gewalt und Vernachlässigung* (2. aktual. und erg. Neuaufl., S. 124–163). Schattauer.

Lazarus, A. A. (1996). Multimodale Therapieplanung (BASIC-ID). *Verhaltenstherapie: Techniken, Einzelverfahren und Behandlungsanleitungen*, 47–51.

Liang, M. Z., Tang, Y., Knobf, M. T. et al. (2022). Resilience index improves prediction of 1-year decreased quality of life in breast cancer. *Journal of Cancer Survivorship*, 1–10.

Manfield, P., Lovett, J., Engel, L., & Manfield, D. (2017). Use of the flash technique in EMDR therapy: Four case examples. *Journal of EMDR Practice and Research*,11(4), 195–205.

Markowitz, H.J., Welzer, H. (2006) (2. Aufl.). Das autobiografische Gedächtnis. Hirnorganische Grundlagen und biosoziale Entwicklung. Klett-Cotta.

Peter, B. (2015). *Chronische Schmerzen. Hypnose in Psychotherapie, Psychosomatik und Medizin: Manual für die Praxis*, 593–605.

Ray, P., & Page, A. C. (2002). Eye Movement Desensitization and Reprocessing in the treatment of Chronic Pain. *Australian Journal of Clinical and Experimental Hypnosis*, 30(2), 170–178.

Rekkas, A. K. (2021). *Klinische Hypnose und Hypnotherapie: praxisbezogenes Lehrbuch für die Ausbildung.* Carl-Auer Verlag.

Rossi, E. L. & Cheek, D. B. (1988). Mind Body Therapy. Methods of Ideodynamic Healing in Hypnosis. W. W. Norton & Company.

Sack, M. Ebbinghaus, R. (2022). Grundlagen der Diagnostik. In: Sack, M., Sachsse, U., Schellong, J. (Hrsg.). Komplexe Traumafolgestörungen. Diagnostik und Behandlung von Folgen schwerer Gewalt und Vernachlässigung. 2. aktual. und erg. Neuaufl., 51–59. Schattauer.

Sack, M., Sachsse, U., Schellong, J. (Hrsg) (2022). Komplexe Traumafolgestörungen. Diagnostik und Behandlung von Folgen schwerer Gewalt und Vernachlässigung. 2. aktual. und erg. Neuaufl. Schattauer.

Schubbe, O. (2014). EMDR, Brainspotting und Somatic Experiencing in der Behandlung von Traumafolgestörungen. *Psychotherapeutenjournal*, 2, 156–163.

Schulz, J. H. (1932). Das Autogene Training. Konzentrative Selbstentspannung. Versuch einer klinisch-praktischen Darstellung.

Schultz, J. H. (1953). Das Autogene Training (Konzentrative Selbstentspannung). Versuch einer klinisch-praktischen Darstellung. 8. Aufl. Georg Thieme Verlag.

Shapiro, F. (2001). *Eye movement desensitization and reprocessing (EMDR): Basic principles, protocols, and procedures.* Guilford Press.

Sturgeon, J. A., & Zautra, A. J. (2010). Resilience: a new paradigm for adaptation to chronic pain. *Current pain and headache reports*, 14, 105–112.

Sollmann, C. (2016). Die Methode des verdeckten Ankerns in der Hypnose und wie sie in der klinischen Praxis angewendet wird, *Hypnose-ZHH, 11 (1+2), Okt. 2016, pp.157–175.*

Zimmer, D. (2021). Therapeut-Patient-Beziehung. In M. Linden & M. Hautzinger (Hrsg.). *Verhaltenstherapiemanual–Erwachsene* (S. 21–27). Springer.

Teil III Verzeichnisse

Verzeichnis der Autorinnen und Autoren

José Cava Roda
M.A. Psychologie, M.Sc. Telekommunikationstechnik, Co-Leiter des *Institute Erickson Madrid* (2001–2019), Präsident der *Spanish Association of Ericksonian Hypnosis* (*AEHE*; seit 2002), praktizierend als niedergelassener Psychotherapeut seit mehr als 20 Jahren. José Cava hat an internationalen Kongressen über Hypnose und Psychotherapie teilgenommen, die von der *Milton H. Erickson Foundation*, der *International Society of Hypnosis*, der *European Society of Hypnosis*, dem *World Congress of Psychosomatic Medicine*, dem *World Congress of Psycho-Oncology* und dem *Congreso Iberoamericano de Hipnosis Clínica y Terapéutica* organisiert wurden. Er hat mehrere Bücher über Hypnose und Psychotherapie ins Spanische übersetzt oder rezensiert, darunter *Trancework* (M. Yapko), *The Neuroscience of Psychotherapy, Therapeutic Hypnosis and Rehabilitation* (E. & K. Rossi), *Ericksonian Glossary* (H. Klein-Chopra & R. Erickson-Klein), *Hope & Resiliency* (D. Short, B. A. Erickson, R. Erickson-Klein), *Letter of President* (ESH Newsletter) und mehrere Artikel und Kooperationen in verschiedenen Publikationen wie dem *Milton H. Erickson Foundation Newsletter* und dem *Medical Association of Madrid Newsletter*. Er ist daran interessiert, die Hypnose in der therapeutischen Praxis effektiver zu machen, vor allem bei chronischen Schmerzen und Angstzuständen.

Wendy Lemke
M.Sc. Psychologie, Gründerin von *Lemke Counseling & Consulting*, Lehrbeauftragte für das *St. Cloud Technical Community College*. Wendy Lemke ist eine von der *American Society of Clinical Hypnosis* (*ASCH*) zertifizierte und zugelassene Beraterin und ehemalige Vizepräsidentin der ASCH. Sie ist außerdem aktives Mitglied der *Minnesota Society of Clinical Hypnosis* (*MSCH*) und war im Vorstand und in verschiedenen Ausschüssen beider Organisationen tätig, für die sie auch unterrichtet. Sie ist zertifizierte Ausbilderin bei *Ego-State Therapy International*, ist Herausgeberin des Newsletters und Repräsentantin für Nordamerika und Mitbegründerin von *Ego State Therapy North America*. Sie wurde mit mehreren Auszeichnungen geehrt, einem Zeitschriftenpreis für Veröffentlichungen, einem Verdienstpreis und einem Präsidentenpreis für ihre kontinuierlichen Bemühungen, die klinische Hypnoseausbildung zu erweitern. Außerdem wurde sie von der MSCH mit dem *Daniel P. Kohen M.D. Outstanding Clinician Award* ausgezeichnet. Wendy Lemke ist Mitarbeiterin, aktives Mitglied und Lehrerin der *International Society for the Study of Trauma and Dissociation (ISSTD)*. Sie hat mehrere Artikel veröffentlicht und auch die beliebte DVD *You're Not Crazy & You're Not Alone: Inside the Inner World of Dissociative Identity Disorder* sowie mehrere Selbsthypnose-CDs produziert.

Dr. Patrick McCarthy
Graduated 1980 as a medical doctor from the university of Glasgow in Scotland. He trained as a General Practitioner and then spent two years as Medical Officer at St. John's Hospital in Mzuzu, Malawi. In 1986 he emigrated to New Zealand and worked as a General Practitioner in Waikanae. He opened the first and only medical hypnosis practice in New Zealand in 1996. He was President of the New Zealand Society of Hypnosis and Hon. President of British Society of Medical and Dental Hypnosis (Scotland) He is author of the book with the title: How to cure anxiety in just five therapy sessions (2022) and the book, written in German, with the title: Wie man Angst in nur vier Therapiesitzungen heilt (1999). Dr. McCarthy retired in December 2022.

Dr. Norbert Preetz
Dr. Preetz studierte klinische Psychologie an der Humboldt-Universität zu Berlin. Anschließend promovierte und arbeitete er an der Klinik für Neurologie und Psychiatrie der Medizinischen Akademie, der heutigen Universität Magdeburg. Er erlernte alle wichtigen Formen der klassischen Psychotherapie. Seit Beginn seiner Studienzeit beschäftigte er sich intensiv mit Hypnose. Dr. Preetz ist Leiter des Deutschen Instituts für Klinische Hypnose und Autor der Bücher »Nie wieder Angst« und »Das Yager-Code-Kompendium«. Er bezeichnet es als seine Mission, möglichst vielen Menschen zu helfen, ihr Leben wieder selbstbestimmt in die eigenen Hände zu nehmen. Mit seinen Büchern, Audios, Videos und Trainingsprogrammen will er Hilfe suchende Menschen ermutigen, die Kraft der Hypnose und des Yager-Codes für sich zu nutzen. In seinen Ausbildungen können Therapeuten diese kraftvollen Methoden erlernen.

Dr. Robert Staffin
PsyD von der *Yeshiva University's Ferkauf Graduate School of Psychology* im Jahre 1990. Robert Staffin ist sowohl in New York als auch in New Jersey (USA) als Psychologe zugelassen. Er ist Mitglied der *New Jersey Psychological Association*, der *Clinical Hypnosis Society of New Jersey (CHSNJ)*, der *American Society of Clinical Hypnosis (ASCH)* und der *International Society of Hypnosis (ISH)*. Er ist der Präsident der CHSNJ und ein anerkannter Berater der ASCH. Dr. Staffin ist Diplomierter des *American Board of Psychological Hypnosis*. Er lehrt auf nationaler und internationaler Ebene und ist Fakultätsmitglied der CHSNJ sowie der ASCH, wo er auf den Stufen Anfänger, Mittelstufe und Fortgeschrittene unterrichtet. Zusätzlich zu seiner Lehrtätigkeit war Dr. Staffin Diskussionsleiter für Dr. Jeffrey Zeig in seinen Kursen zur Kunst der Psychotherapie und Moderator bei den Konferenzen zur Evolution der Psychotherapie. Er referiert auf der wissenschaftlichen Jahrestagung des ASCH, der *Brief Psychotherapy conference* sowie dem *International Ericksonian Congress*. Dr. Staffin ist Autor von *More Common Therapy: The Experiential Psychotherapy of Jeffrey K. Zeig, Ph.D.*, und wirkte an *Ericksonian Therapy Now: The Master Class with Jeffrey K. Zeig* mit.

Hansruedi Wipf
Hansruedi Wipf, aufgewachsen in der Schweiz, Brasilien und den USA, setzt sich seit

40 Jahren mit der Hypnose auseinander. Er hat einen Abschluss in Politwissenschaften von der Emory University in Atlanta, USA, spricht 5 Sprachen fliessend und war für viele Jahre als Expatriate für den Einkauf der Mercedes-Benz AG unterwegs im Ausland. Hansruedi Wipf war Offizier in der Schweizer Armee, Spitzensportler im Handball (Schweiz, Brasilien) und Motorsport (Brasilien), wo er Tourenwagenrennen fuhr.
Als ehemaliger Manager in der Automobilindustrie und Spitzensportler hat er sich auf die effizientesten und effektivsten Techniken der Hypnosetherapie spezialisiert. Diese müssen folgende Kriterien erfüllen: »Wirksamkeit, Zweckmässigkeit, Wirtschaftlichkeit«.
Hansruedi Wipf ist offizieller Nachfolger von Gerald F. Kein und führt das Ausbildungsinstitut OMNI Hypnosis. Weltweit wurden dort bereits mehr als 17.000 Schüler ausgebildet, darunter einige der namhaftesten Experten in der Hypnose. Hansruedi Wipf ist ein Bestseller Autor von 4 Büchern rund um das Thema Hypnose.

Ina Oostrom
ist eine internationale Referentin, Autorin und Lehrerin für Hypnotherapie. Für ihre Arbeiten über Hypnose erhielt sie internationale Auszeichnungen (The Gerald Kein Award for Excellence in Hypnotism, 2015, National Guild of Hypnotists, 2019). Sie ist Leiterin des OMNI-Hypnosezentrums in Oosterhout (Niederlande) und Autorin von Hypnosis the Key to Self-Empowerment und Co-Autorin von Operatie met hypnose (Operation mit Hypnose). Sie bietet Ausbildungen in Hypnotherapie u. a. zu Hypnokids®-Hypnose für Kinder, Carcinos-Hypnose und HypnoWaving® an.

Tooke Lardenoy-Kleindop
absolvierte eine Ausbildung zur Chirurgie-Assistentin in den Niederlanden, später schloss daran eine Ausbildung zur Anästhesieschwester an. Sie studierte Komplementärmedizin und schloss daran eine Ausbildung zur Naturheilkunde- und Hypnosetherapeutin an. Sie arbeitet aktuell in eigener Praxis in den Niederlanden, als Anästhesieassistentin, unterrichtet in medizinischer Hypnose und arbeitet an der Integration von Mind Talk® und medizinischer Hypnose in einem Krankenhaus mit.

Dr. George Fredric Mau
ist ein lizenzierter Mental Health Counselor mit privater Praxis in Columbia, South Carolina, USA. Er ist Doctor of Ministry, Master of Arts (Professional Counseling) und Master of Divinity. Dr. Mau ist ein international Keynote Speaker bei Konferenzen in den Vereinigten Staaten, Deutschland, Großbritannien, der Schweiz und Australien. Er ist der Autor von: Emotion: The Power of Change: A Science-based Approach to Ericksonian Hypnosis, A Different Reality: Adventures in Narrative Therapy & a Protocol to Address Anxiety Disorders and Insomnia, and The Relaxation-Based Pain Relief Training Manual, die alle mit dem Pen & Quill Award der International Association of Counselors and Therapists und der International Medical and Dental Hypnosis Association für hervorragende literarische Beiträge ausgezeichnet wurden.

Sachwortverzeichnis

A

Abwehrmechanismus 157
Achtsamkeit 102, 215
Affektbrücke 162
Affektregulierung 29
Altersregression 81
Amnesie 101, 109, 157
Amygdala 96
Analgesie 100, 101, 109
Analgetika 96, 97
analoges Markieren 87
Anamnese 164
Anästhesist 164
anteriorer cingulärer Cortex 96
Antidepressiva 106
Anxiolytika 106
Archetypus 211
Armkatalepsietest 128
Assembly-Modell 79, 83, 84
Assembly-Therapie 202
Assoziierungspostulat 88
Atemkontrolle 106
Atemmuster 107
Aufmerksamkeitssystem 44
Aufrechterhaltende Umstände 156
Aversionsbehandlung 136
Aversionsprotokoll 133, 134
Aversionstherapie 133, 136, 138, 146, 148
– klassische 80, 90
– Prinzip der 133
Aversionstherapie 2.0 80, 90, 133, 137, 148, 150

B

Basalganglien 96
Behandlungsentitäten 202
bilaterale Stimulation *siehe* EMDR
Bindungstheorie 21
Blitzhypnose 171
bobble head yes 42
Bombardment Technique 207

C

cell assembly model 83
Change History 167
Chirurg 164
chronische Erkrankungen 201
chronische Schmerzen 95, 98, 100, 161, 204
Compounding 77
Covert Anchoring Technique 206
covert conditioning 80
critical factor 101

D

Dave Elman 157
Dave Elman Induction 60, 171
De-Potenzierung 40, 42, 48
Destabilisierung 48
Diathese-Stress-Modell 123
Differenzierungs-Dissoziations-Kontinuum 20
dissoziative Identitätsstörung 23, 31
dissoziative table technique 25

E

Ebenenpostulat 79, 88, 89
Effektivität 159
Effizienz 159
Ego-State-Therapie 19, 22, 27, 32, 34, 35
Einfachheit 58, 64, 66, 76, 78
Elicitation 50
Elman Induktion *siehe* Dave Elman Induction
embedded commands 108
Embodiment 50–52, 56
EMDR 21, 22, 26, 37, 81, 199
EMDR-Protokoll 199, 210
emotionale Ladung 85, 147, 211
Emotionsregulation 31, 32
Energiepsychologie 21
Ericksonian-Therapie
– Dimensionen 46

Erstgespräch 152, 153
Esdaile-Zustand 62, 63, 73
ESTI 21

F

False Memory Syndrome 173, 174
Familie des Selbst 20
Federn, Paul 20
Feldtheorie 83
Fibromyalgie 98, 100
Figur-Hintergrund-Phänomen 86, 87
Figur-Hintergrund-Wahrnehmung 85
fMRI 100, 113
focus shift 209
Fraktionierung 61
Funktionelle Beschwerden 159

G

Generalisierte Realitätsorientierung 41
Geschichten 156
Gestalttendenz 84
Gestalttheorie 79, 82, 84, 87, 90, 92
giftwrapping 200
Glaubenssätze 165
GRO *siehe* Generalisierte Realitätsorientierung
Grundsätze
– Behandlung chronischer Schmerzen 99
gute Gestalt 84, 90

H

Halluzination 101
Handschuhanästhesie-Methode 210
Heilung 166
Hippocampus 96
Holy Seven
– Psychosomatische Erkrankungen 122
Hypnoanalyse 106, 156, 157, 164
HypnoScience® 65, 72, 73
Hypnose 39, 45, 54
– Grundlagen der 39
Hypnose, klinische 20, 22, 31
Hypnoseeinleitung 171
Hypnoseinduktion 157
Hypnosetherapeuten 156
Hypnosetherapie 156
Hypnosetiefe 170
Hypnotherapie 156
hypnotische Phänomene 44
hypnotische Regression 157, 163, 164, 173
hypnotischen Trance 97

I

ideomotorische Signale 106
impliziter Rapport 47
implizites Gedächtnis 207
Induktionstechnik 40
Initial Sensitizing Event 60
innere Konferenzraum 25
Internal Family System 23
Interozeption 98
ISO 9001 65, 72

K

Kaizen 66
Kernsatz 80, 83–85, 87, 134, 135, 142–144, 202, 211, 212, 216
Kipppunkt 208
Klarheit 58, 66, 69
klassische Konditionierung 116
kognitive Ladung
– Theorie der 85
Koma-Warnung 63
Kombinationsprotokoll 206
Kombinationstherapie 81, 199–201, 203, 206, 207, 215
Kombinationsverfahren 81
komplexe Traumatisierung 216
Konditionierung 85, 136, 138, 139
Krisenintervention 160
Kurzzeit- und Ultrakurzzeittherapie 171
Kurzzeittherapie 114, 131

L

lösungsorientiertes Vorgehen 156

M

m.o.r. *siehe* moment of release
Magnetismus
– Geschichte der Hypnose 177–180
Mehrebenenkommunikation 202, 212
Mesmerismus *siehe* Magnetismus
Metaphern 156
Metatheorie 82, 90
Milton Erickson 157
Mind Talk® 180
Mobilisierung von Ressourcen 156
moment of release 208, 210
multimodales Behandlungsdesign 200

N

Neuroplastizität 41
Neuropsychologie 79, 82, 84, 88
Nocebo 189

O

OMNI Hypnosis 59
one session wonders 75
operante Konditionierung 116

P

Pacing 25–28
Parahippocampus 96
Pendulation 26, 32
Permission 25–29
Perspektive 33, 34
Physiologie 31, 32
Pinpoint-Methode 162, 163
Placebo 188
Placeboforschung 125
Plastizität 98
Polyvagaltheorie 31
positive Assoziationen 108
posthypnotische Suggestion 95, 135, 145, 213
Postulat 1 *siehe* Assoziierungspostulat
Postulat 2 *siehe* Ebenenpostulat
präfrontaler Cortex 96
prämotorische Kortexe 96
Prime *siehe* implizites Gedächtnis
Priming 25, 26, 30, 37
problemverursachenden Teile 118, 119
Progression 158, 167
Protection 26, 34, 35
Psychoanalyse 157
Psychologische Präzisionschirurgie 159
Psychosomatische Erkrankungen 159
Psychotherapie 159
– hypnotisch fundierte 46
PTBS
– Posttraumatische Belastungsstörung 200, 203, 205, 206
Purpose 26, 28–30, 34

R

Rapport
– implizit 42
Ratifizierung 44
Rauchen 152
Redundanz 85, 86
Redundanzeffekt 86
Regress to Cause & Fix it 62, 69, 70
Regression 58, 158, 164
Regressions-Hypnosetherapie 59
Regressionstherapie 157
Reiz-Reaktions-Kopplung 83
Reiz-Reaktions-Mechanismus *siehe* Konditionierung
rekonditionieren 116, 118, 119, 128, 129
REM-Simulation 200
Repräsentation 54
Reproduzierbarkeit 58, 65
Resilienz 201, 215
Resourcing 24
Ressourcen 168
Risiken und Nebenwirkungen 173

S

Safe Place-Methode 208
SARI-Modell 22, 24
Schmerzempfindung 98, 104, 110
Schmerzkontrolle 96, 110
Schmerzmodifikation 109
Schmerzsyndrom 200
Schmerzwahrnehmung 96, 99, 105
Sekundärer Krankheitsgewinn 156
Selbstwirksamkeitserwartung 204
selektives Denken
– selective thinking 179
Self-Compassion 215
Sensibilisierung
– verdeckte 138
sensorischen Absorption 51
Somatic Experiencing 21, 26, 32
somatosensorische Areale
– primär und sekundär 96
Somnambulismus 61–63, 73, 74, 157
Spiegelneurone 52, 194
Spinning Hands 164
subkortikale Hirnareale 96
subliminal 85, 87
Subliminaltherapie 114, 115
Suchterkrankungen 160
Suggestionen 168
Suggestionseffekt 43
supervisory attentional system *siehe* Aufmerksamkeitssystem

T

Teilearbeit 23
Test 167
Therapieplan 164
Three Tripps to Bernheim 61

Toleranzfenster   *siehe* window of tolerance
Trance   39, 40, 43, 44, 54, 157
Trauma   158
Traumafolgestörung   81, 201

U

Überlagerungseffekte   201
Ultra-Healing®   64
Ultra-Height®   64
unbewusste Prozesse   202
unbewusstes Lernen   86, 87
unconscious mind   20
Unterbewusstsein   114, 116, 128, 131, 156
ursachenorientierte Therapie   116
Ursprungssituation   165
Ursprungstrauma   166
Utilisieren   33, 34, 40, 47

V

Veränderungsmotivation   156
verdecktes Ankern   79–81, 86, 89
verdecktes Konditionieren   *siehe* covert conditioning
Verdrängung   157
Vergebensarbeit   167

Vertiefungstechnik   *siehe* Fraktionierung
Vertrauensverhältnis   164
Vorgespräch   164

W

Wachsuggestionen   156
Watkins, John und Helen   19–22, 24–26, 28, 31, 33, 34, 36
Wechselstimulation   209, 210
Widerstand   157
window of tolerance   31
Wirkhypothesen   79–82, 84, 90, 92
Wirksamkeit, Zweckmäßigkeit, Wirtschaftlichkeit   *siehe* WZW-Kriterien
WZW-Kriterien   58, 76

Y

Yager-Code   114, 116, 119, 122, 127
Yager-Code-Behandlung   117

Z

Zeitprojektion   135, 145, 206, 212
Zentrum   115–120, 122, 128–131